ハンセン病と民俗学

内在する差別論理を読み解くために

今野大輔
Daisuke Konno

ハンセン病と民俗学

——内在する差別論理を読み解くために

まえがき

「絆」の語が世の中を席巻して久しい。未曾有の大津波と原子力災害は、多くの日本人の価値観を一変させるほどの衝撃をもたらした。ともすれば地域や家庭の解体が云々される現代にあって、この「絆」は人びとの心に理想的かつ温かいよりどころを与えたといってよい。老若男女問わず義捐金やボランティア活動が被災者／地に寄せられ、まさに「絆」の力を人びとに改めて実感させた。

しかしながら、このような難局下にあって、当の被災者がその「絆」に包摂されない事態が出来したことを見逃してはならない。「福島差別」という語が一般化しようとしている事実は、筆者に「絆」への懐疑を抱かせるに十分すぎるものであった。平成二三（二〇一一）年四月二一日付『読売新聞』では「福島避難者に心ない対応」と題された記事で、東日本大震災および福島第一原発の事故によって県外への避難をよぎなくされた福島県の被災者が、避難先で受けた心ない偏見が紹介された。▼1避難先の小学校で避けられたり陰口を言われたりした児童や、高速道路のサービスエリアで「福島の車は来るな」と罵られた女性など、あたかも放射線が人から人へと感染するかのような誤解に基づく被害が報告されている。また同年三月一九日付の『朝日新聞デジタル』によると、県外へ避難した被災者がホテルや旅館から宿泊を拒否される問題が起きており、厚生労働省が都道府県や業界団体へ、宿泊業者に過剰な反応を慎むよう指導することを依頼したことが明らかとなった。▼2

以上の記事は筆者に、数年前に起こった同様の事件を想起させずにはいられなかった。平成一六（二〇〇三）

年一一月、熊本県の国立ハンセン病療養所菊池恵楓園の回復者数名が、同県内のホテルから宿泊を断られたという事件である。最終的にホテルを経営する企業が恵楓園側に謝罪をして和解に至ったが、事件発覚以降、恵楓園には回復者を誹謗中傷するような投書が三〇〇通ほど寄せられる事態となった。この事件もまた、ハンセン病の感染力に対する誤解がその発端にあったことは疑いない。これは全国的なニュースとなったが、このたびの被災者に対する宿泊拒否事件によって、その反省が活かされなかったことが露わになったのである。両者とも、事態に対する正しい認識を欠いた結果が宿泊拒否という行動を惹起したのであるが、前者の場合は震災後の全国的な助け合いの気運の中で発生した出来事だけに、その象徴的表現である「絆」の語はむしろ皮肉に感じられる。すなわち、過酷な時勢にあってなお、社会において包摂されることのない人びとが存在することを二つの宿泊拒否事件は明らかにしたといえる。

本書は日本社会において、長きにわたって社会から包摂されずにいたハンセン病患者がこうむってきた、強制隔離やそれに伴う人生被害、また患者やその家族・親族に対する忌避などの差別と偏見について、政策、医師の言説、民間伝承という三柱からハンセン病差別の問題構成を読み解くことにより、差別問題解消へのひとつの可能性を提示しようとするものである。なお、本書の方法論や構成については続く序章にて詳しく述べる。

注

▼1 「福島避難者に心ない対応」『読売新聞』二〇一一年四月二一日付夕刊

▼2 「福島からの被災者、宿泊拒否しないで　厚労省呼びかけ」『朝日新聞デジタル』二〇一一年三月一九日配信　http://www.asahi.com/special/10005/TKY201103190302.html

目次

第五章　近現代ハンセン病医学とその影響

第八章　今後の問題解決に向けて

序　章　研究の目的と手法・方向性

第一節　ハンセン病をめぐる差別の問題

ハンセン病患者に対する強制隔離政策の法的根拠であった「らい予防法」が、平成八（一九九六）年になって廃止された。同法は戦前の「癩予防法」を受け継いだものであり、患者に対する療養所への終生隔離などを維持したものであった。感染のおそれがほとんどない患者をその生涯にわたって隔離するような同法の存在は、国際的にみても異様かつ過剰なものであったことは疑いない。「らい予防法」が廃止されたとき、かつての内務省がハンセン病を「伝染性疾患」と認めて国家が本格的な対策に乗り出した明治三二（一八九九）年から、ほぼ一〇〇年が経過していた。近代以降一貫して隔離に重きを置いていた国家のハンセン病対策は、同法の廃止によって国内では一応の決着がつき、ようやく第二部に入ったといってもよいのではないだろうか。実際、「らい予防法」の廃止を受ける形で、平成一三（二〇〇一）年には熊本地方裁判所が、国による強制隔離政策が違憲であったとの判断を示すとともに補償を命ずる判決を下し、その後「ハンセン病補償法」が成立した。この補償法によって、国内のハンセン病療養所に入所していた人びとが補償金の受給資格を得たのである。

しかしながら「らい予防法」の廃止はハンセン病問題の終結を意味するものでは決してない。同法の廃止後も回復者▼1に対する差別は時折顕在化し、我々に問題の根深さを突きつける。平成一五（二〇〇三）年一一月には熊本県において、国立療養所菊池恵楓園（熊本県合志町）在園のハンセン病回復者数名が、同県南小国町のホテルから宿泊を拒否されるという事件が起きた。一度宿泊の予約を済ませた恵楓園側が宿泊客にハンセン病回復者が含まれると説明したところ、その後ホテル側から「ほかの宿泊客に迷惑なので、遠慮して欲しい」との電話連絡があったとのことである。これに対して県は、ハンセン病は感染を恐れるべき病気ではないことを再三説明したが、ホテル側は「社の方針」として決定を撤回することはなかった。▼[2]この事件は約一ヵ月後、ホテルの経営母体である企業の社長が恵楓園で謝罪をして和解に至ったが、その間には恵楓園側に同情を示す意見もあったものの、ホテル側を擁護し回復者らを誹謗中傷するような意見が恵楓園に多数寄せられており、それらの投書はその後、同園内の資料館に展示されていた。この事件は宿泊を拒否したホテル総支配人のコメントのように、「病気が伝染しないことが、必ずしも世間すべてに認知されているとは限らない」という風潮が根強いことを物語っている。また、恵楓園側に寄せられた批判などを見ても、ハンセン病に対する正しい理解が依然として広く認知されているわけではないことや、たとえ認知されているとしてもそれと差別の解消とは別物であるということを、社会に知らしめたものであったといえよう。

国のハンセン病対策が違憲であったとする熊本地裁の判決を機に、厚生労働省は翌平成一四（二〇〇二）年一〇月、医師・回復者・学者らに委託して、「ハンセン病問題に関する検証会議（以下、「検証会議」と略記）」を発足させた。同会議は平成一七（二〇〇五）年三月一日、二年半に及ぶ調査・検討の結果を『ハンセン病問題に関する検証会議最終報告書（以下、『最終報告書』と略記）』を尾辻秀久厚労相（当時）に手渡した。合計一五〇〇ページにものぼる『最終報告書』は八九年間にわたる強制隔離政策を「未曽有の国家的人権侵害」であったと総括し、それだけでなく隔離政策に異議を唱えなかった医学界・法曹界・教育界・福祉界はもとより、ハンセン病問題の報道に消極的だったマスコミの責任についても言及し、大きな話題となった。

この検証会議はまた、平成一七（二〇〇五）年一月、全国六ヶ所の国立ハンセン病療養所などで、一一四体の胎児および新生児の遺体が標本として保存されていることを明らかにした。かつてハンセン病療養所では入所者に対して「優生保護法」による中絶手術や人工早産が強制的に施されており、その一部の遺体が保存されていたものとみられている。そして一一四体の半数以上が親の特定できない遺体だったという。[4]この「発見」は療養所内の実態を社会に突きつけ、翌平成一八（二〇〇六）年六月には川崎二郎厚労相（当時）が入所者と面会したうえ国を代表して謝罪するに及んだ。[3]

それから約半年あまり後の平成一七（二〇〇五）年一〇月二五日、東京地方裁判所が下した二件の判決は、ハンセン病問題の根深さを国民に改めて認識させた。日本統治時代に現在の台湾・韓国両地域に設置されていたハンセン病療養所の入所者合計一四二名は、平成一三（二〇〇一）年成立の「ハンセン病補償法」に基づく補償請求を行なっていたが、それが棄却されたことを不服とし、厚生労働省に対して棄却処分の取り消しを求めて二件の訴訟を起こしたのである。この訴訟は台湾と韓国のそれぞれの原告団の控訴によって始まったものであるが、東京地裁は両原告団に対して異なる判決を下した。台湾原告団にもたらされた結果は「勝訴」であり、当時の入所者たちは補償金受給の資格を得た。しかしもう一方の韓国原告団は「敗訴」であった。補償を命じた台湾原告団に対する判決では、補償法に補償対象を国内の療養所に限るとする規定がないことを重視した。一方、請求を棄却した韓国原告団に対する判決では、補償法が想定していた補償費用七〇〇億円の積算根拠に韓国と台湾の入所者が含まれていないことを重視した。異なる判決の背景には、補償法制定の過程で台湾・韓国の入所者の実態を調査せず、その後も問題を先送りしたことがある。[5]この問題は翌平成一四年一月に厚労省が補償請求をした四三一人全員に補償金を支給する方針を決めたことで、一応の解決をみた。しかしながらこの問題は、「らい予防法」の廃止から一七年、両地域の日本統治終了からおよそ七〇年を経た現在でも、政府によるハンセン病強制隔離政策の影響に苦しむ人びとが国内外に多数存在することを印象付けたのである。

こうして二一世紀に入ってからもかつてのハンセン病問題は度々顕在化している。平成一七（二〇〇五）年に提出された『最終報告書』は名前を見る限りにおいては、ハンセン病問題の決着を意味するかのようにとれてしまう。しかしながら、療養所退所者の社会復帰や生活問題、また入所者減少に伴う療養所の統廃合問題など、ハンセン病に関する問題は依然として未解決のものが多く、決着したとはとても言える状況ではない。特に、療養所をめぐる問題は今もって深刻である。

「らい予防法」の廃止以降、高齢化に伴う死亡などで入所者の減少が進んだ。「らい予防法」廃止の翌年（一九九六年）に五四〇〇人を数えた国立療養所の入所者も、平成二五（二〇一三）年には約一九〇〇人にまで減った。平均年齢は八〇歳を超え、毎年一〇〇人近くが他界している計算になる。入所者だけでなく、療養所に勤務する医師や看護師、職員も減少し、療養所自体が空洞化した。このような状況下、療養所の統廃合が現実的な話題として議論の俎上にのぼったのである。しかしながら、療養所は隔離政策の過酷さを物語る歴史的施設であると同時に、現在でも入所者だけでなく多くの退所者にとっても重要な施設である。というのも、療養所は名前の通り療養をする場所であるため、医療施設としての機能も持つからである。平成一七（二〇〇五）年度の調査によると、高血圧や糖尿病などの慢性疾患を抱える入所者は九割にも達したという。利用者の数が少ないとはいえ医療施設としての療養所の重要性は現在でも高く、その統廃合は入所者にとって大きな打撃となる。▼6

療養所の統廃合は退園した回復者にも打撃となる。昨今、「レプラ・コンプレックス」という言葉がハンセン病問題に取り組む人びとの間で用いられるようになってきている。これは患者や回復者がハンセン病であるため、あるいはあったために普通の人に対して抱くコンプレックスのことである。筆者が聞いた話では、現在でも自宅から遠く離れた理髪店を利用する回復者がいるそうである。その回復者は後遺症として頭部の脱毛箇所が残っているのだそうだが、それを人に見られたくないために近所の理髪店には通えないそうである。ハンセン病を患っていたことが知られるのではないか、との恐怖心が根底に潜んでいるとのことだ。「らい予防法」の廃止に伴って成立した「らい予防法の廃止に関する法律」では、療養所内の医療施設利用は入所者に限られていた。このことも入所者の退園や社会復帰を妨げる一因であったろう。「レプラ・コンプレックス」はまた、退所者の療養所への回帰に拍車をかけるものであった。[7]退所者の多数は人生の長い期間を療養所で過ごしてきたため、子や孫を持たない場合が多い。そのため、自身の最期の場所として療養所を望む者が多いという。それと関連して深刻なのは、死後の問題である。家族や親族が差別・偏見を恐れるあまり、死後も家族のもとに帰れない入所者が多い。各療養所には園内での死者を祀っている納骨堂がある。療養所における友人の供養や死後の地として療養所を望む声も少なくないのが現状である。[8]

入所者やその支援者が九〇万人以上の署名を集めた結果、平成二〇（二〇〇八）年六月一一日、「ハンセン病問題の解決の促進に関する法律」（通称、「ハンセン病問題基本法」）が成立した。[9]この新法はその前文において、「国の隔離政策に起因してハンセン病の患者であった者等が受けた身体及び財産に係る被害」と述べ、患者の受けた被害を国の政策によるものであることを明記した。全五章からなる新法は入所者への医療体制の整備、社会復帰への支援、名誉の回復、親族に対する金銭面での援護などを義務付けた。また、新法では療養所内の施設や土地を地域住民に開放し、自治体の利用も可能とするような規定が盛り込まれた。これにより退所者はもちろん、地域の住民も療養所を医療施設などとして利用することが可能となったのである。また、施設としての活性化だけでなく地域住民との人的交流の活性化も図られ、それによる差別・偏見の解消も期待されている。[10]今後は各療養所が将来のあり方を検討していくようになるだろう。平成二〇（二〇〇八）年に筆者が熊本県の国立療養所菊池恵楓園を調査で訪問した際には、地元の中学校が園内で写生大会を開いていた。教員の話によると、園内での写生大会は毎年一回、中学一年生を対象に開催されているという。また、人権教育で恵楓園を訪れることもあるという。入所者の話では、このようなレクリエーションで療養所が活用されることは少なくないという。現に、東京都の国立療養所多磨全生園でも園内で催される祭には、地域住民や他所からの参加者も多い。今世紀に入っても問題の大きさを何度も我々に突きつけたハンセン病問題であるが、この「ハンセン病問題基本法」の成立もまた、ハンセン病問題の新たな展開を示すものになるだろう。

第二節　ハンセン病問題研究の課題

ハンセン病問題解決への新しいステップとなる可能性を持つ「ハンセン病問題基本法」であるが、そこにも課題は多い。医療施設として開放するにしても、そもそも医師や看護師の確保がままならない状態である。加えて療養所の立地も問題となる。もとは隔離施設として建設されたため、そのほとんどが人口密集地からは離れた場所にある。一三ある国立療養所の内、六ヶ所が島嶼に存在する。このような立地では園外の人びととの交流も容易ではない。また、平均年齢が八〇歳近い入所者が、いかにして地域の人びとと交流していくのかという問題もある。

だが、それよりも大きな問題は、やはり差別・偏見である。医療施設として開放されたとしても、療養所での治療や入院に抵抗感を覚える人がいまだに少なからずいる。その他の交流事業も、どの程度の効果を挙げるかはまだ不透明である。[11]前述した熊本県での宿泊拒否事件が示すように、今でもハンセン病に対する差別・偏見の念は強い。平成一〇（一九九八）年に北京で開かれた国際ハンセン病学会では、ハンセン病医学はほぼ確立されたが、社会学的な問題の解決はまだ進展していないことが明らかにされた。社会学的問題とは、差別・偏見の問題である。「ハンセン病問題基本法」の抱える諸問題については本書第六章で述べる。

日本を含むアジアやアフリカおよび南米を中心として、国際的にみても依然としてハンセン病に対する差別・偏見の念は強い。最近では平成二〇（二〇〇八）年六月、中国政府がテロリストとともにハンセン病患者、結核患者、精神病患者、エイズ患者に対して、北京オリンピックの期間中の入国を禁止するとの声明を発した。国際的圧力によって中国政府は一ヶ月後にハンセン病患者の入国禁止を撤回したが、「中国人と外国人の安全のため」[12]として撤回に難色を示したという。これは前述した熊本の宿泊拒否問題の際のホテル側の姿勢と同じものといえるだろう。世界で最も多くの患者が住んでいるインドでは患者が家族とともに故郷を追われ、下層民居住区（コロニー）での貧しい生活を余儀なくされている。また、患者だけでなくその家族も就業や就職の際に厳しい差別を受けているという。[13]フィリピンでも療養所のあったクリオン島の島民への差別は根強く残っているという。[14]ハンセン病差別の被害者に対する経済的補償の道筋が整備され始めたいま、我々は今まで以上に、「なぜ、ハンセン病はここまで差別されるようになってしまったのか」について考えなければならないのではないだろうか。そして、「そもそも病気に対する差別とはいかなるものであるか」についての問いかけもしなければならないのではなかろうか。病気はしばしば、人の意思とは無関係にその人の身体や心を蝕んでいく。そして病者に対する差別も、本人の意思や責任とは無関係に当事者を傷つけるのである。

ところで、差別とはどのように定義するべきだろうか。そもそも差別とは一体何物であるか。差別概念やそのメカニズムをめぐる研究は諸外国を含めて膨大な数に達しているが、本書は逐一それらを追おうとするものではない。ごく簡単な言葉で表そうとすれば、それは「差をつけて取り扱うこと。わけへだて。正当な理由なく劣ったものとして不当に扱うこと。」[15]となるだろう。また、『部落問題事典』では「本来平等であるべきものを不平等に取り扱うこと」であり、「行為、態度、意識、文化、制度、これらの結果現象などさまざまな次元を含む意味で用いられている」とあるものの、厳密な概念規定は難しいと結ばれている。民俗学の場合はというと、平成一九（二〇〇七）年に日本民俗学会の学会誌『日本民俗学』第二五二号上で「差別と民俗」という特集を組み、そこでは差別を、分類の上下関係から存在の上下関係（優劣の関係）への転化・変質により生じる認識や行動基準として位置づけた。

これらのどの定義にも通底していることは、差別が当事者にとって不当なものである、ということである。社会には多くの差別が存在する。人種や宗教、民族や出自に対する差別、性別による差別やそれとも関連する職業に対する差別、学歴や所得に対する差別、そして病気を抱えた人に対する差別と、実に多様である。しかし、それらのどれもが、ある差異を不当な優劣的関係に拡大して人びとが実生活や人生設計に支障をきたすような不当な扱いを強いられるものである。そしてその差異には可視的なものもあれば不可視的なものもあるが、どちらにせよそこには「優劣」という二元的価値判断が存在する。[16]

前掲の『部落問題事典』では差別を「集団帰属」「社会規範」「価値判断」の三点から解説している。その三点を、本書で扱うハンセン病差別と関連させて見てみよう。

「集団帰属」についての差別とは、個人の特性ではなく帰属している集団や社会的カテゴリーによる差別のことである。その中でも性、民族・人種、身分、カーストといったものが「生得的属性」による差別であり、学歴、職業、所得、思想が「獲得的属性」による差別に分類される。しかし、その中でも、自分自身の努力では克服できない理由によって不利益をこうむる「生得的属性」による差別の方が問題は大きいと考えられる。「生得的属性」を「先天的属性」、「獲得的属性」を「後天的属性」と言い換えることもできよう。ハンセン病などの伝染病による属性の附与は、後者の「獲得的属性」に包含される。

「社会規範」についての差別とは、一定の社会基準に基づく差別であり、それは規範的差別、社会的差別、個人的差別の三タイプに分類される。「規範的差別」とは、異なった取り扱いをする行為とその区分の基準が、大多数の人びとから妥当だと受け取られていることを意味する。『部落問題事典』では、子どもの飲酒を禁止することを例に挙げている。「社会的差別」とは大多数の人びとが了解する規範や価値観からは外れるが、一部の社会集団からは妥当とみなされる基準での差異である。「個人的差別」とは、それを妥当だとする社会規範がないにもかかわらず、個々の人びとによって附与される差異である。『部落問題事典』では、生徒に対する教師のひいきが挙げられている。これらの中でも特に「社会的差別」こそが、いわゆる差別にあたるとされている。病気は各社会の規範と関係付けられた時点で、差別とつながりうるといえよう。

最後の「価値判断」による差別は最も曖昧なものであるが、それは人権意識と結びつく。つまり、人権意識などの価値観は時代や社会によって大きく変化する可能性を持つという意味である。[17]

病気に対する差別を考えるうえでは、最後の「価値判断」による差別が重要な意味を持つ。多くの病気は後天的なもの（獲得的属性）であるゆえ、それに対する観念は社会・時代の価値観によって大きく左右される。そのため病気に対する差別を研究するうえでは、時代と社会との関連性を抜きにして考えることはできない。さもないと、現代の人権基準にのみ則った単なる非難、ハンセン病の場合では単なる政府批判にとどまってしまうだろう。現在の人権基準から過去を批判することは、必ずしも適当なことではないだろう。その時代、その社会での価値観に留意することが不可欠である。

平成六(一九九四)年、国立歴史民俗博物館は「近代社会における差別の史的研究」という特定研究を行なったが、それは「近世~近代~現代へとうつる中で、民衆生活に内向した差別の実態をより実態に則してとらえ」ようとする取り組みであった。[18]詳しくはまた後述するが、前述した『日本民俗学』の特集号「差別と民俗」は日本民俗学会として初めて主体的に取り組んだものであり、そこでは分類の階層性から存在の階層性への転化・変質の機序と、そこから生じる認識や行動基準が階層性に重なることによって差別が発生すると規定し、「民衆が作り出す差別や格差」をも対象化することが民俗学における差別研究の方法であるとの方向性を提示した。このように、国家の責任だけではなく、人びとの生活から差別のあり方を模索することの重要性はすでに指摘されているのである。本書では差別のすべてを取り扱うわけではないが、病気に対する差別、特にハンセン病差別を例にとることにより、その差別がどのように発展・変遷していったかを考えていきたい。本書ではハンセン病差別を単なる行政側の人権侵害とはみず、医療の分野(医療従事者の言説)や民間(伝承)の分野(一般の人びと)も含めた三柱のハンセン病理解の相互作用によって支えられた重層的かつ複合的な差別としてとらえる。強制隔離政策をハンセン病差別の単一的な原因とするのではなく、医療従事者の言説や民間伝承に含まれる人びとのハンセン病理解も参考にしながら、重層的・複合的に読み解くことを目的とするのである。筆者はそれを、民俗学が差別問題に取り組む際の課題であり、かつ、こうした重層的・複合的分析にこそ民俗学の可能性があると考えている。

さて、以上で筆者は政策、医師の言説、民間伝承の三柱からハンセン病差別の問題構成を読み解くことを本書の目的であると述べた。次節に移る前に、ここで筆者がなぜ三柱という語を選択したかを説明しておく。この柱は側面や層、あるいは水準と言い換えることも可能であろう。しかし本論において筆者はあえてこの柱という語を使用する。というのも、この用語選択には筆者のハンセン病差別理解が深く関係しているからである。

仮に、政策、医師の言説、民間伝承を三側面であると規定しよう。筆者の理解ではそれら三側面の頂点にハンセン病差別が存在するのであるが、側面という語を用いた場合、おそらく各側面は異なった面積を持っているだろう。具体的にいえば政策という国家的目標が最大面積を誇り、政策に深く関与する医師の言説もまた大きな面積をもって頂点へと続いている。だが、民間伝承の側面はどうであろうか。従来のハンセン病研究では政策の及ぼした力に焦点が当てられることが多く、ハンセン病に関する民間伝承への注目はほとんどなされてこなかった。側面という語を用いた場合、民間伝承はわずかな面積しか持たない領域であるといえる（資料1－1）。

このような政策、医師の言説、民間伝承の政治力学的理解は、層・水準という語を用いたとしても同様に作用する。つまり、ハンセン病差別に最も大きな影響を与えたのが政策であり、政策に深く関与した医師の言説もそれに次ぐ強さを持つ。したがってハンセン病差別の背景には、その最上層に政策が存在し、医師の言説が中層に位置する。そして、不特定多数の人びとに共有されている可能性がありながらも、政治力学的な強さを持たない民間伝承は最下層に位置することになろう（資料1－2）。

しかしながらこのような上下関係を設定することは、従来のハンセン病差別研究と変わりないものになる可能性がある。つまり上層の政策を重視することになり、下層の民間伝承への注目は必然的に薄くならざるをえない。

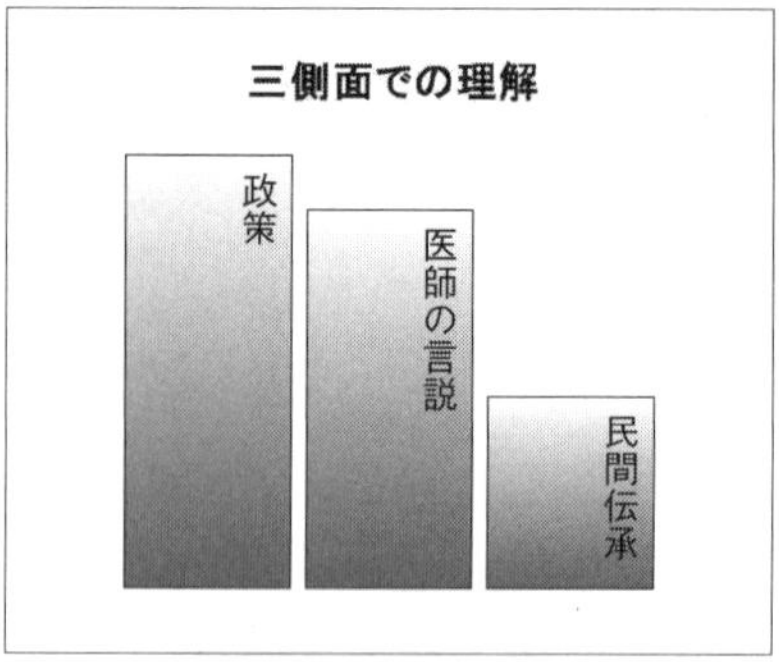

資料 1-1：三側面での理解

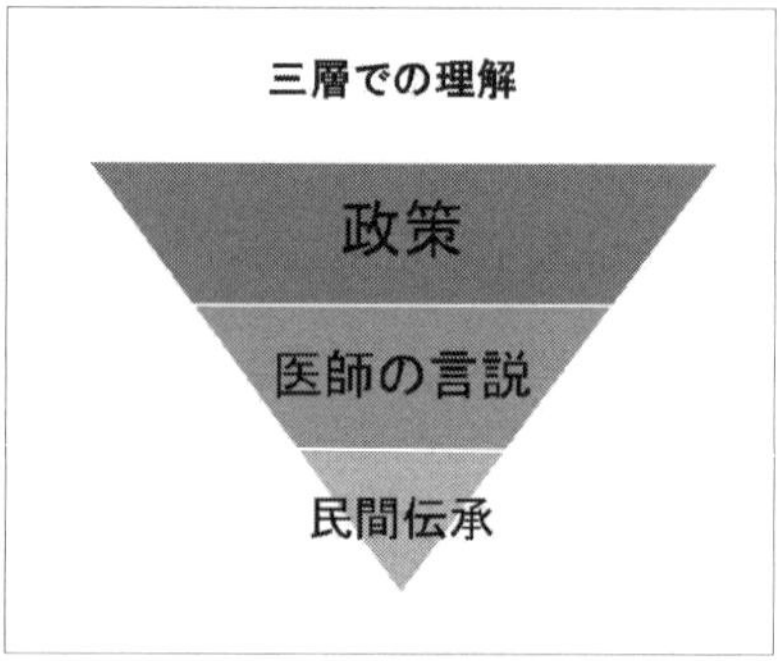

資料 1-2：三層での理解

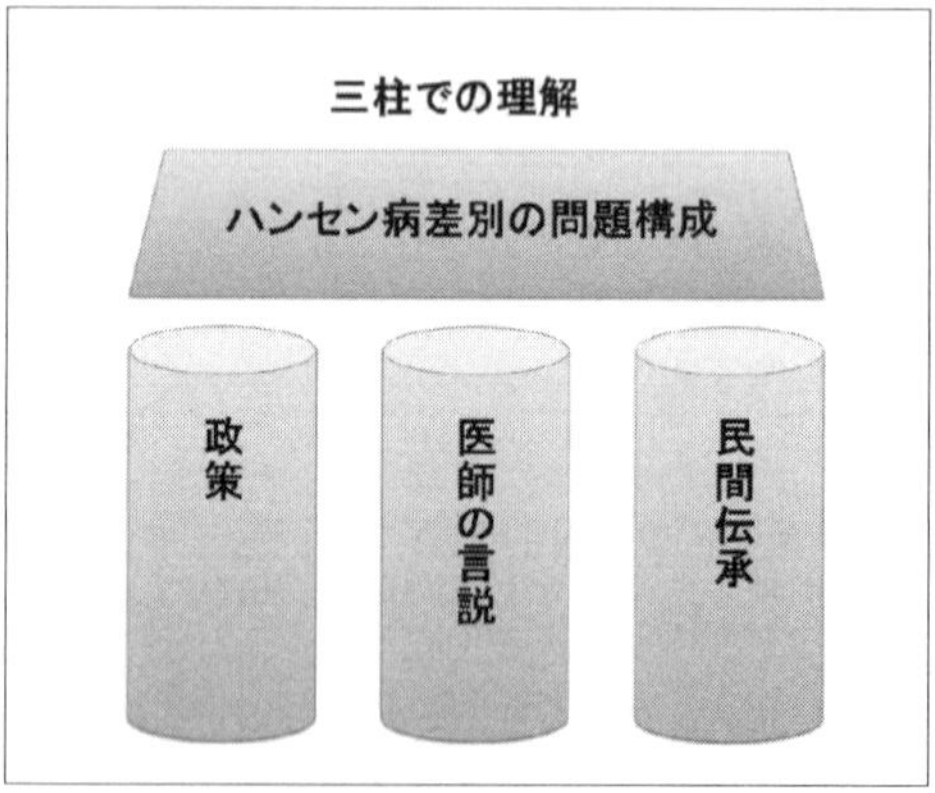

資料 1-3：三柱での理解

側面や層という語を用いることは、政策、医師の言説、民間伝承の三つに分類の階層性を附与しかねない。しかし筆者は、この三つが必ずしも政治力学的関係で把捉できるものではないと考えている。確かに、ハンセン病差別において政策の果した力は強く、医師の言説もまた大きな影響を与えた。だが、ハンセン病に関する民間伝承の影響もまた、必ずしも小さなものではなかった。戦前から政府はハンセン病を遺伝病とみなす誤解を払拭しようと試みてきた。それにもかかわらず、ハンセン病患者、あるいは患者を出した家族および一族との婚姻は忌避され、彼らの就業・就職においても不利に働いた。これはまさに、ハンセン病に関する民間伝承が、誤解を払拭しようとする政策の力を上回ってしまったことを意味している。政策、医師の言説、民間伝承の三つは必ずしも政治力学的上下関係で把捉することは適当でないのである。政策、医師の言説、民間伝承がそれぞれ安易には階層化できない関係性のもとに存在し、それらの複合の上に、ハンセン病差別が存在している。政策、医師の言説、民間伝承のいずれもが柱となって相互影響しながら、複合的にハンセン病差別を支えているのである。以上の理解から、本書において筆者は側面や層ではなく柱という語を用いる（資料1－3）。

第三節　「らい」から「ハンセン病」へ

本書で筆者は、ハンセン病について「らい」、ハンセン病患者に対して「らい者」あるいは「らい患者」という語を用いている箇所がある。当然のことながら、現在では「らい」および「らい病」という語は差別・偏見の歴史を想起させるとして、公の場では使用されないのが常識となっている。そこに至るまでには、昭和二七（一九五二）年以降、全国国立癩療養所患者協議会（全癩患協・昭和二六（一九五一）年発足）▼19による、「らい病」という語を「ハンセン病」に改めてほしいという要望が継続して行なわれたことと、これを受けて「らい予防法の廃止に関する法律」が制定された平成八（一九九六）年、厚生省（当時）も呼称を「ハンセン病」と改め、以降今日まで、公の場ではハンセン病と表記するのが一般的になった経緯が存在する。

一方で、ハンセン病は歴史的に長く「らい病」と呼び習わされていて、本来「癩《らい》」という文字は病勢の激しさを表すものであり、「らい病」という病名自体も現在のハンセン病だけでなく、その他の皮膚病をも包括する広義の病名であった。したがって、それらのすべてを「ハンセン病」という語で統一してしまうと、広義の「らい病」とそれをめぐる言説の歴史的変遷を考察する目的の本書では、かえって不適当なものとなってしまう。そこで、本書では原則として引用および歴史的用語の場合は原典に従ってそのまま表記し、その他の場合は平仮名で「らい」や「らい病」と表記する。

念のために述べておけば、らい病という語の使用の如何にかかわらず、すでにそれが遺伝病ではなく感染力の微弱な慢性伝染病であることが明らかになっている現在、療養所入所者や回復者に対する差別が不当なものであることも自明である。らい病という語をハンセン病と言い換えることでハンセン病差別が解消されるわけではなく、むしろ問題の所在を不明確にしてしまいかねない。らいという語が差別的なのではなく、人びとがらいという語に対して差別的な意味を与えてきたのであり、ただ単に言葉を換えるのではなく、なぜらいという語が差別・偏見の歴史を想起させるものになってしまったのかを考えることが重要なのである。

第四節　本研究の目的――ハンセン病差別の意味論

病気という分類の階層性は、いかにして差別という存在の階層性へと転換されるのだろうか。批評家のスーザン・ソンタグは病気観を考察するにあたって、「隠喩（metaphor）」の語を用いた。それは、特定の病気が隠喩として用いられることにより、病気そのものを見る視点を奪ってしまうという意味である。ソンタグは『隠喩としての病い』の中で肺結核と癌を、一九世紀と二〇世紀をそれぞれ代表する病気として対比的に取り上げ、前者が「ロマンティックな連想を獲得」したのに対し、後者は「ロマンティックな性格の者には適しくない病気とされている」とした。その際、癌がこのような病気観を付与されるに至った背景には、「すべての社会的逸脱は病気と考えうる」という病気懲罰説が働いたためであるとする。そして、らい（ハンセン病）は中世ヨーロッパ社会において「堕落を眼に見えるものとする社会的テキストであり、頽廃の見本、象徴であった」とし、それが特に懲罰思想と結びついたと論じた。▼[20]ここに、病気が懲罰思想と結びつくことにより、差別の対象となるというメカニズムが見られるのである。

ソンタグらの研究を参考にした波平恵美子は、隠喩ではなくより直接的に「病気の意味づけ」という言葉を用いて、病気が差別・偏見の対象となる論理を明らかにしようとした。波平によれば、病気とは個人にとっては不幸、社会にとっては社会的・経済的損失であるという。病気は個人・社会にとってマイナスの価値しか持たない。そして、マイナスの価値しか持たない病気はすなわち悪の象徴であり、それは病人をも悪の象徴とみなすことにつながる。その結果として、病人が差別・偏見の対象になるという。だが、そこではすべての病気が等しく差別・偏見の対象となるわけではない。差別・偏見の対象となりうるのは、ある種の特徴をもつ、特定の病気である。波平はその特徴として、慢性であること、目に見えるような後遺症を残すこと、治療方法が不明なことの三点を挙げた。そしてそれら三点に加え、特定の病気が差別・偏見の対象となるためには、当該社会に病気の「社会的・文化的意味づけ」が存在することが必要であると指摘した。▼21

波平の病気の意味論に基づいて、ハンセン病差別を見てみよう。ハンセン病はかつて差別の対象となる病気の三つの特徴をすべて満たしていた。今でも慢性の伝染病であり、可視的な後遺症が残ることも多々ある。また、古代からその存在が知られていた病気であったが、二〇世紀に入るまで決定的な治療法が確立されることはなかった。では、差別・偏見の対象となるための最後の要件として、いかなる「社会的・文化的意味づけ」がなされてきたのであろうか。この点が本書の課題となる。

村上國男は、差別・偏見の対象となりやすい病気の性格を抽出し、共通点を一〇点にまとめた。

① 血友病など、遺伝性疾患あるいは遺伝性と信じられている疾患
② 癌など、死亡率の高い疾患
③ 難治性の、あるいは慢性の各種難病
④ 結核などの感染症、特に「恐ろしい」伝染病
⑤ ケロイドなど、外見上の脱落・変形・変色を伴う疾患
⑥ 慢性の湿疹など、浸出液・異臭を伴う疾患
⑦ 肢体不自由など、肉体的能力が劣っていると思われている疾患・機能障害

⑧ 知的障害など、精神的能力が劣っていると思われている疾患・障害
⑨ 麻薬中毒など、不道徳とみなされている疾患
⑩ 宗教・慣習によりその社会集団でのみ特別視される疾患

村上はハンセン病が③④⑤⑥⑦⑩に該当し、かつては①②も該当したという。だが、後述するように不道徳な行ないの結果をハンセン病の原因とする説明も見られたため、⑨もまた該当したことがわかる。つまりハンセン病は、これらの条件をすべて満たしていたのである。▼22

それでは、差別・偏見の根本的要因と考えられる「社会的・文化的意味づけ」とはどのようなことをいうのか。波平は、病気とは病気としての医学的な内容を越え、「恥」や「ケガレ」などの意味を含んだ状態であり、「病気が「本来的ではない」意味づけをされる」と説明した。そして病気への差別・偏見が人間の社会や文化とどのようなかかわりあいで出てくるのかを考察することによって、差別・偏見を客観視できるとしたのである。この理論は病気差別以外にもあてはまるだろう。人種や宗教についての差別でも、その根底にはそれらの一般的な内容を越え、「本来的でない」意味づけをされることに原因があるのである。

病気はそれが苦しいものであったり、長期間にわたったりするほど医学的な身体上の異変とは異なる、つまり「本来的ではない」意味づけをされる可能性が高くなる。医学の発達は、病原菌などが原因となって「どのように（how）」病気になるのかというメカニズムを説明し得ても、「なぜ（why）」個人が特定の病原菌に冒されて病気になったかまでは答えない。ハンセン病についても、医学の発達はハンセン病に対する差別の解消には、直接にはつながりにくいものである。▼23現代医学はらい菌の発見により"how"には答えられるようになった。しかし、病気にかかった人、あるいはその周囲の人びとにとっては、なぜ自分が、なぜあの人がという"why"の

方が重要であった。現代医学といえども、その“why”には答えられない。そのために、人びとは病理学とは異なる何かに、すなわち文化的・社会的な要因に“why”を求めたのである。これこそが、医学の発達がハンセン病を含む病気に対する差別・偏見の解消に直接的につながらない一因である。

従来のハンセン病差別問題研究や『最終報告書』は、換言すればハンセン病差別問題の犯人探しであったといっても過言ではない。ハンセン病差別が患者やその家族に対する人権侵害である限り、その責任を追及することはまったく理にかなったものである。しかしながら、それらはすでに答えの見えた犯人探しであった。つまり、ハンセン病政策を推進した国家と、その政策に大きな影響を与えた一部の専門家を犯人とみなし、差別生成の責任を追及するものである。前述した『最終報告書』は各界の責任にも言及した点で非常に価値のある成果を社会に提出したが、そこでもやはり差別の主体は国家に傾斜しており、我々自身に内在する差別意識については従属的なものとしてしか把握されていないようである。次に引用する『最終報告書』の一文は、そのような傾向を端的に示している。

かつて私たちは、ハンセン病に関する国と“専門家”の誤った宣伝に惑わされて、強制隔離政策や無らい県運動を進めて未曽有の被害・悲劇を患者・家族らに惹起した。この取り返しのつかない痛恨の過ちを二度と繰り返してはならない。この教訓を無駄にしないことは、国と専門家のみならず、私たち一人一人も負っている患者・家族らに対する重大な責務である。▼24

この文章によると、ハンセン病問題の責任が強制隔離政策や「無癩県運動」と、その背後に介在した国家および一部の専門家へと収斂している。そして、我々自身はそのような国家や専門家の「誤った宣伝に惑わされ」た結果として、ハンセン病患者や家族を差別するにいたったという認識が看取できるのである。本書において筆者はこのように、ハンセン病問題の責任を国家や専門家に一元化して追及することを意図していない。筆者は国家による政策と、ハンセン病の治療や対策に携わった医師たちがハンセン病をどのように理解し、そしてその知識をどのように巷間へと広めようとしていたのかという点と、そしてハンセン病に関する民間伝承という三柱の相互影響によって、複合的にハンセン病差別が強化されたとの仮説を提示したいのである。

本書の目的は、そのようなハンセン病差別の裏側に眼を向けることにある。阿部安成は「「衛生」という秩序」において、民俗学の衛生研究について批判的な見解を示している。つまり従来の民俗学は、民間療法や疫神送りなどの事例収集にこだわるあまり、「いまも残る民俗行事に歴史の連続をみるか、絶えてしまった習慣や信仰に過去との断続をみるか、いずれにしてもそれらの事例が簡単に「日本文化」という分類におかれて考察が終わる」というのである。[25] 阿部の一文は、民俗学が民間療法や治病儀礼の事例研究に傾きがちであり、衛生や差別そのものの問題には積極的に目を向けてこなかった姿勢を鋭く批判したものであった。病気は差別と密接にかかわっているものの、民俗学が病気をめぐる差別生成の研究に積極的だったとは確かにいえない。

筆者は民俗学の立場からハンセン病差別を研究することを意図しているが、それは民間療法や治病儀礼というような従来の民俗学を踏襲した研究ではない。筆者が意図しているのは病気に対する差別の研究である。心身の不調であり、なおかつ自発的なものでない病気が、なぜ差別・偏見の対象となってしまうのか。また、病気の種類によっては差別・偏見の対象となるものとならないものがあるが、その違いはどこにあるのか。そして、そのなかでもなぜハンセン病が際立った差別・偏見の対象となってしまったのか。日本におけるハンセン病差別問題については、近代以降の国家政策に差別の原因を求める言説が一般的である。しかし、国家によるハンセン病対策の実行がすぐさま差別・偏見に結びつくことはないと思われる。そもそも、国家の政策は根本的にはハンセン病撲滅のための対策であり、差別・偏見を奨励するためのものではなかったはずである。それにもかかわらず、ハンセン病は現在でも依然として差別・偏見の対象となっている。ハンセン病対策の失敗に言及し、国家の法的および道義的責任を追及することはできる。だが、それは必ずしもハンセン病差別の原因を解明することにはならないのではないか。筆者は国家政策への言及を軽視するわけではなく、また責任の所在を明らかにすることを否定する意図もない。だが、政策のみに原因を求めることはせず、病気の最前線に立ってその治療や対策に尽力した医師たちの言説や、さらにその政策や医師の言説を受ける立場にある民衆がいかにハンセン病を理解してきたのかを示す民間伝承にも眼を向ける。そしてそれら三者の言説を複合的に検証することにより、近現代日本におけるハンセン病差別の問題構成を示していきたい。

第五節　本研究の方法――研究法・資料・構成

本書の目的は、政策、医師の言説、民間伝承という三柱からハンセン病差別の問題構成を読み解くことにある。ここではその具体的な研究法および用いる資料、そして本書全体の構成について述べておきたい。

政策、医師の言説、民間伝承の三柱からハンセン病差別の問題構成を読み解くという目的を達成するための研究法として、本書ではまず国家のハンセン病政策については明治以降のハンセン病政策の展開を追うことにより、ハンセン病やハンセン病患者に対する国家サイドの認識がどのように変遷していったのかをみる。医師の言説については、主に戦前ハンセン病治療にかかわった医師たちが、どのようにハンセン病を認識していたのかを分析する。民間伝承については、ハンセン病に関する民間伝承を抽出することにより、人びとがどのようなハンセン病認識を抱いていたのかを分析する。そのうえで、歴史的深度を持つ重層的なハンセン病認識と、政策、医師の言説、民間伝承の相互影響による複合的なハンセン病差別の生成を明らかにする。

本書で用いる資料として、政策についてはハンセン病関連法案審議過程の議論や、財団法人癩予防協会による出版物等を通してみていく。

医師の言説についてはハンセン病の専門的医学書ではなく、むしろ彼ら医師たちが一般向けに記した著作を参照することにより、そこにみられるハンセン病認識を分析する。専門書ではなくそのような一般書を用いるのは、筆者はそれらが専門家ではない人びとに大きな影響を与えたという可能性を見出したからである。特に戦前の医師による説明は個人によってかなりの差異を見せることがあるが、そのような差異（揺らぎ）は人びとのハンセン病認識に少なからず影響を与えたのである。

ハンセン病に関する民間伝承については、今まで刊行された膨大な量の民俗誌などの報告に散見される資料を用いる。これまでの民俗学ではハンセン病に関する民間伝承を体系的にまとめた研究成果は存在しない。そこで筆者は断片的な報告資料をまずハンセン病に関する方言や特殊葬法などの事項ごとに分類し、そこに見られる特徴を明らかにする。しかしここで重要なことは、ハンセン病に関する民間伝承は単体で存在していたわけではないということである。それらは、近代以前にも認められる観念を含む一方、近代以降のハンセン病政策や医師の言説にも少なからぬ影響を受けていると考えている。したがって、民間伝承を提示し分析する際にも、筆者はハンセン病に関する民間伝承のみから近現代のハンセン病差別の問題構成に迫ろうというのではなく、あくまで政策、医師の言説、民間伝承の三柱の相互影響という視座から、ハンセン病差別のあり方を読み解いていく。

次に、本書全体の構成について述べておきたい。

第一章では、本研究の前提として、近年の民俗学における差別問題研究の傾向を分析する。民俗学の世界においては近年に至るまで、差別問題研究は必ずしも活発に研究されてこなかったテーマである。したがって同章では近年の傾向を分析することによって、何が民俗学における差別問題研究の遅滞につながったのかを解明することをめざした。

続く第二章で、本書の研究対象であるハンセン病そのものに関する一般的説明、特に病理学的説明をしておく。ハンセン病は現代日本においてはもはやほとんどみられない病気である。しかし、そのことによって単にハンセン病の脅威から解放されたということにはならず、新たな誤解を生じさせる可能性をも内包しているのである。近現代ハンセン病差別の一因として、ハンセン病に対する正しい知識の欠如は深刻なものであった。そのような知識の欠如によって惹起されうる差別・偏見を防ぐためには、病理学的原因の説明や現代での治療法についての説明は不可欠だからである。続いて財団法人人権教育啓発推進センターが実施したハンセン病問題に関するアンケート調査の結果を参照しつつ、二一世紀の現在、日本においてハンセン病がどの程度認知されているのかをみていく。

第三章では、第一にハンセン病問題研究では民俗学よりも一日の長がある歴史学の先行研究を参照し、その展開を分析する。続いて時代を古代にまでさかのぼり、近代にいたるまで日本においてハンセン病がどのようなとらえ方をされていたのかを、律令や説話、随筆といった文献資料を手がかりとして明らかにする。なお、第三章は古代から近世までのハンセン病認識の通史的な変遷を確認するものであり、第四章以降の基礎的資料と位置づける。

第四章から第七章では、本書の目的である政策、医師の言説、民間伝承の各資料を提示したうえで、それぞれの特徴を明らかにする。第四章では、近代以降の日本のハンセン病政策の展開を追う。続く第五章では、同じく近代以降の医師の言説に焦点を絞り、彼らのハンセン病認識と人びとに及ぼした影響を明らかにする。第六章では「ハンセン病問題基本法」制定以降のハンセン病をめぐる諸問題について補足するための補章とし、現在進行形の問題について述べる。

第七章ではハンセン病に関する民間伝承の資料を提示し、分析する。その際、ハンセン病に関する方言やハンセン病患者の放浪・集住生活のあり方、婚姻忌避、特殊葬法などといった事項ごとに整理して資料を提示し、人びとの持つハンセン病認識を明らかにする。

第八章においては、まず本書全体をいま一度総括し、最終的な結論を述べる。そして最後に本研究の持つ意義を筆者なりに述べるとともに、ハンセン病差別の民俗学的研究の持つ今後の展望について言及したい。

注

▼1　現在では「元患者」という呼称はハンセン病に対する差別・偏見を想起させるとして、「回復者」という語を使う傾向にある。「元患者」という呼称は、病気が治癒した後でもハンセン病のレッテルを貼られているということを意味しており、同病に対する隔離・差別の歴史を物語っているといえよう。

▼2 「ハンセン病元患者の宿泊拒否」『朝日新聞』二〇〇三年一一月一八日付夕刊

▼3 ここでいう「入所者」とはハンセン病療養所で生活する人びとのことであり、「在園者」と言い換えることもできる。しかしながら、彼らのほとんどがもはや「保菌者」ではなく、病原菌（らい菌）の活動のない「回復者」であることに注意する必要がある。「入所者」イコール「ハンセン病患者」ではないのである。

▼4 遺体標本が確認されたのは、松丘保養園（青森）、多磨全生園（東京）、駿河療養所（静岡）、邑久光明園（岡山）、星塚敬愛園（鹿児島）の五療養所と国の研究施設であるハンセン病研究センター（東京）の計六ヶ所である。（「胎児・新生児標本114体」『読売新聞』二〇〇五年一月二七日付夕刊）

▼5 「「救済精神」と「厳格解釈」補償法のとらえ方で明暗」『読売新聞』二〇〇五年一〇月五日付夕刊

▼6 入所者の医療費は国家の完全負担であり、療養所での看護や介護のレベルは高い。しかしながら彼らは健康保険証を持っていないため、療養所以外の医療施設の使用は現実的ではないのである。

▼7 現在のハンセン病療養所は開かれたものであり、入所者やその家族親族でなくても見学は可能である。また、園によっては独自の資料室や図書室も持っており、来園者の調査研究に役立っている。

▼8 新法の希求と「レプラ・コンプレックス」の実態については二〇〇八年六月一二日、早稲田の奉仕園における森元美代治氏（NPO法人IDEAジャパン理事長）による談話から。

▼9 「ハンセン病問題基本法」の成立によって、「らい予防法の廃止に関する法律」は廃止された。

▼10 日本で「ハンセン病問題基本法」が成立する以前から、すでに韓国やタイでは同じような試みがなされている。また、フィリピンでもかつては世界最大の療養所が置かれ、「絶望の島」とまで呼ばれたクリオン島も医療施設として活用されている。クリオン島の周辺の島々は、いわゆる無医村なのである（「「絶望の島」語り継ぐ」『読売新聞』二〇〇六年五月二四日付朝刊）。

▼11 ただし、基本法成立以前からイベントを開催して地域住民との交流を行なってきた療養所は多い。

▼12 「ハンセン病患者　中国、入国認める」『読売新聞』二〇〇八年七月二四日付朝刊

▼13 「ハンセン病根強い差別・患者家族も隔絶のインド」『読売新聞』二〇〇六年一月一八日付朝刊

▼14 『読売新聞』前掲注10

▼15 「差別」の項（『広辞苑　第五版』岩波書店、一九九八年）

▼16 ここでいう二元論とは「優劣」の二元論であり、「差別する側」と「差別される側」というわけではない。

▼17 部落解放研究所『部落問題事典』解放出版社、一九八六年、二九五〜二九六頁

▼18 『国立歴史民俗博物館研究報告　第九九集』二〇〇三年、四頁

▼19 ちなみに、全癩患協は発足の二年後に全国国立ハンゼン氏病療養所患者協議会（全患協）へと改称した。その後、昭和三四（一九五九）年には全国国立ハンセン死病療養所患者協議会、昭和四九（一九七四）年に全国ハンセン氏病患者協議会、昭和五八（一九八三）年に全国ハンセン病患者協議会への改称を経て、平成八（一九九六）年には現在の名称である全国ハンセン病療養所入所者協議会（全療協）となった。

▼20 ソンタグ、スーザン『隠喩としての病い』みすず書房、一九八二年

▼21 波平恵美子『病気と治療の文化人類学』海鳴社、一九八四年

▼22 村上國男「ハンセン病をとりまく諸問題」大谷藤郎監修『ハンセン病医学　基礎と臨床』東海大学出版、一九九七年、三〇一頁

▼23 波平恵美子、前掲注21、三九頁

▼24 ハンセン病問題に関する検証会議編『ハンセン病問題に関する検証会議最終報告書』二〇〇五年、七七八頁

▼25 阿部安成「「衛生」という秩序」見市雅俊他編『疾病・開発・帝国医療―アジアにおける病気と医療の歴史学―』東京大学出版会、二〇〇一年、一一四頁

第一章　民俗学の差別研究について

はじめに

本書は政策、医師の言説、民間伝承という三柱からハンセン病差別の問題構成を読み解くことを意図しているが、本章ではまず、従来の民俗学における差別問題研究の動向とその傾向を分析する。そのうえで、なぜ民俗学はこれまで差別問題を積極的には取り扱ってこなかったのかという問いに対する筆者なりの回答を提示しておきたい。

第一節　「差別と民俗」特集号の意義

民俗学は漂泊の民や芸能の担い手など、かつて差別・偏見の眼差しを向けられていた人びとをも研究対象とした学問であった。しかしながら、漂泊民や芸能の担い手に関する従来の研究は、彼らの持ち伝えていた民俗に関する研究であり、なぜ彼らが差別・偏見の対象とされたのかという疑問に答えるような研究へは向かわなかった。

だが、平成一九（二〇〇七）年、日本民俗学会の学会誌である『日本民俗学』第二五二号は、「差別と民俗」という特集を組んだ。この特集は現在の日本社会に横たわる差別問題に対して民俗学はどのような役割を果たすことができるのであろうか、という問いを読者および研究者に投げかけている。掲載された諸論考は民俗学研究者にとどまらず、広く現代社会における差別問題と人文諸科学がいかにして向き合うべきかを提示するかのように、社会学や考古学を含む様々な研究者の手によるものであった。巻頭言にあたる「特集にあたって」▼1によると、いままで『日本民俗学』は学術誌として差別に真正面から取り組んできたことはなかった。もちろん、個々の研究者によって差別に関連する研究がなされてこなかったわけではないが、日本民俗学会として主体的に取り組んだことはなかった。そのような学界の状況のもと、この「差別と民俗」は、民俗学が今後の課題として差別という現実的でありなおかつ深刻な社会問題に対しても、積極的に取り組むべきであるという姿勢を表したのである。

では、『日本民俗学』がこの特集に取り組んだ意図はどこにあったのであろうか。本特集は編集委員会が執筆を依頼した九名の研究者の論文から構成されている。その際、執筆分担者に送付された趣旨説明が巻頭言である前述の「特集にあたって」に転載されている。そこには日本民俗学会における差別の定義と、差別研究への方向性が示されている。

分類の上下関係が、存在の上下関係に固定されることに差別の問題の本質があると思われる。固定化された社会では、分類の階層性が存在の階層性に転化・変質していく。ここから生まれる認識や行動の基準がそれらの階層性に重なることによって「差別」という現象が起こる。

この一文は単なる趣旨説明にとどまらず、民俗学会における「差別」の概念規定としての意味をも持つ。ここで問題とされているのは、分類の階層性から存在の階層性への転化・変質の機序と、そこから生じる認識や行動基準である。つまり、まず分類に上下関係が生じる。それが存在の上下関係、換言すれば優劣の関係に転化・変質するというポイントが重要になってくる。また、そこでいう認識・行動基準とは、その優劣関係をいかに規定するか、そしてその優劣に対する感情および認識が、どのような具体的行動を伴って顕在化するのかということである。

従来、民俗学以外の分野で差別問題を研究対象とする場合、その認識や行動基準が顕在化した結果である被差別者への差別的待遇（国策なども含む）などを問題としてきた。その理由は差別問題が人権問題と直結しているためだと考えられるが、民俗学がその視点として認識や行動基準の転化・変質というポイントに着目したことには注意すべきであろう。つまり、「どのように差別されているのか」ではなく、「どのように差別されるに至ったか」の検討が、民俗学が差別問題を研究する場合のひとつの大きな着眼点であるとして提示されたのである。

次には、そもそも民俗学は差別問題に対してどのような観点からかかわりを持てるのか、ということに話はおよぶ。趣旨説明の文章は、昨今しきりに聞かれるようになった下流社会や格差社会という語を、国家や権力によって作り出される差別問題の一例として言及しつつ、「民衆が作り出す差別や格差という看過できない側面もあることを認識すべき」▼2と指摘する。次に引用する一文は、そのような指摘を意識しつつ民俗学が差別問題に寄与できるという根拠を述べたものである。

それがどのような歴史的な民俗的な生活から胚胎するのかを、いわゆる普通の人びとの生活と文化・歴史をもっとも研究し理解している民俗学こそがその根拠や実証を提示できるはずである。

差別問題をみるにあたって、国家や権力の影響を抜きにすることは不可能である。しかしながらこの一文は、国家や権力の影響もさることながら「民衆が作り出す差別や格差」をも対象化することが、民俗学における差別研究の方法として提示されているのである。

こうして民俗学が差別研究に寄与できることを高らかに宣言した趣旨説明の文章であったが、集まった九本の論文はある傾向を持ったものがほとんどを占めていた。そしてその傾向とは、これまでの民俗学と差別問題との関係を表していたともいえるのである。その傾向をつかむため、次に特集号に掲載された九篇の論文を列挙してみよう。

政岡　伸洋「差別と人権の民俗学――部落問題をめぐる議論を中心に」
乾　　武俊「民俗学は差別をとらえうるか」
宮本袈裟雄「被差別部落の民俗と民俗調査」
門馬　幸夫「歓待と忌避あるいは文化と社会における互酬性―儀礼的身分と社会的身分への素描」
井桁　　碧「ジェンダーの歴史と「沈黙」」
桜井　　厚「被差別の伝承から経験的語りへ――被差別部落のライフストーリー研究から」
山本　義孝「遺跡の中にあらわれた社会的格差」
村上　紀夫「博物館展示と差別問題」
岩田　重則「民俗学と差別――柳田民俗学の形成および「常民」概念をめぐって――」

いずれも民俗学がいかにして差別問題に取り組むことができるのかを、各研究者独自の視点から論じたものである。かつて民俗学関係の出版物で、複数の研究者がここまで集中的に差別について論じたものはなかっただろう。本特集号の意義はそこにあるといってよい。しかしながら、先述したように、九本の論文の多くにはある一定の傾向が見られる。それは、部落差別に関する研究が多くを占めているという傾向である。タイトルに部落差別が含まれている論文は政岡、宮本、桜井の三本だけであるが、乾論文、村上論文、岩田論文も被差別部落に関する内容であり、門馬論文も部落差別研究に多くの頁が割かれている。これはもちろん各執筆者の責任ではない。依頼文によると、日本民俗学が差別の研究を行なうにあたっては、「差別される側の生活文化」と「差別する側の生活文化」を視野に入れると同時に、「子ども」、「女性」、「老人」、「在日コリアン」、「外国人居留者」、「ハンセン氏病者」、「ＨＩＶ患者」における差別をも無視しないとしている。しかしながら結局は、「長い民俗学の学問史のなかで避けて通れなかった」という被差別部落の民俗学に研究の方向性は向いてしまったのである。

前述したように、依頼文では、差別がどのような歴史的・民俗的な生活から胚胎するのかを民俗学こそがその根拠・実証を提示できると、差別研究への確固とした方針が打ち出されていた。それにもかかわらず、なぜ、差別研究＝被差別部落研究であるかのような傾向を見せるに至ってしまったのであろうか。そもそも、同特集号がその後の民俗学界において差別問題が積極的に議論・研究されるような起爆剤になったかと問われれば、現時点では否と答えざるをえない。平成一九（二〇〇七）年の「差別と民俗」特集号から平成二五（二〇一三）年八月現在までに『日本民俗学』に投稿された論文で、差別を扱ったものは二本を数えるにすぎない。▼3また、特集号以降に開催された民俗学会年会（第六〇回以降）では、差別を扱った研究報告も四例ほどにとどまっており、▼4民俗学においては特集号以降も差別問題の研究が主たる研究テーマとなるまでに至っていないことは明白である。たしかに、多くの研究者が同一のテーマに、まるで流行の波に乗るかのように取り組む状況は学問として健全なあり方とはいえないだろう。しかしながら、きわめて社会的な問題である「差別」というテーマに対して、なぜ民俗学はこれほどまでにクールな態度なのであろうか。以上の二点に対する手がかりを得るためには、これまで民俗学がどのような差別研究を行なってきたのかを確認することが必要である。

第二節　ケガレ論および境界論からの把握

近年では民俗学の分野からも差別問題に言及した研究も現れてきてはいるが、その歴史はまだ浅いといってよいだろう。[5]差別という語を前面に打ち出して研究を行なった人物といえば、『差別の民俗学』を著した赤松啓介が第一に挙げられよう。柳田國男の「常民」に対して「非常民」という概念を提唱した赤松は、柳田の避けた性の問題などにも関連して差別を民俗学として取り扱おうとした。彼はその非常民の概念を都市雑業層に比定したが、それ以降、赤松の研究を論じる研究者はいない。[6]

民俗学が差別問題を対象とする場合、ケガレに関する議論を無視することはできない。[7]昭和五〇年代以降盛んに議論されるようになったケガレ論は、やがて日常生活の一面をとらえる概念から差別・偏見を読み解く理論として援用されるようになるが、民俗学においてその代表的論者となったのは宮田登である。『ケガレの民俗誌　差別の文化的要因』では「民間伝承を通して、民俗学的世界の中から、被差別というものの文化的要因は何であるのか」を探り出すことが民俗学の大きな目標であると述べて部落差別や女性差別の要因を、ケガレ概念をキーワードに読み解こうと試みた。[8]宮田は念仏聖（遊行僧）と死のケガレについて述べた箇所で、いかにしてケガレから差別が発生するかを解説する。漂泊宗教者は死穢を忌避する村人の間をまわり、死体の埋葬や供養を積極的に行なった。彼らは人びとの忌避する死穢との関係を任されたと言い換えてよい。それは、ケガレとされる仕事を被差別民に委ね、ケガレを肩代わりさせようとする関係性を生む。そして、やがてその関係性が固定化されることによって、文化的意味での差別の構造が生じるというわけである。また、宮田の論で注目すべき点は、ケガレが汚穢という性格を有するのみならず、その背後に強力な呪力を秘めているとしてケガレとされた人びとが一種の聖性を帯びるとの両義的な視点を提示したことである。子どもたちの間でよく使われた「エンガチョ」の分析から、ケガレはいわゆる汚穢という性格を持つ一方、その背後にはある種の特別な呪力をも秘めているという。[9]宮田は後者のケガレについて、ハレの力を喚起する力を持つものであるとの認識を示したのである。

その宮田との共著において沖浦和光は、古代では未分化であった聖・俗・穢の観念が時代を経るにしたがって聖と穢が対極的な存在へと分化していき、王権にとって不都合な存在すべてにツミ、ケガレの烙印が押されるようになったと述べ、その存在への差別へとつながったと指摘した。[10]

しかし、その後宮田が自身のケガレ論をもとにして、民俗学の知見をもって差別を総合的に論じることはなかった。『ケガレの民俗誌』も差別研究にケガレ論をどのように接合させていけるのかという提言にとどまっているといってよく、その関心は差別よりもケガレ論に重きが置かれている。その一方、赤坂憲雄[11]や網野善彦[12]は宮田登と同様に差別の背景にケガレの存在を想定し、さらには宮田登よりもはっきりと、被差別者にもケガレと同様に両義性を認めたのである。また、黒田日出男も中世の宗教意識形態においては乞食・らい者が現実的には穢れた存在であるとみられていたとともに、神仏の化人・化身としての聖なる存在でもあったとの認識を示しており、被差別者に両義性を認めている。[13]宮田の論はケガレ論にとどまったが、中世社会史の分野においては被差別者に両義性を認める傾向は強かったのである。

とはいえ、現代の差別問題を論じるにあたって、この両義性の議論をさしはさむことは妥当ではなかろう。中世などの過去はどうあれ、はたしていま、現実的に深刻な差別に苦しめられている人びとは、自分たち自身が差別・偏見の対象でありながらも、何か聖性のようなものをもあわせ持つ両義的存在であるなどと感じているのだろうか。この場合、両義的という語には「肯定的側面も持つ」ということが言外に含まれており、差別をソフトなものに見せかけることになりうる。そもそも被差別者が両義的存在であるというのはあくまで外部の者の考えにすぎず、被差別者の側から両義的存在を志向したかをうかがい知ることはできない。門付け芸などはある種の聖性を利用しており、その点では両義的存在であろうとしたということもできるかもしれないが、差別問題を考える際は、この両義的存在という語の陥穽にはまってはならない。本書で問題とするハンセン病差別を考える場合、近現代の差別被害者は、誰も自分たちを聖俗あわせ持つ両義的存在であるなどとは考えなかっただろう。

森栗茂一は、独自のケガレ論とそれを基底に据えて境界論から差別の発生を論じている。[14]そこではハレとケによる循環が想定され、ケガレからハレへのベクトルのエネルギーとしてのケガレ、ハレからケへのベクトルのエネルギーとしてのキヨメを設定している。このケガレ論の特徴は、定着農耕民をケ、非農耕非定着民をハレと規定すると同時に、ケガレをまなざし（イメージ）の問題であるとしたことである。ケガレとはハレの民（非農耕非定着民）に内在したエネルギーであって、ケの民（定着農耕民）からハレの民を見るとケガレと映ることはあっても、ケガレの民という特定の身分や状態概念ではない。しかし中世中期にこのエネルギーがキヨメという一つの身分として身分化し、被差別身分が産み出されたと論じた。これは具体的な差別問題を扱った分析というよりは、差別の起源論・発生論に近い研究であったといえる。

このように、昭和五〇年代に新たに概念化されたケガレ概念だが、その定義をめぐっては民俗学内部でも様々な説が交錯し、実践的な分析概念として確固たるものへと深化しはしなかった。したがって、ケガレがハレとケといかなる関係性を有するのかとの議論が先行し、それと差別がいかなる関係を持つのかという議論が深まることもなかったのである。門馬幸夫は「民俗学的知見等によるアプローチは、ほとんど「穢れ」と「差別」との関連を追究してこなかった点にある。のみならず、そのアプローチは、むしろ「差別を温存する理論」にもなりかねないといえるのである。」と、ケガレと差別をめぐる民俗学内部の議論の傾向を厳しく批判した。[15]特に、櫻井徳太郎の主張したハレ・ケ・ケガレの循環構造的理解には、論理的にケガレが必要条件となって差別を温存しかねないとの指摘を加えた。櫻井の理論[16]では、ケの維持はハレによっており、そのハレはケガレを前提にしている。するとケガレはケの維持にとって「必然的なプロセス」になり、結果的にマイナスの価値を帯びたケガレが依然としてケガレ（ケ枯れ）のままにとどまるという。ケガレに対するこのような分析視点に依拠すれば、差別を自明のものとして理論だけを展開するおそれがあるということであろう。以上のような差別を温存しかねないケガレ理論が説かれた背景について門馬は、そもそも民俗学および隣接諸学のケガレ議論において「差別とケガレ」という関係への分析が欠けていたと述べる。そして民俗学による循環論的アプローチが差別の温存理論ともなりうるのは方法論に問題があるからだとして、次の五点を指摘する。[17]

・ケガレという「概念」が実に多くの意味を持つ多義的なものであることを等閑視したこと。
・「穢れ」た民とされた被差別部落民を民俗学の対象からはずしたこと。
・「差別とケガレ」という連関関係の分析を決定的に欠落させて分析していること。

・「実態概念」と「分析概念」を混同していること。
・その分析がケガレの「構造と機能」の記述にとどまったこと。

これは民俗学に限った話ではなく、構造機能主義や記号論などスタティックなアプローチをした社会学や人類学もそのような危険性をはらんでおり、このようなケガレ論ではなく「差別の発生」や、「ケガレとされる」プロセスを重要視すべきだというのが門馬の主張である。

かつての民俗学におけるケガレ論が差別との関係分析に積極的でなかったことに疑いはない。ただ、現在の問題として、「ケガレ」を研究のメインテーマに据えた場合は「差別」との関係性を抜きには研究し難いだろうが、はたして「差別」を研究のメインテーマにする場合でも「ケガレ」という視点から読み解かねばならないのだろうかとの疑問は残る。「ケガレ」が分析概念である限り、「差別」と「ケガレ」がリンクされた場合は常に「差別を温存する理論」という評がつきまとうのではなかろうか。

宮田らの研究は門馬の挙げる第三の点のごとく、差別とケガレとの関係についてケガレを不浄とニアリーイコールのものととらえ、そこから差別を論じようという傾向が強かったことがわかる。

しかし近年では、関根康正らを中心として、差別とケガレとの新たなる接合が議論されている。関根は南インドのカースト社会における調査から、ケガレと不浄とが「創造性に向けて「変化する否定性」としての「ケガレ」」と、「対象を排除差別する「変化しない否定性」としての「不浄」」という、ふたつの別概念として存在することを明らかにした。そのうえで佐藤裕の論から差別者と被差別者のほかに、第三者としての共犯者という概念を設定し、三者関係から差別とケガレのあり方を説明した。関根は、差別する側とされる側という一般的な二項対立ではなく、そこに第三者を設定したことにより、差別の生産・再生産を明確化した。両義性論などで半ば硬直しかけていたケガレから差別を読み解くという作業に、▼[18]三者関係から新たな視点を示したものとして重要なので、次に関根のその説明を引用する。

三者関係（差別者／高位カースト、共犯者／低位カースト、被差別者／不可触民の三者）という社会の中で被差別の位置に固定された結果語られるケガレは、被差別者に自力交渉の余地を残さない境界状況に対応している。社会空間の内部を作る二者（差別者と共犯者）の共謀が、残りの一者（被差別者）を外部との接点に固定するという、文字通りの社会的差別である。

このような三者関係による社会的差別の方が残酷な差別を産むと論じたのである。▼[19]関根の論は差別研究におけるケガレ概念の有効性が新たな局面に入ったことを示しただけではなく、二元論にとらわれない視点として本書にもおおいに参考となる研究である。

第三節　民俗学の被差別部落研究

ケガレ概念を差別問題に接続させようとする試みは、民俗学における差別研究の可能性を切り開いたともいえる一方、それが我々の実生活に潜む現実的な差別問題を照射するまでに至らなかったのは、その後も民俗学の世界において差別問題が研究テーマとして大きな地位を占めなかったことからうかがい知ることができよう。ケガレ概念を差別問題の研究に適用させようとする試みは、ともすれば差別される人びとを「異」なものとみなす二元論的思考に陥る危険性をはらんでいた。

前節の諸研究は民俗学が差別をどのようにとらえるべきかという理論的枠組みの研究であった。一方で、さらに実践的に差別を民俗学の立場から研究しようという動きも見られた。それが、被差別部落に関する民俗学的研究である。この研究は部落史など歴史学と接合するものもあって一概に民俗学の成果とは言えないかもしれないが、前述した差別論よりも多くの研究が世に出されている。被差別部落の民俗学的研究というと、古くは柳田國男の「所謂特殊部落ノ種類」（一九一三年、後述）や『民族と歴史』における喜田貞吉の諸研究（一九一九年）が知られるが、本節では一九九〇年代以降活発化した被差別部落における民俗調査について概観したい。

森栗茂一による「「部落史のになわなかったもの」と「民俗学が凝視しなかったもの」」[20]は一九九〇年代における民俗学の被差別部落研究の理論的先達ともいえる論文である。同論文で森栗は、戦後の部落史研究が「差別とは何か」、「賤視とは何か」という問いかけに必ずしも十分な回答を与えられなかったと述べるとともに、差別のあり方を論じた『河原町の民俗地理論』（一九九〇年）が差別肯定論であると言われた経験から、今までの部落史研究に疑問を持つに至ったという。そして、戦中の融和事業[21]的な歴史研究の影響が、「差別とは何か」「賤視はなぜ存在するのか」という差別の根源に関する基本的な問いかけをなおざりにしたというのである。[22]戦後の被差別部落史研究の欠陥を指摘した森栗であるが、前記のような差別の根源に対する基本的な問いかけの欠如は歴史学だけの責任ではなく、「「ふつうの農民たる常民」の文化のみを研究対象にしてきた民俗学」の責任も少なくないと指摘し、部落史研究遅滞の一因を民俗学に求めた。

森栗の差別論の要諦は、前節で説明したハレとケの循環構造とそれを作用させるケガレとキヨメからなる独自のケガレ論と、それを基底に据えた境界論である。ここではその一端を紹介しよう。森栗の境界論とは境界を単純にふたつのものを区切る線ではなく幅を持った帯状の境界帯（漸移帯）であると表現され、そして「常民」を基準点にして各種の被差別民の中で関係概念の距離が最も近いものに強い差別が生じるとしたものである。▼23 ここでは境界維持装置を持つ人びととして①サンカ、②焼畑民、漁民、③マタギ、木地屋、家船衆、④非人、皮多、河原者、穢多など、⑤犬憑筋、会津マケなどの家筋という五種の分類が挙げられている。森栗の境界論は、この五種を関係概念としての「常民」との距離感から差別の強弱をはかろうというものなのである。つまり、④や⑤は「常民」との関係概念としての距離が近く（生活空間が近い、接触が多い）「常民の実態概念」に乱暴に立ち入ることがあるため、差別は強くなるという。一方で、②の漁民などは常民との距離を適度に保っており、関係概念としての外部性と実態概念としての外部性が一致しているため、常民が不安を抱くことなく、差別も賤視も成立しないのだという。

これは被差別民に単にケガレ概念を設定するのではなく「常民」との相関関係において差別の発生を分析しようとしたものである。「常民」から遠い存在であるほど、差別が弱くなる傾向があるという理解だが、はたして②の漁民を「常民」と遠い存在であるということができるであろうか。実際に農家や商家が漁家と同じ地区に住んでいる事例は珍しいものではないうえ、漁家の多くは農・漁兼業である。そもそも「常民」から遠い存在であれば境界維持装置は持っていても差別は弱くなるという理解は妥当であろうか。この論法でいけば、人里離れた地に隔離されていたハンセン病患者に対する差別は弱いものだったということになってしまう。遠いからこそ、差別が表面化しにくいだけなのではないだろうか。また、人の移動が激しく距離の可変性が大きくなった現代社会では、実態概念と関係概念との距離も流動的になるのではないだろうか。森栗は「ここで問題にしているのは、現代そのものでなければ、近世社会でもない」[24]と、特定の時代を問題にしないという姿勢を示しているが、この理論ではそもそも現代の差別をとらえることが不可能となってしまうだろう。とはいえ、森栗論文は差別問題研究の必要性への口火を切ったものとして、民俗学史上重要な研究であることは疑いない。

その後も森栗は民俗学と差別問題研究に関する発言を繰り返すが、それらは具体的な事例研究というよりも民俗学がどのような態度で差別問題に取り組むべきかというスタンスを指し示そうとしたものであった。森栗が国立歴史民俗博物館客員教官であった際に同館の差別論研究への公開質問として書いた「なぜ精神史を問題にするのか――柴田篤弘・田中克彦『差別ということば』を読んで――」[25]では、最大の差別者とは差別問題に特権的に関わってきた学者や指導者であり、そのような人びとに主導されるような反差別運動はやめるべきだと述べ、アカデミズム的研究者、研究団体、運動団体への不信感を露わにする。そして部落史研究の硬直、停滞には差別問題を「制度」の問題に絞った研究傾向があったという。制度だけを問題視しているから、部落差別は解消したとの行政キャンペーンを受けるとあるように、制度上では差別が解消されたかに思えても実態は異なるということであり、同様にマスコミや出版社による差別語置き換えもまた言葉のみを問題にするため差別自体は何も解決していないと指摘し、これらを制度や言葉を差別の構造の狭義の文化に追い込んだ研究・活動であったという。

このような現状に対して森栗は、心理・言葉・制度・狭義の差別文化（習慣や何気ない生活の中の差別）の相互作用である「広義の文化（広義の差別文化）」を見るための「日本差別精神史」の必要性を提言した。差別精神史とは曖昧な用語であるが、本論において森栗は差別の心理を「システム」と呼び、宮座・族制・個人や植物の命名など民俗のシステムが差別のシステムであるといえるなら、「日本差別精神史」はすぐれて日本民俗学の課題たりえると、差別問題において民俗学の果たすべき役割を強調している。▼26前述の民俗のシステムと差別のシステムを同定しうるかは疑問であるが、生活のなかの意識のシステムを考察することが民俗学のひとつのあり方であることは否定できない。心理の問題はじゅうぶんに民俗学の取り扱いうる分野ではあったはずだが、差別問題に対しては今もって消極的である。▼27

森栗とともに九〇年代以降の民俗学界において差別問題研究の必要性を積極的に展開した研究者が政岡伸洋である。政岡は和歌山県の春駒と大阪府和泉市におけるスタディツアーを対象にした実践的な研究を重ねているが、本節では氏の差別論に焦点を絞り、その要点をまとめたい。

管見の限りでは、「部落解放研究と民俗学の課題」が、民俗学における差別問題研究に対する政岡の最初期の議論である。▼28同論文において政岡は柳田民俗学が稲作文化を基盤とした農民とその文化、つまり常民を対象にしており、なおかつその主たる方法論である重出立証法は民俗がどこでも同じ変遷をたどるという日本文化同質論に根差しているため、常民（マジョリティ）ではない被差別民はその研究対象から外れたとし、民俗学における差別問題研究の遅滞の原因を柳田民俗学の方法論に求めた。これは柳田民俗学を「常民」を研究の中心に据えた学問と規定し、その姿勢が差別への等閑視を生んだとの批判である。後に政岡はこのような理解を超克するが、▼29民俗学史における「常民」研究への傾斜と、それによる差別問題の研究領野からの脱落を柳田民俗学に求める傾向は新しい視点ではない。▼30

政岡の研究としてさらに重要なのは、被差別部落の民俗調査への評価とその方法論の提唱であろう。九〇年代に入り森栗による議論が活発化するのとほぼ時を同じくして、被差別部落を対象とした民俗学的研究が登場し始める。それらは主に生業（いわゆる部落産業）を対象にしたものと、『被差別部落の民俗伝承［大阪］古老からの聞きとり』[31]に代表される被差別部落の民俗誌的研究の二種に大別できるが、地域民俗学、個別研究法への肯定的評価から政岡は後者を特に評価している。[32]前記特集号の「差別と人権の民俗学――部落問題をめぐる議論を中心に――」において政岡は、地域民俗学が資料の地域性を非常に意識したものであるため、部落問題について言えば、地区の抱えている様々な問題を民俗学の立場から検討することが期待できると述べている。[33]つまり戦後民俗学の展開はかつてよりも被差別民を対象化しやすい状況を生んだにもかかわらず、エトノスを明らかにするとの目的のもとではまったく対象化されることなく、それを批判した福田アジオの研究以降も、「その担い手の限定性もあって」行なわれていないと述べ、民俗学における差別問題研究の遅滞原因を分析した。

政岡によって肯定的評価を与えられた被差別部落における民俗調査は研究者が被差別部落の内部に入り込み、聞き取りを通じて多くの伝承を記録するとの成果を残した。しかしながらその一方で、「被差別部落に伝承されてきた民俗の、そのほとんどが「部落外」でも普遍的に存在するもの」[34]や、「多くの報告書が指摘するように、被差別部落に周辺の村々と特別に異なる民俗はあまりない。」[35]という指摘のように、調査を通じて被差別部落にはきわめて特徴的な民俗などはまったくと言っていいほど存在しないことが判明したのである。昭和五〇年代から被差別部落の民俗調査に関わってきた宮本袈裟雄は、被差別部落の特徴ともいわれる職種の多様性ですらも、都市民を勘案した場合はそれほど特徴的ではなく、経済の問題と関連して被差別部落よりも低所得者層の民俗として把握することの方が妥当ではないかとの見解を示している。[36]

筆者は被差別部落の民俗誌的研究がこのような壁にぶつかってしまった背景には、戦後の民俗学の歩みが大きくかかわっているのではないかと考えている。戦後民俗学、特に柳田國男亡き後の民俗学は、主に和歌森太郎、櫻井徳太郎や、その後に続く宮田登や福田アジオらによって率いられてきたといってよい。岩本通弥は戦後民俗学の展開をたどることによって、現在の民俗学は柳田國男の目指した民俗学とは異なった方向に向かっていったと論じた。▼37岩本は戦後民俗学が歩んできた道のりが柳田の「誤読」であるとして、そもそも現代の民俗学には認識論的な問題が内在しているという立場を取る。柳田國男の目指した民俗学とは、「一つの土地だけの見聞では、單なる疑問でしかない奇異の現状が、多數の比較を重ねてみればたちまちにして説明となり、もしくは説明すらも要せざる、歴史の次々の飛び石であつたことを語るのである。」▼38との一文からもわかるとおり、多くの資料を収集してそれを比較することによって、庶民生活の変遷を知ろうとする学問であった。また、柳田よりは少し時代が下るが、「地理歴史的研究」と称されるフィンランド民俗学の影響を受けて日本民俗学の方法論確立につとめた関敬吾も、比較法による民俗の歴史的発展の追求を民俗学の主たる課題であるとしており、比較から変遷を知ろうとするのが初期の日本民俗学が目指したものだったのである。▼39

ところが、和歌森太郎ら戦後の民俗学はハンス・ナウマンの基層文化論を誤って受容することにより、「エトノス」という語に代表されるような、民族の本質などのロマンティシズムを見出すことを目的とするような方向へと舵をきっていってしまったのである。▼40このような文化論は民俗を空間的・時間的に固定化してしまうとともに、現実世界で起こっている様々な動きを無視して本質主義的な理解を描きだしてしまうような傾向を見せる。変遷を重視した柳田國男の民俗学と同じものではない。

戦後民俗学の変質のひとつのポイントとしてこの基層文化論の誤謬的受容を指摘した岩本であるが、彼が次に重要視したのは、福田アジオらによる個別分析法・伝承母体論の導入である。福田は昭和一〇年代の山村調査・海村調査以来の項目羅列形式の調査方法を問題視した。当時の民俗学は各地の研究者や弟子たちが収集してきた資料を東京にいる柳田が分析するというように、調査と研究が地方と中央に分離しているような性格を持っていた。このような状況では個別の事象しか読み取ることはできず、調査によって得られた民俗事象を伝承している人々の住む地域の実態をつかむことはできないと福田は批判した。▼41 そして一九七〇年代に盛んとなった地域民俗学の影響を受け、村を伝承母体としてみる個別分析法を提唱したのである。

議論を差別問題研究に戻すが、福田アジオの提唱した個別分析法は戦後民俗学の主流として現在まで評価されている。筆者は差別の民俗学的研究に被差別部落の民俗誌的研究が多く見られる理由は、この個別分析法の隆盛にあると考えている。ここでは個別分析法に対する批判を展開するつもりはない。ただ、戦後民俗学の流れが、前述したような被差別部落の民俗誌的研究のぶつかった壁と関連しているように思えてならないのである。個別分析法は、ひとつの村を集中的に研究すればいずれは何かが見えてくるというものである。何か特徴的な固有の民俗が存在する可能性の大きい被差別部落を研究するにはかっこうの研究法であっただろう。しかし、得られた結論は、被差別部落の民俗にはそこまで特徴的なことがない、ということだった。個別分析法に影響された被差別部落研究は、被差別部落を地域としてとらえており、結局は地域研究に向かってしまい、肝心の差別そのものの研究には向かわなかった。そして、地域研究が民俗学の中心であるかのような認識がさらに、差別問題研究それ自体を被差別部落研究にほぼ限定せしめてしまったのではないだろうか。政岡伸洋は地域研究が被差別民を対象化しやすく、被差別部落研究の可能性を秘めていたと述べたが、▼42 ここでいう被差別民も狭義の被差別「部落」の人びとのことであって、現代社会で様々な差別に苦しむ人びとをも包含したものではなさそうである。特集号に掲載された論文のほとんどが被差別部落に関する内容だった要因も、「長い民俗学の学問史のなかで避けて通れなかった「被差別部落の民俗」に焦点」▼43 を当てたという、「特集にあたって」の一文だけによるものではなく、戦後の民俗学がたどった変質に起因しているとも考えられるのである。

被差別部落の民俗誌的研究への偏りは、もうひとつの大きな問題を含んでいる。そしてそれは被差別部落の民俗誌的研究がぶつかった、多くの民俗調査を経てみても被差別部落にはそこまで特徴的なものが存在しないという壁と関係している。被差別部落の民俗は周囲の集落のそれと大差ないという結論を見出しながらも、民俗学はそれを差別解消のために有効活用することができなかったが、筆者は被差別部落の民俗は他と大差ないという結論こそが、被差別部落における民俗調査の最大の成果であったと考えている。周囲と民俗のうえでもなんら変わりがないにもかかわらず、なぜ強烈な差別・偏見の眼差しが向けられてきたのであろうか。なんら変わりがないにも関わらず長きにわたって差別されたことの不当性を民俗調査の結果は如実に示すだけの力を持っていたが、それが社会に積極的に発信されることはなく、それは被差別部落関係の掲載論文全九本の内、七本が被差別部落について言及したものであった『日本民俗学』の「差別と民俗」特集号でも同様であった。「差別の論理と被差別部落の実態――民俗伝承研究の現状と課題――」において政岡伸洋が「被差別部落の民俗に対する調査研究は、被差別部落に対する偏見への反論材料としての有効性を持っている」[44]として被差別部落の民俗調査から浮かび上がってきた現実を差別解消に活用できる可能性を指摘しているにも関わらず、そのような視点はいまだに活かされてはいないようである。[45]

「部落解放研究と民俗学の課題」において政岡は「被差別部落の人びとは違うという根拠のない異質性が差別に大きな影響を与えている」と述べたが、まさに民俗学による被差別部落の研究にもこのような意識が働いていたのではなかろうか。つまり民俗学は差別される原因と思われるような異質性の発見を被差別部落の民俗調査に求め続けてきたのではないか、というのは穿ちすぎであろうか。

博物館資料における差別問題について言及した村上紀夫は、従来は被差別部落の「独自」の文化を紹介することに比重が置かれていたとして「そうした部分ばかりを強調しすぎれば、差別の問題を置き去りにして文化だけを取り出して評価することにもなりかねない」と述べて、被差別部落とその他との差異を強調することのはらむ危険性、つまり差異が差別の原因であると単純に理解することを警告している。[46]今後も被差別部落の民俗調査が継続されるならば、それは差異を求めるのではなく、差別・偏見の眼差しが何によって惹起されるのかを明らかにする必要があるだろう。

以上、一九九〇年代以降の民俗学における差別問題研究を、森栗茂一、政岡伸洋の二名を中心に概観した。森栗によって民俗学でも差別問題研究の重要性が盛んに提議され、被差別部落の民俗調査が各地でなされるに至った。それは政岡らによって一定の評価を与えられているように意義のあるものだと筆者には思われるものの、いまだに差別問題の研究が民俗学の内部で大きな潮流とはなっていない。そこには被差別部落への研究対象の偏りと、差別問題を異質性からとらえようとする意識が影響していると考えられる。

第四節　「所謂特殊部落ノ種類」をめぐって

民俗学が何らかの形で差別研究に言及する場合、必ず議論のたたき台として持ち出されるのが、柳田國男による大正二（一九一三）年の「所謂特殊部落ノ種類」である。この二〇ページにもみたない短い論文が現在に至るまで、民俗学の差別問題研究（被差別部落研究）において、その功罪が問われ続けている。

「所謂特殊部落ノ種類」において柳田は、いくつかの視点を読者に示している。ひとつは当時の内務省当局の甘い認識である。柳田は、被差別部落が賤視される理由を「職業ノ不愉快ナルガ故」、「生活ガ粗野ナルガ故」、「貧窮ナルガ故」の三点で解釈し、単にそれらを改良すれば被差別部落問題は解決すると理解する者が当局にいることを批判する。それは三点がすべて低所得に根ざしており、経済的な問題の改良が被差別部落問題の解決につながるという内務省当局の認識である。柳田は被差別部落の人々の間にも経済格差は存在し、全員が全員、貧窮なわけではないとする。そして「若シ之ニ由リテ彼等ノ經済力ガ増加シ之ニ伴ヒテ政治上ノ勢力ヲ生ジ更ニ其職業ノ如キモ他ノ平民ト異ナル無キニ至ラバ、乃チ果シテ交際通婚等相互對等トナルベキカ否、是レ大ナル疑問ナリ」と、経済力や職業、それに続く政治力の平準化が問題の解決に直結するわけではないとして、当局の対策に批判的な認識を示したのである。

さらに被差別部落の種類についても「現今等シク特殊部落ト稱セラル、階級ノ中ニモ、著シク其經済上ノ條件又ハ社會上ノ地位ヲ異ニスル色々ノ種類アリ」、「之ヲ細別スレバ數十ノ種類アルカト思ハル」などと、多様であると述べた。また、「穢多」の起源を「餌取」とする通説についても「某博士ノ如ク「エタ」ハ餌取ナルガ故ニ古ノ犬養部鷹飼部ナドノ雑戸ノ末ナリト云フハ速斷ナルベシ」と否定的な姿勢をとり、「イタカ」や「ユタ」、あるいは薩摩で婢女を意味する「エダ」が語源ではないかとの見解をとったのである。

そのうえで柳田は、被差別部落問題の解消には未定住者の土着化と、被差別部落が「印度等ニ存スルガ如キ先天的ノ階級制度ニ在ラザルコトヲ自他ニ開示」するような誤解の払拭などの、「編貫ノ事業」が必要であるとの持論を展開したのである。▼[47]

前節では民俗学における差別問題研究の遅滞に、九〇年代以降盛んになった被差別部落の民俗調査が異質性を重視するあまりにその成果を有効活用しえなかった点を指摘した。本節ではそれに先立ってなされた、柳田國男の方法論に遅滞の原因を求めた議論を整理したい。

柳田の研究には天皇制の問題と被差別部落の問題への言及が著しく少ないことを指摘し、特に被差別部落の問題をなぜ自らの学問の世界から追放したのかを、柳田の学問の中心テーマ形成との関係から検証したのが有泉貞夫の「柳田國男考——祖先崇拝と差別——」である。[48]有泉は初期の柳田は山人や漂泊的宗教者などへの関心を示し、「所謂特殊部落ノ種類」を遺しもしたものの、一九三〇年代を境にそういった人びとへの言及が消失する。それは祖先崇拝を核とする「柳田学」の形成と同時期であったことを指摘する。その契機となったのは大正九(一九二〇)年の柳田による、いわゆる『海南小記』の旅における「沖縄の発見」であり、この経験が柳田をしてそれまで気に留めていた諸事象を、祖先崇拝を軸に整序し意味づける方向に収斂深化させたという。その一方で祖先崇拝=家永続の願いを核に日本人の精神生活の再構成と意味づけを進めていこうとする柳田にとって、祖先崇拝=家永続の願いを共有できない被差別部落民は自身の学問から追放されるべき対象であった、というのが有泉の理論の骨子である。[49]

また近世に入って成立した小農民階層による祖先崇拝が、生活には不可欠だがケガレに関わる仕事を特定の人びとに押し付けて隔離するという事態を生じせしめ、そういった人びとへの差別が強まる。[50]そして穢多・非人という語とともに政治支配・秩序維持の手段として明確に範囲が設定されるようになると、小農民自立の進行とあいまって「祖先崇拝と差別」の差別意識が小農民一般に定着したと推測している。さらに江戸時代後期に農村化した被差別部落では、氏神建立を企図すれば弾圧された点から「近世に成熟する日本人の祖先崇拝が〝差別〟

を内包するものであった」[51]と、近世の小農民における祖先崇拝の定着と、ケガレを担った人びとへの差別意識拡大の関連を述べた。つまり、祖先崇拝＝家永続の願いを共有できない他者であるがゆえに、被差別部落民は差別されたという論調である。しかし、生活に不可欠なケガレの部分を押し付けその結果として被差別部落民の氏神祭祀を妨げた小農民階層に、なぜ彼らを差別する必要があったのかへの検討はなされていない。そして、祖先崇拝＝家永続の願いを共有できないことと、現在の被差別部落に対する差別・偏見との連続性の有無への検討が決定的に欠落している。被差別部落民が氏神祭祀から排除されていた事実は民俗調査の結果からも確認できるが、[52]それは彼らが祖先崇拝＝家永続の願いを持たないことを意味してはいない。

以上のように、現在にまで続く部落差別問題を考えた場合、祖先祭祀＝家永続の願いを差別意識の一要因とみなすことは妥当ではなかろう。しかしながら、柳田國男による方法論の確立を民俗学における差別問題研究の遅滞要因とした有泉の主張は力を持つことになる。

次に永池健二は、柳田が喜田貞吉との議論以降被差別部落への認識と関心を深め、「所謂特殊部落ノ種類」を発表するに至ったものの、柳田の被差別民への関心は「漂泊」に根差したものであり、被差別民への関心の後退は漂泊者全体への関心の後退に即応しており、それとともに定住農耕民をモデルとする「常民」概念が柳田民俗学の基本概念として登場したと述べた。このような漂泊民への関心の後退以降、柳田は民俗学の方法的確立を示すような重要論考を相次いで発表しており、方法的成熟の過程と対応して民俗学の対象も漂泊から定住へ、共同体外部から内部へ、非凡・奇異なものから平凡なものへと大きく変貌したとして、有泉のように民俗学における差別問題研究の遅滞を柳田民俗学の方法論の確立に求めたのである。[53]有泉は先祖崇拝＝家永続の願いへの転換、永池は定住＝常民中心への転換という差異はあるものの、いずれも柳田による民俗学の方法論確立という内在的要因に遅滞の原因を求めた点で両者の論調は一致しているといえよう。

有泉と永池がいずれも柳田民俗学の「転換」を被差別民研究からの後退とみなしていたのに対し、岩田重則は被差別部落民研究から祖霊信仰学説への転換という有泉の指摘には懐疑的であり、そもそも柳田民俗学には質的転換などなく、その初発から行政上の必要性や政治的視点によって被差別部落民を「常民」に同化させることを目的とした社会政策論にすぎなかったとの見方を示した。[54]有泉と永池があくまで柳田がある時期まで被差別民への関心を抱いていたとみなしたのに対し、岩田は柳田の初期の論考においても被差別民や山窩がすでに「常民」との対比において浮き彫りにされているという。[55]つまり、柳田民俗学はつねに「常民」中心であり、常民ならざるものを同化させることを目的とした学問であるため、被差別民や山人はその学問体系のうえでのひとつの要素にすぎないものであったということである。そして「所謂特殊部落ノ種類」も被差別部落民を同化させることを目的としたものであり、そのような被差別部落民研究ゆえに民俗学の差別問題研究は遅滞したと結論付けたのである。

有泉、永池、岩田の三氏はいずれも柳田國男による民俗学の方法論やその確立に至る経緯といった内在的要因に差別問題研究の遅滞の原因を求める論調であるが、門馬幸夫は柳田民俗学から被差別部落や漂泊民の研究が抜け落ちた契機を有泉が等閑視した「政治的配慮」、[56]つまり部落解放運動の高まりという外在的要因に求めた。まず門馬は柳田の被差別民に対する認識を整理し、彼らを漂泊者と見ていた点にその特徴があり、さらにはその認識も時代によって次のような三期に分類できると指摘する。[57]

初期　「農業政策学」や「『破戒』を評す」のように被差別部落民を異民族に起源を持つものと推測したり、部落問題の大きさを過小評価したりするような、認識の甘い時代。文学・農政学から民俗学へと移行しようとする時期。

中期　「踊の今と昔」、「「イタカ」及び「サンカ」」、「巫女考」など多くの論考で被差別民に着目し、彼らと被差別民の関係にも言及し、「所謂特殊部落ノ種類」を発表。被差別民を漂泊者として認識する時期。

後期　大正一一（一九二二）年の水平社宣言以降。「所謂特殊部落ノ種類」以降も「毛坊主考」や「俗聖沿革史」を発表するが、それ以降このような題材を扱わなくなる契機となる時期。

この変化の理由を有泉貞夫は祖先崇拝＝家永続の願いを最重要とする「〝柳田学〟の世界が形成」[58]された点に求めたが、門馬は柳田がその後も被差別民への関心を失ってはいなかったことを「俗聖沿革史」以降の小品から読み解いた。そして民俗学の方法論やその確立といった内在的要因ではなく、大正一一（一九二二）年の水平社宣言の決議とそれから始まる水平社による差別的言動への徹底的糾弾闘争のような解放運動の高まりを直接的な契機として、柳田による被差別民への言及の減少を外在的要因として提示したのである。これは柳田に限った話ではなく、『民族と歴史』で特殊部落研究号を発刊した喜田貞吉もまた昭和四（一九二九）年以降は部落問題から離れていることからも、[59]解放運動が当時の言論界にも強いプレッシャーを加えたことは間違いない。

また、解放運動の影響はこれに限った話ではない。だいぶ後のことになるが、日本民俗学会は昭和五五（一九八〇）年の第五五版を最後に『民俗学辞典』の「特殊部落」の項目を「未開放部落」に改め、内容にも改変を加えている。第五五版以降には学会名義で「一部改訂について」と題された一文が掲載され、差別の助長につながると思われる箇所を含めた小改訂がなされた旨が説明されている。『民俗学辞典』からは小改訂に至った詳細な経緯をうかがい知ることはできないが、『日本民俗学』第一四〇号（一九八二年）以降の学会記事によると、『民俗学辞典』の発行元である東京堂に部落解放同盟中央本部から質問状が届いたことがわかる。[60]時代は異なれど、柳田と喜田のいずれもが解放闘争の激化を原因にして被差別部落研究から離れたという門馬の分析は妥当性を持っているといえよう。この分析は新谷尚紀らにも支持されている。[61]

以上を踏まえると、柳田の被差別民研究（特に被差別部落関係）に対する議論では次に挙げる三点のようなものが多いことがわかる。第一には、柳田が差別問題に関心を持っていたか否かという点が挙げられる。これは「所謂特殊部落ノ種類」や初期の諸研究から、現在では彼がそのような関心を持っていたことは明らかであるとの意見が支配的である。

第二は、柳田の研究（特に被差別部落関係）が妥当であったか否かという点である。部落問題研究の世界ではその功罪が問われているとしても、民俗学はすでにこの問いを超克しているといってよい。現実の部落解放に功があったか、表現がどうであったか、人権の面からみてどうであったかは措くとして、基本的に現在ではひとつの研究成果として肯定的評価が下されている。

そして第三はなぜ柳田が差別問題へ言及しなくなったのかという点であり、本章からも明らかであるように、民俗学ではこの点についての議論が最も盛んになされてきた。これは柳田の方法論などの内在的要因を原因とみなす有泉説と、解放運動の激化という外在的要因に影響されたとみなす門馬説を二大意見として、いずれを重視するかに大別できるが、ここで注目すべきは、この転換、つまり柳田が差別問題への関心を減退させたことに、民俗学全体において差別問題が積極的に扱われてこなかった原因を求める風潮があるという点である。柳田が差別問題に関心を持っていたのも、それを途中で失くしたのも明らかである。そしてその原因が内在的要因にも外在的要因にも求められるのは否定できない。しかしながら、これはあくまで柳田個人に対象を限った分析であり、民俗学全体の諒解として差別問題と距離を置いたのではない。またこれは民俗学が「被差別部落の問題」から離れる契機になったとしても、民俗学者が「差別の問題」に向き合わなかったことへの原因にはなりえない。柳田個人のことと、民俗学が差別問題に積極的でなかったことを連続的に関連づけるのは妥当ではあるまい。

「所謂特殊部落ノ種類」を中心とした初期の柳田國男による被差別民への関心とその減退に対する議論は、その原因をめぐってそれを内在的なものに求めるか外在的なものに求めるかという二大潮流を生んだ。しかしながらこの議論は、民俗学全体における差別問題研究の遅滞を柳田に一元化してしまったといえる。▼62『差別・その根源を問う 下』における野間宏・安岡章太郎との鼎談で高取正男は、民俗学と被差別部落問題とのかかわりについて「柳田さんは開明的な官僚に過ぎなかったといって、その限界を指摘するのは楽ですが、そんな議論は無益であり不毛です。柳田さんの手で育てられた日本民俗学は、これからなにをしたらよいのか、それを考えるべきだと思います。」▼63と述べ、民俗学が差別問題に積極的に取り組んでこなかったことを柳田個人ではなく、それ以降の民俗学自体の問題として捉えている。

「所謂特殊部落ノ種類」という短文を残すことによって柳田は、被差別部落問題にせよ他の差別問題にせよ、その後の民俗学界に差別を研究する可能性を残した。また初期の柳田は「巫女考」や「毛坊主考」などでいわゆる被差別階層ともいうべき存在であった芸能者にも積極的な関心を抱いており、「所謂特殊部落ノ種類」もその一連の研究の一部分だったといえる。しかしながら、その後の世代が差別問題に消極的だったのはなぜか。一九九〇年代になるまで研究がふるわなかったのはなぜか。「所謂特殊部落ノ種類」以降、柳田が差別問題に積極的な発言をしなくなったからそれは民俗学の範囲ではない、という大義名分が掲げられていたのではないか。

民俗学が差別問題に取り組んでこなかったのは柳田國男が消極的になったからである、とでもいうかのような責任転嫁が漠然と存在したのではないだろうか。研究テーマの発掘は研究者自身によってなされるべきものであり、柳田を判断基準にしなければならないものではない。ましてやその学問的正当性を、柳田が触れた問題であるか否か、また、柳田が積極的に取り組んだか否かに依存することは適当ではない。その正当性は、研究者自身によって担保されなければならない。柳田國男は、研究者のテーマに学問的正当性を与えうるか否かの指標となる存在ではないのである。学史における「所謂特殊部落ノ種類」の功罪を云々するだけでなく、柳田以降の研究者は個々の問題意識と方法論をもって差別研究に乗り出すことが可能だったはずである。

小括

本章では近年の民俗学における差別問題研究の動向を述べ、なぜこれまで民俗学は差別問題研究に消極的であったのかを分析した。ケガレ論の高まりは差別問題との接合が期待されたものの議論の深化は見られないままであり、むしろ多様な差別問題の分析が求められる現在では、すべての差別にケガレ概念を援用することは不可能となっている。また、近年の動向として評価できる被差別部落の民俗調査であるが、これも潜在的に異質性が求められた傾向があったため、いまだに差別解消へむけての効果的な提言ができていないように思われる。しかし民俗学は、差別問題への消極性に対して決して無自覚であったわけではない。差別問題研究の遅滞を、ある時期までは被差別民への関心を抱いておりながらも、研究の対象を「常民」へと転換した柳田國男とその民俗学の方法論に求めてきたのである。ただし、柳田國男が差別問題から離れたのは紛れもない事実であるが、今後は、ではなぜ戦後の民俗学もまた長らくその問題に消極的であり続けたのかという点の分析および内省が必要となるだろう。

被差別部落の民俗調査に代表される近年の研究動向からは、差別問題研究から離れたかつての民俗学からの脱却を果たしつつあるようにみえる。しかしながら多様な差別問題が存在する現代社会においてもなお、差別問題が民俗学では被差別部落問題のみに偏っているかのように思われる。それは特集号に寄稿された九本の論文の内、七本において部落差別研究に多くの頁が割かれていることからもうかがい知ることができる。特集号の「特集にあたって」では「長い間民俗学の学問史のなかで避けて通れなかった「被差別部落の民俗学」に焦点をあてつつ（後略）」との断り書きがなされているものの、年齢、学歴、性差、身体、民族、出自、病気、嗜好など様々な要素が深刻な差別・偏見の原因となりうる現在においては、民俗学もまた多様な差別問題への分析が求められてくるのではなかろうか。民俗学が差別問題を解消する特効薬とはならないまでも、多様化・複雑化する差別問題に「民俗学も」積極的な提言を行なっていくことは可能であると考えている。そのためにはまず、被差別部落の民俗調査でなされたような、差別・偏見の対象となる人びとの生活や語りに目を向けて日常に潜む差別の抽出を目的とするのか、差別の生成や激化の変遷とその機序を政治などとのかかわりから分析するのかといったような、多様な差別問題に対してそれぞれいかなる方法でアプローチしていくべきかの検討がまず必要となる。そしてその研究成果を社会に還元する手段などが今後の課題となって立ち現れてくるであろう。

ハンセン病は従来のいわゆる民俗学的なテーマからは離れたものであろう。だが、民俗学は民俗学的なテーマの研究をするから民俗学であるということではないはずである。我々はそのテーマが民俗学的であるか否かを議論するのではなく、社会からの要請に対してどのように民俗学が答えられるのかを第一に議論する必要がある。

本書における筆者の意図は、ハンセン病差別に対する国家責任を一義的に追及することにあるのではない。政策がどのようにして人びとの差別視を強化したのかという変遷、政策だけでなく、戦前の医師の言説、そしてハンセン病に関する民間伝承という三柱から解読するところにあるのである。それは筆者が、近現代ハンセン病差別の大きな原因として、国家の政策と医師の言説が、近現代以前からの人びとの抱いていたハンセン病に対する観念を絶対的な差別・偏見の方向へと後押ししてしまったと理解しているからである。

注

▼1　篠原徹「特集にあたって」『日本民俗学』第二五二号、二〇〇七年

▼2　篠原徹、前掲注1、二頁

▼3　拙稿「ハンセン病差別の民俗学的研究に向けて」と、石垣悟「民俗を表記する―民俗語彙、標準名称、そして差別用語をめぐって―」（ともに『日本民俗学』第二五六号、二〇〇八年）の二本である。

▼4　今野大輔「近現代ハンセン病の文化史的研究への一試論」（第六〇回年会）、中島順子「被差別部落の生業―滋賀県における皮革業を事例に―」（第六一回年会）、中野洋平「先払い役と被差別民―「差別と民俗」を考える―」（第六二回年会）、中島順子「花押を記す近世近江の太鼓職人―被差別民の知識―」（第六三回年会）の四例である。年会発表要旨からではわからないものもあるかもしれないが、管見の限りではこれらの四例のみが確認できた。

▼5　政岡伸洋によると、民俗学が差別問題を取り上げるようになったのは、脱近代が強く意識されはじめた一九九〇年代からであるという。政岡伸洋「差別と人権の民俗学―部落問題をめぐる議論を中心に」（『日本民俗学』第二五二号、二〇〇七年）所収、一四頁

▼6 岩田重則「民俗学と差別―柳田民俗学の形成および「常民」概念をめぐって―」『日本民俗学』第二五二号、二〇〇七年、一七〇頁

▼7 西岡陽子は、民俗学が差別問題を論じようする場合、その多くが「ケガレ」「定住と漂泊」「畏怖と賤視」「境界」などの言葉で論じられてきたと述べている（西岡陽子「被差別部落の民俗研究に向けて―大阪府を事例として」宮田登編『現代民俗学の視点 三』朝倉書店、一九九八年、一七五頁）。これは民俗学における差別研究の傾向を端的に表現しているが、筆者はこれらに「被差別部落」という言葉を付け加えても成り立つと考える。

▼8 宮田登『ケガレの民俗誌 差別の文化的要因』人文書院、一九九六年、九頁

▼9 宮田登、前掲注8、二〇三頁

▼10 沖浦和光・宮田登『ケガレ―差別思想の深層―』解放出版社、一九九九年

▼11 赤坂憲雄「杖と境界のアルケオロジー」山折哲雄・宮田登編『日本歴史民俗論集八 漂泊の民俗文化』吉川弘文館、一九九四年

▼12 網野善彦「蓑笠と柿帷―一揆の衣裳―」山折哲雄・宮田登編『日本歴史民俗論集八 漂泊の民俗文化』吉川弘文館、一九九四年

▼13 黒田日出男「中世民衆の皮膚感覚と恐怖」『境界の中世、象徴の中世』東京大学出版会、一九八六年

▼14 森栗茂一「「部落史のになわなかったもの」と「民俗学の凝視しなかったもの」」『部落解放研究』第八七号、一九九二年

▼15 門馬幸夫『差別と穢れの宗教研究―権力としての「知」―』岩田書院、一九九七年、一七二頁

▼16 門馬はそれを循環的な過程論的分析と呼び、波平恵美子に代表される浄・不浄または浄・穢の二元論的問題定立と呼んだ（門馬、前掲注15）。

▼17 門馬幸夫、前掲注15、一七六頁

▼18 政岡伸洋（前掲注5、一八頁）は民俗学がケガレ論から差別を読み解く作業について「従来の民俗学ではとりあげてこなかった差別という事象を新たに対象化したかもしれない」と一定の評価をしながらも、それがあくまで従来の民俗学の枠内の問題であり、学問そのものを問い直すような問題提起をするまでには至らなかったと述べた。

▼19 関根康正「なぜ現代社会でケガレ観念を問うのか―現代社会における伝統文化の再文脈化―」関根康正・新谷尚紀編『排除する社会・受容する社会 現代ケガレ論』吉川弘文館、二〇〇七年

▼20 森栗茂一、前掲注14

▼21 大正から昭和に至る戦前、部落差別の原因を社会一般の側に求め、部落の改善だけでなく社会との融和の実現を目指した官民合

同の運動のこと。一九一二年に奈良県で設立された大和同志会がその先駆けであった（部落解放研究所編『部落問題事典』解放出版社、一九八六年）。

▼22　森栗茂一、前掲注14、二三頁

▼23　森栗茂一、前掲注14、二七頁

▼24　森栗茂一、前掲注14、二七頁

▼25　森栗茂一、「なぜ精神史を問題にするのか—柴田篤弘・田中克彦『差別ということば』を読んで—」『国立歴史民俗博物館研究報告』第六〇集、一九九五年

▼26　森栗茂一、前掲注25、一七八頁

▼27　森栗はその後も「民俗社会と差別」（『講座 日本の民俗学2、身体と心性の民俗』雄山閣、一九九八年、所収）において「現在科学である民俗学は、われわれの近代市民社会を内省するものである。であるならば、「差別論」こそは民俗学のテーマの一つであろう」（同六七頁）、「民俗学こそ、近代によって顕在化した今日の差別を解消する技術の一つたりえるのではないか」（同六八頁）と、民俗学における差別問題研究の必要性を繰り返し主張している。

▼28　政岡伸洋「部落解放研究と民俗学の課題」『部落解放研究』第一一七号、一九九七年

▼29　「差別と人権の民俗学—部落問題をめぐる議論を中心に—」（『日本民俗学』第二五二号所収）では、柳田の研究はあくまで稲作農民を軸にしてはいたものの、被差別民の存在を決して排除してはいなかったと述べている。

▼30　後述するが、柳田國男が常民の研究に傾斜したことにより被差別部落への関心を欠落させ、その結果、差別問題が民俗学の研究領野から疎外されたということはすでに有泉貞夫によって指摘されている（有泉貞夫「柳田國男考—祖先崇拝と差別」神島二郎編『柳田國男研究』筑摩書房、一九七三年）。

▼31　部落解放研究所『被差別部落の民俗伝承［大阪］古老からの聞きとり』解放出版社、一九九五年

▼32　政岡伸洋、前掲注28

▼33　ただし地域民俗学の主唱者にあたる福田アジオについては、福田の理論ではあくまで本百姓としての常民が中心であり、被差別民はそこに含まれていないと指摘している。

▼34　部落解放研究所、前掲注31、七頁

▼35　伊東久之「「内なるもの」と「外なるもの」」佐野賢治他編『現代民俗学入門』吉川弘文館、一九九六年、一四二頁

▼36 宮本袈裟雄「被差別部落の民俗と民俗調査」『日本民俗学』第二五二号、二〇〇七年、六六頁

▼37 岩本通弥「戦後民俗学の認識論的変質と基層文化論」『国立歴史民俗博物館研究報告』第一三二集、二〇〇六年

▼38 柳田國男「実験の史学」一九三五年『定本柳田國男集、第二十五巻』筑摩書房、一九六四年、五一一頁

▼39 関敬吾「歴史科学としての民俗学」『日本民俗学大系、第十三巻』平凡社、一九五八年

▼40 関敬吾はナウマンの基層概念について、和歌森らのようなファンダメンタルな意味での誤謬的捉え方ではなく、上から下への文化の運動として理解した。両者のこの差異は、Unterschichtkulturというドイツ語の言葉を「〝基〟層文化」と理解するか「〝下〟層文化」として理解するかの差異に基いていているのではないだろうか。そもそもUnterを直訳すると「下の」という意味になり、基層文化という日本語の概念に近づけようとすると、そのUnterではなくBasisというドイツ語の方が適切だろう。戦後の民俗学はナウマンのUnterschichtkulturを下から上への文化運動とした関の理解とは異なり、それをいわゆる常民と同一視して日本文化の本質を理解するための概念として用いてしまったのである。ちなみに、『定本柳田國男集』の索引を見る限り、柳田國男が基層文化に言及した箇所は、管見の限りでは存在しない。

▼41 福田アジオ『日本村落の民俗学的構造』弘文堂、一九八二年

▼42 政岡伸洋、前掲注28、一三頁

▼43 篠原徹、前掲注1、三頁

▼44 政岡伸洋「差別の論理と被差別部落の実態―民俗伝承研究の現状と課題―」『部落解放研究』第一二三号、一九九八年、二四頁

▼45 政岡はすでに「部落解放研究と民俗学の課題」（前掲注28）でも「被差別部落の民俗にほとんど違いがみられないということは、偏見に基づく異質性によって論理構築されている差別の認識に対し、反論できるデータとしても重要である」（八三頁）と述べていたが、その後の「被差別部落の民俗が語るもの」（『国立歴史民俗博物館研究報告』第九一集、二〇〇一年）や特集号での論文ではこの重要な視点があまり強調されなくなってしまった。

▼46 村上紀夫「博物館展示と差別問題」『日本民俗学』第二五二号、二〇〇七年、一六二頁

▼47 柳田の「所謂特殊部落ノ種類」についての分析は門馬幸夫の「柳田國男と被差別部落の問題」（櫻井徳太郎監修『民俗宗教、第一集』創樹社、一九八七年所収）や新谷尚紀・仲林弘次の「部落の古老女性に聞く」（『国立歴史民俗博物館研究報告、第九十集』二〇〇三年所収）が更に詳しい。

▼48 有泉貞夫「柳田國男考―祖先崇拝と差別―」神島二郎編『柳田國男研究』筑摩書房、一九七三年

▼49 有泉貞夫、前掲注48、三八九―三九〇頁

▼50 有泉貞夫、前掲注48、三九四―三九五頁

▼51 有泉貞夫、前掲注48、三九八頁

▼52 宮本袈裟雄『被差別部落の民俗』岩田書院、二〇一〇年

▼53 永池健二「解説」『柳田國男全集4』ちくま文庫、一九八九年

▼54 岩田重則「民俗学と差別―柳田民俗学の形成および「常民」概念をめぐって―」『日本民俗学』第二五二号、二〇〇七年

▼55 岩田の常民論は、常民が単独に設定されたものではなく、被差別民や山人など常民ではないものとの関係概念、対概念として想定されたとするものである。

▼56 有泉貞夫、前掲注48、三八九頁

▼57 門馬幸夫、前掲注15

▼58 有泉貞夫、前掲注48、三八七頁

▼59 門馬幸夫、前掲注15、二八五―二八六頁

▼60 『日本民俗学』第一四七号、一九八三年、七五頁。なお本件については田中宣一氏からのご教示を受けた。

▼61 新谷尚紀・仲林弘次「部落の古老女性に聞く」『国立歴史博物館研究報告、第九九集』二〇〇三年

▼62 岩田重則は「常民を思考の中心とする柳田民俗学の被差別部落民研究があったがゆえに、むしろ、民俗学の差別研究は大きく遅延する原因を作っていたように思われてならない」と述べている。岩田重則、前掲注54、一八九頁

▼63 野間宏・安岡章太郎編『差別・その根源を問う　下』朝日新聞社、一九七七年、一五五頁

第二章　ハンセン病に関する基礎的情報

はじめに

本章では、そもそもハンセン病とはいかなる病気であるのかという問いに対して、病理学的な解説を行なう。現代の日本において、ハンセン病はすでに制圧された病気である。また、過去には不治の病とされていたが、今では治療法も確立しているため、適切な治療を受ければ完治可能な病気である。しかしながら、ハンセン病差別の一因として、正しい知識の欠如から生じる誤解が存在したことは否定できない。したがって、本章第一節ではハンセン病の病理学的解説をするとともに、続く第二節では、そのハンセン病およびそれを取り巻く諸問題が、現代日本においてどの程度認知されているのかをアンケート結果を参考に分析していきたい。

第一節　ハンセン病の病理学――その特徴と現在

本書で扱うハンセン病とはそもそもどのような病気であるか。ハンセン病に対する差別・偏見を解消するには、まずこの病気に対する正しい知識の普及が必要不可欠なものである。本節では『ハンセン病医学 基礎と臨床』▼1および『検証・ハンセン病史』▼2を用いてその医学的性格を解説し、次章以降の予備的知識としたい。

ハンセン病は、細菌による感染症である。一八七三年にノルウェーのアルマウェル・ハンセンによって発見された「らい菌（Mycobacterium leprae）」という抗酸菌による慢性肉芽腫性炎症である。らい菌の増殖スピードは一ヶ月に一回と、他の細菌に比べると非常に遅いものである。ハンセン病はこのらい菌の感染によって引き起こされる感染症であり、長らく誤解されてきた遺伝病では決してない。ただ、細菌の増殖スピードの遅さゆえに感染から発症までの期間が非常に長く症状の進行も慢性であるため、長きにわたって遺伝病ではないかと誤解されていたのである。▼3

体内に侵入したらい菌は比較的低温の手足などの末梢神経に棲みつくが、そこにらい菌最大の特徴がある。炎症のない末梢神経においても抗酸菌が神経内に認められ、それによって引き起こされる末梢神経障害が、ハンセン病最大の問題なのである。皮膚に出る赤い斑紋（紅斑）や皮膚の環状の盛り上がり（環状斑）も、末梢神経が侵されることによって引き起こされる。顔面や身体に変形をきたすというのが一般的なイメージとして連想されがちであるが、それらもこの神経障害が原因なのである。

らい菌の感染はかなりの高頻度でおこるにもかかわらず、実際に発症するのは感染者のごく一部にすぎない。また、有病率は高い場合であっても一%を超えることはないとされている。つまりらい菌は毒力が極めて弱い細菌であるため、必ずしも感染イコール発症という等式は成り立たない。開国前後の日本で猛威をふるったコレラやチフスや赤痢などの急性伝染病とは異なり、結核と同じ慢性の伝染病なのである。らい菌と人体に微妙なバランスが成立している限り、発症することはない。しかし、稀に免疫系の抑制が効かずらい菌に対して抗原特異的免疫異常がおきた場合、この菌は増殖して様々な臨床症状となって現れる。これがハンセン病の発病であり、それには免疫機能、栄養状態、衛生状態、経済状態、菌数、環境的要因など様々な要因が関与している。このように種々の要因が関係しているため、発症には数年から数十年の長期間を要する。そのため、たとえ感染しても発病することなく一生を終えることがほとんどである。[4]

実際の症状としては、らい菌の増殖による人体の直接的破壊および、らい菌に対する免疫反応に伴う組織破壊であり、病型は大きく四種に分類されている。その病型の違いはらい菌に対する固体の免疫力によって異なる。現在用いられているのはＴＴ型（類結核型、tuberculoid type）とＬＬ型（らい腫型、lepromatous type）に大別され、これらに加えて両方の特徴を持つＢ群（境界群、borderline group）と、発病初期のＩ群（未定型群、indeterminate group）がある。

ＴＴ型（類結核型）はらい菌から人体を守る細胞性免疫が機能しているために、病変は局所に限定される。だがらい菌に対する免疫の機能が強くなればなるほど皮膚や末梢神経は激しく侵され、顔面や手足に麻痺および変形が現れる。細胞性免疫のないＬＬ型（らい腫型）は病気が全身に拡大するもので、皮疹や神経麻痺が広範囲におよぶ。末梢神経に棲みついたらい菌は知覚障害や運動機能障害、自律神経障害を引き起こす。皮膚感覚に病変が起こると知覚麻痺[5]が起こるほか、発汗作用の低下[6]や眉毛・頭髪の脱毛といった症状が現れる。筋肉では指や手足の運動が困難になることがあり、皮膚にらい腫というコブができてくる。また視力障害や、下まぶたの内側が露出する兎眼などによって失明に至る場合もある。

感染経路としては、患者の潰瘍を伴った皮疹や鼻腔など上気道の分泌物によって感染する。前述したらい菌は毒力の非常に弱い細菌であるが、たとえば免疫力の低い乳幼児が保菌者と長期間の接触をすると、感染の危険性が高くなる。このような母子感染がみられることから、遺伝病という誤解を招いたのである。

感染源として確立しているのは患者のみであるが、流行地においては住民の多くが患者との直接接触なしにらい菌の感染を受けており、患者以外の感染源の存在が指摘されている。特に北アメリカにおいてアルマジロを感染源とするヒトの感染例も報告されており、ハンセン病を人獣共通の伝染病とする説も存在する。

このようにハンセン病は遺伝病ではなく、れっきとした伝染病である。また、現在ではもはや不治の病でもない。一九四一年、アメリカ合衆国ルイジアナ州のカーヴィル療養所で治療に用いられたプロミンは、ハンセン病に対して驚異的な治療効果を発揮した。日本でも五年後の一九四六（昭和二一）年にプロミンの合成に成功し、その翌年から療養所で試験的に使用され始めた。静脈内注射だったプロミンは一九五〇年代前半には経口薬のダプソン（ＤＤＳ・サルファ剤）に代わり、在宅治療の可能性が広がった。その後もリファンプシン（結核治療にも用いられる）、クロファミジン（色素剤）と開発され、一九八一年以降はこれら三種を組み合わせた多剤併用療法（ＭＤＴ）が主流となっている。この治療を行なうと、早期にらい菌はなくなる。多菌型の患者は一年間から数年間、少菌型の患者は半年間内服すれば完治するといわれている。また、身体に残る後遺症も、現在では形成手術によって顔面や手足の変形を矯正することが可能となっているのである。そして前述したように、感染力は非常に弱いため、在宅での外来治療が可能である。▼7普通の感染症なので、保健所や都道府県に届ける必要もない。

現在では国立一三ヶ所のハンセン病療養所にて合計約一九九〇人（二〇一三年）が生活している。しかしそのほとんどは回復者であり、「患者」はほとんどいない状態である。現在の日本において、新規の発症者は毎年数名程度▼8であり、ＷＨＯの定めた制圧目標はすでに達成している。▼9

序章では村上國男が差別・偏見の対象となりやすい病気の性格として挙げた一〇点を紹介した。それとここで紹介したハンセン病の病理学的説明とを照らし合わせて本節の最後としたい。まず、その一〇点を再確認しておこう。

①　血友病など、遺伝性疾患あるいは遺伝性と信じられている疾患
②　癌など、死亡率の高い疾患
③　難治性の、あるいは慢性の各種難病
④　結核などの感染症、特に「恐ろしい」伝染病
⑤　ケロイドなど、外見上の脱落・変形・変色を伴う疾患
⑥　慢性の湿疹など、浸出液・異臭を伴う疾患
⑦　肢体不自由など、肉体的能力が劣っていると思われている疾患・機能障害
⑧　知的障害など、精神的能力が劣っていると思われている疾患・障害
⑨　麻薬中毒など、不道徳とみなされている疾患
⑩　宗教・慣習によりその社会集団でのみ特別視される疾患

まずは①であるが、ハンセン病は慢性伝染病であって遺伝病ではないため該当しない。また、それが直接の原因となって死亡することはないので、②も該当しない。③の慢性である点は該当するが、治療法も確立されており、もはや難病ではない。感染力が微弱なため、④の「恐ろしい」伝染病ではない。⑤⑥⑦の各症状は病勢が進むことによって顕在化することはあるが、現在では適切な治療によって防ぐことが可能である。⑧も該当せず、科学的に見ても⑨が該当しないことは明らかである。⑩に関しては現在も宗教の経典でハンセン病と思われる病気に言及するものは存在する。宗教界では偏見の撤廃に動いているが、この点はいまでも該当する。前述した熊本の宿泊拒否問題なども、このような特別視に根ざしているのである。

このようにかつては⑧以外のすべてが該当していたハンセン病であるが、医学の発達によってそれらのほとんどが誤りであったことが科学的に明らかとなっている。とはいえ、筆者は⑩の「宗教・慣習によりその社会集団でのみ特別視される疾患」という見方が解消されない限り、病気に対する差別・偏見はなくならないと考えている。医学の発達がどれだけ進歩したとしても、"why"に明確な答えを与えることは非常に困難である。また、⑧⑩以外も科学的には解消されているが、実際にすべての人びとがそのような認識を持っているとは言い切れない。日本におけるハンセン病差別の問題構成を解読するため、ハンセン病に対する認識の変遷を追う本書では、⑧⑩以外が該当しなくなるプロセスを追うとともに、⑩の内容も変化がないのか、あるいはどのような変遷を経てきているのかに注目する。特に民間伝承を見ることによって、①②③④⑤⑥⑦⑨の各点も科学的説明とは異なった認識から語られることも続いたことが明らかとなる。

第二節　ハンセン病に対する現在の認識――若年層と高齢者層を中心に

では、このハンセン病は現在の日本においてどの程度認知されているのだろうか。本節では平成一四(二〇〇二)年に法務省からの委託で財団法人人権教育啓発推進センターが実施した『ハンセン病に関する意識調査』というアンケートの結果を用いて、現在の各世代がハンセン病に対してどのような認識を抱いているのかを紹介する。そして、特に二〇代の若年層と六〇歳以上の高齢者層の認識とを対比的に取り上げ、ハンセン病についてどのよ

うな認識の差が存在するのかをみていきたい。▼10

①ハンセン病のことを見聞きしたことがあるか

まずはハンセン病に対する認知についてである。質問は「あなたはハンセン病（らい菌による感染病）という病気のことを今までに見聞きしたことはありますか」というものであり、この質問に対する回答は「病名も内容も知っている」「病名は知っている」「聞いたことはない」の三種類にわかれている。二〇代の男女においては「病名は知っている」との回答が最も数多い。回答総数二二五四人中「病名は知っている」と答えたのは三九・八％なのに対し、二〇代男性（一三五人）は五〇・四％、女性（一四九人）では五七・〇％である。つまり、病名は知っているがその内容までは知らないというレベルが他の世代に比べて高いのである。

だがそれ以上に、他の世代に比べて「聞いたことはない」という数字の高いことが圧倒的に目立つ。総数（二二五四人）では四・七％（約一〇〇人）がまったく知らないと回答したが、その中でも二〇代男性（一三五人）では九・六％（約一三人）、二〇代女性（一四九人）では一四・八％（約二二人）にのぼる。二〇代の男女（二八四人）の中では一二・三％（約三五人）を占めており、「聞いたことはない」と答えた総数の中でも二〇代が約三五％を占めていることになる。この結果から、若年層にとってハンセン病はなじみの薄い病気、あるいはまったく知らない病気でさえあるということがわかる。

②ハンセン病を知ったきっかけ

では、人びとはどのようなことをきっかけに、ハンセン病のことを知ったのであろうか。この質問に対する回答では、二〇代の若年層と六〇歳以上の高齢者層とで、対照的な結果が表れた。若年層（二〇代男女・二四九人）で最も多いのは「テレビ・ラジオを通じて知った」であり、六〇・二％（約一五〇人）と過半数を上回る。また、五〇代までの中間層も若年層と同様に、「テレビ・ラジオを通じて知った」という回答が最も多い。一方、高齢者層（六〇歳以上男女・七二五人）ではメディアを通じての認識が一四・八％（約一〇七人）にとどまっているのに対し、最も多いのは「親から聞いた」の三一・九％（約二三一）人である。

このように若年層ではメディアからの情報が過半数だったのに対し、高齢者層では自分の親から直接聞いたというのが最も多い。ハンセン病に関する情報の取得源が、世代によって異なるのが象徴的である。そして、この情報の取得源にみられる相違は、ハンセン病に対するイメージの相違も生み出しているといえよう。若年層がメディアから取得するのは、ハンセン病差別問題に関する報道がほとんどであろう。その一方、高齢者層が親から取得したのは、恐ろしい伝染病や血筋にともなう病、あるいは結婚する際に避けるべき病気といった、現代の医学からすると誤ったイメージだったことだろう。この情報源の相違によるイメージの相違は、他のアンケート結果にも如実に表れる。

③はじめてハンセン病を知ったときの、病気の内容

この質問では「感染力の強弱」、「病気の原因」、「治療法の有無」、「完治の可否」の四項目に細分化されている。

ア　感染力の強弱

この質問には「感染力が強い」「感染力が弱い」「わからない」の三つの選択肢が用意されている。ここではまず、総数二〇五二人のうち、約半数の四七・五％（約九七五人）が、当初はハンセン病が「感染力が強い」と認識していたことがわかる。ただし、年代別となると若干異なる様相を呈する。二〇代（二四九人）では四一・八％（約一〇四人）、三〇代（二九〇人）では四二・一％（約一二二人）が「わからない」と答え、それが各々最も多い回答であった。一方、六〇歳以上（七二五人）になると過半数の六一・四％（約四四五人）、五〇代（四二六人）も五二・八％（約二二五人）が「感染力が強い」と回答していた。

現在の認識では二〇代が五二・二％（約一三〇人）、三〇代が六〇・七％（約一七六人）、五〇代が七一・一％（約三〇三人）、六〇歳以上が五九・六％（約四三二人）というように、どの世代もほとんどが「感染力が弱い」と回答した点を見ると、全世代的にハンセン病に関する認知が進んだのが明らかな一方、五〇代以上の人びとが当初はハンセン病を感染力の強い病気として認識していたことがわかる。そもそも感染力の弱い伝染病であったハンセン病が、なぜこのように感染力が強いとして恐れられてしまったのか。この変化は本書の重要な点であるため、次章以降で明らかにしていく。

イ　病気の原因

この質問に対しては、ハンセン病の原因としてあらかじめ「遺伝」「らい菌」「わからない」の三つの選択肢が用意されている。ここでは二〇代の若年層（二四九人）が「遺伝」七・六％（約一九人）、「らい菌」四〇・二％（約一〇〇人）、「わからない」五二・二％（約一三〇人）であった。病気に対する正しい知識が比較的に普及していた一方、「わからない」との回答が半数を超えたことにも注目される。

ところが六〇歳以上（七二五人）となると「遺伝」との回答が三二・〇％（約二三二人）に上昇する。「らい菌」は三一・三％（約二二七人）、「わからない」は三六・七％（約二六六人）と三項目の割合は拮抗しているものの、「遺伝」と答えた割合は他の世代を上回っている。つまり六〇歳以上の人びとにとって、彼らがはじめてハンセン病を知ったときには、それを遺伝病として理解する認識の強かったことがうかがえる。これは医学的な知識ではなく、②の項目で明らかとなった、「親から聞いた」情報に主な原因を求めることができるだろう。

それでは、現在の認識ではどうだろうか。現在、「らい菌」をハンセン病の原因であると回答した人数は、全世代にわたって五〇％以上を超えている。しかしながら、二〇代では依然として四三・〇％（約一〇七人）が「わからない」と回答している。筆者は若年層の半数近くがハンセン病の原因を知らないという事実を、教育など知識の普及の問題ではなく、そもそもハンセン病に対する無関心に起因するものと考える。正しい知識どうこうではなく、今の若年層にとってハンセン病は馴染みの薄い病気なのである。また、六〇歳以上では九・一％（約六六人）が「遺伝」と回答している。この割合は全世代の中でももっとも高い。ハンセン病をはじめて知った時の認識とは変わっているが、依然としてハンセン病は遺伝するという過去のイメージが残っていることがわかるだろう。

ウ　治療法の有無

次は治療法の有無であるが、ここでも二〇代と六〇歳以上では特徴的な結果を示している。今回は、まず六〇歳以上の結果から見ていきたい。

六〇歳以上（七二五人）では過半数の五二・七％（約三八二人）が「治療法がない」と回答している。現在の認識では六八・六％（約四九七人）が「治療法がある」と回答するようになっているが、やはり当初は多くの人がハンセン病には治療法が存在しないと思っていたことがわかる。

一方、二〇代（二四九人）では「治療法がある」と「治療法がない」はともに二五％前後で拮抗しているのだが、

「わからない」との回答が四四・六％（約一一一人）で最も多い。現在の認識では四九・四％（約一二三人）が「治療法がある」と回答するにいたったが、それでも三四・一％（約八五人）が「わからない」ままである。この結果もまた、若年層における無関心を象徴している。

エ　完治の可否

前項の治療法の有無から一歩進んで、ここではハンセン病の完治が可能か否かについての質問である。完治の可否は治療法の有無以上に詳しい認識が必要とされる質問である。ここでも前項と同じく、六〇歳以上の結果から見ていきたい。

ここでも六〇歳以上（七二五人）は半数以上の六〇・八％（約四四〇人）が、以前は「全く治らない」と思っており、三〇・三％（約二二〇人）も「わからない」状態だったことがわかる。ハンセン病が恐ろしい伝染病であると喧伝され、厳しい強制収容が行なわれていた時代を経験した世代であるため、この結果はそこまで不思議なものではない。そしてこの結果は、現在の彼らの認識にも影響している。現在では「完全に治る」が四九・四％（約三五八人）で約半数を占めているが、逆に「わからない」と回答した人数は三七・九％（約二七五人）と、ハンセン病をはじめて知った時の認識よりも増えている。前項では約七〇％が「治療法はある」と答えるように変化しているが、治療法はあるものの、ハンセン病が完治可能な病気であるという認識まではあまり普及していないということがわかるだろう。

次に二〇代（二四九人）であるが、二八・九％（約七二人）が「全く治らない」、五六・二％（約一四〇人）が「わからない」と回答したのが特徴的である。彼らにとっては前項の治療法の有無も本項の完治の可否も、どちらも結局はよくわかっていない、ということになろう。現在の認識でも三二・五％（約八一人）が「完全に治る」と回答したが、「全く治らない」も一八・五％（約四六人）おり、「わからない」は四九・〇％（約一二二人）で最も多い。これも前項のようにハンセン病に対する無関心によるものであろう。

アからエを総合すると、六〇歳以上にはハンセン病の不治の遺伝病とするなど過去のイメージが依然として残っており、二〇代には病気に対する基礎的知識が欠如しているという現状が見えてくる。

④知人がハンセン病に感染していると知ったとき、どうするか

前項では六〇歳以上にハンセン病に対する過去のイメージが残っていることが明らかとなった。この質問では、その過去のイメージの残存が更に如実に表れている。

知人がハンセン病に感染していると知ったとき、「これまでと同じように付き合う」と答えたのは、二〇代（二四九人）では六七・一％（約一六七人）と、半数を上回っている。また、「付き合う機会を減らす」は八・〇％（約二〇人）であり、「付き合いをやめる」は二・〇％（約五人）と極端に少ない。この結果から、二〇代の若年層にとってハンセン病は馴染みの薄い病気であるため、それに対する知識も欠如している。しかしながら、病気に対する誤った先入観も同様に強くないとみることができるだろう。

しかし、六〇歳以上（七二五人）となるとこの結果も異なってくる。同じ質問で「これまでと同じように付き合う」と回答したのは四八・四％（約三五〇人）と、半数よりやや少ない数字である。それでも二〇代と比べると、約二〇％少ないのである。そして、「付き合う機会を減らす」では一九・九％（約一四四人）、「付き合いをやめる」と答えたのは五・八％（約四二人）となり、両者を合計すると二五・七％（約一八六人）が人間関係において何ら

かの変化をきたすだろうと答えているのである。これは、二〇代が一〇・〇%（約二五人）であるのとは大きく異なる。ここでもまた、六〇歳以上の中高年層にハンセン病に対する過去のイメージが強く残っているのがわかる。

以上の調査結果を総合すると、二〇代を中心とする若年層にはハンセン病に関する基礎的知識の欠如、六〇歳以上の中高年層にはハンセン病に対する過去のイメージの残存が指摘できる。また、同じアンケートのなかの、「ハンセン病やハンセン病患者の問題について関心があるか」という質問では、全世代を通じて「あまりない」と「全くない」が過半数を超えている。[11]

確かに現在の日本において、ハンセン病は発症率の非常に低い病気である。しかしながら、ハンセン病はいまだに根絶されたわけではなく、一部の国では多くの患者を抱えている。日本に関しても、国外からやって来る人びとのなかに保菌者や患者が含まれていないとも言い切れないだろう。また、現在では人間同士以外での感染ルートの存在が定説化している。[12]それは、患者を療養所に収容・隔離すれば伝染が防げるという理論に立脚していた強制隔離政策の意義を完全に否定するものであるのみならず、ハンセン病の再流行の可能性がないわけではないという事実を示している。つまり、ハンセン病は決して過去の病気などではないのである。患者数の減少は決してハンセン病問題の自然消滅を意味しない。病気が存在し続ける限り、いつまた、ハンセン病患者や家族に対する差別が起こらないとも限らないのである。[13]

前掲のアンケートの「ハンセン病患者の人権を擁護するために必要と思われること」との質問項目で、最も多かった回答は「ハンセン病に関する正しい知識の普及」（複数回答・三二八・〇%中、七三・六%）であった。ハンセン病差別が長く続いた主な原因のひとつは、明らかにその病気に対する正しい知識の欠如であった。『最終報告書』でもハンセン病差別の再発防止のための提言として、正しい医学的知識の普及を挙げている。ハンセン病に対する差別・偏見がいまでもなくならない原因のひとつは、やはり正しい知識の欠如であった。ハンセン病がどのような病気であるかという正しい知識はもちろん、なぜそれが差別・偏見の対象となるに至ったかという知識もあわせ持つ必要があろう。先述したように、病気差別の原因は法制度の研究のみからでは完全に明らかにすることはできない。人は病気に対してどのような反応をし、それがどのようにして人びとの生活や認識・行動の基準に影響をおよぼすのか。その答えこそが、なぜそれが差別・偏見の対象となるに至ったかという知識を得るための手段となるだろう。

小括

本章ではハンセン病の病理学的説明と、現代日本でハンセン病がどの程度認知されているのかという現状について述べた。ハンセン病医療は第二次大戦後、プロミンの開発によって一気に前進し、いまでは完治可能な病気であり、ブラジルを除いて制圧が完了している。

しかしながら第二節のアンケート結果は、全世代を通してハンセン病に対する正しい知識は広まりつつあるものの、若年層を中心にして関心の低さが目立つという、日本におけるハンセン病問題を取り巻く現状を突きつけた。彼らにとってハンセン病とは、幼い頃からすでになじみの薄い病気なのであろう。なにも、この無関心を罪というのではない。しかし、無関心は誤解を生む可能性をはらむ。そして誤解はいわれのない差別・偏見に直結することが多い。ハンセン病差別は、強制隔離政策だけによるのではなく誤解によったところが大きいのである。人びとがハンセン病に対して抱いていた誤解に、強力な隔離政策や医師たち専門家の言説が、火に油を注ぐかのようにエスカレートさせてしまったのである。ハンセン病差別は国家や権力者によって命ぜられたものでもなければ、人びとが原初より抱いている、避けがたい性によるものであるということでもない。人びとが漠然と抱いていた病気に対する誤解的な観念が、政策や医師たち専門家の言説という権威によってさらに誤解的に裏付けられ、また、新たに展開したのである。差別を未然に防ぐためには、正しい知識を持つことが欠かせないのである。

序章と同様、本章も中心は現在のハンセン病問題について述べたものである。それは、ハンセン病差別問題がいまだに現在進行形であり、正しい知識を持たない限り新たなる差別・偏見を生み出す可能性があるからである。次章以降はいかにして人びとの病気観が強烈な差別視へと展開していったのかを追うが、まず次章ではハンセン病政策が本格化した明治時代より前の時代に、ハンセン病がどのように認識されてきたのかをみていく。

注

▼1　大谷藤郎監修『ハンセン病医学 基礎と臨床』東海大学出版会、一九九七年

▼2　熊本日日新聞社『検証 ハンセン病史』河出書房新社、二〇〇四年

▼3　試験管内でのらい菌の培養は、いまだに成功していない。

▼4　社会福祉法人ふれあい福祉協会リーフレット『ハンセン病問題を正しく理解するために』

▼5　知覚麻痺があると温度や痛みを感じなくなるため、やけどやケガにも気づかない。そのため傷を悪化させて手指の欠損や変形、足の切断などの二次的変形をまねく。

▼6　汗腺から汗が出ないため体温が上がってしまう。それは「火が入った」と表現されるほど苦しいという。

▼7　財団法人笹川記念保健協力財団『世界のハンセン病』二〇〇七年

▼8　「らい予防法」廃止により、現在では在宅患者および新発見患者の届け出は廃止されている。

▼9　公衆衛生上の問題としてのハンセン病制圧は、人口一万人あたり患者数が一名以下になることとされている。世界で最も多くの患者を抱えているインドも、二〇〇五年末には制圧を達成している。二〇一二年時点における制圧未達成国はブラジル一カ国である。

▼10　同アンケートは二〇〇二年一月に一〇日間にわたり、全国二〇歳以上の個人三〇〇〇人を対象に実施された。三〇〇〇人中、有効回収率は二一五四人であった。調査手法は調査員による個別訪問面接法である。

▼11　その内訳は回答総数二〇五二人中、「非常にある」が四・九％（約一〇一人）、「ある」が三九・一％（約八〇二人）、「あまりない」が四八・四％（約九九三人）、「全くない」が七・五％（約一五四人）であった。

▼12　前掲注1、八〇頁

▼13　ハンセン病ではないが、二〇〇九年の五月に全世界的に拡大した豚由来のインフルエンザ（新型インフルエンザ）では、感染が疑われた生徒の高校に誹謗中傷の電話が寄せられるなどの事件も発生している。

第三章　近代以前のハンセン病

はじめに

序章および第二章では日本におけるハンセン病問題の現在と、ハンセン病それ自体の認知度などに迫った。強制隔離政策の法的根拠となっていた「らい予防法」の廃止など、この約二〇年間でハンセン病問題は大きく前進したものの、回復者やその家族に向けられる視線の中には依然として差別・偏見の念に基づくものが多いことは否めない実情がある。それは医学の進歩が必ずしも病気に対する差別の解消には直結しないという現実を我々に突きつける。むしろ、医学の進歩はハンセン病の新規発症者を激減させたことにより、若年層を中心に今ではなじみの薄いものになってしまい、ハンセン病それ自体への関心もさることながら正しい知識の欠如もみられるようになっている。近現代ハンセン病差別問題の大きな原因となった誤解と無関心は、性質こそ異なってはいるものの、どちらも差別・偏見の念を生み出す可能性をはらんでいる。誤解は、正しい知識の欠如や無関心から生じるからである。

それでは、現在よりも患者数が多かった過去では、ハンセン病はどのようにとらえられていたのであろうか。本章では本書の中心である近現代よりも前の時代に、ハンセン病がどのように理解されていたのか、そしてそれがどのように変遷していったのか、その経緯を追っていきたい。

なお、本章以降は引用する資料およびその分析では原典の表現を優先するため、「癩病」や「癩」という語が出てくる。これらの語は現在では差別用語とみなされるが、本書では資料での情報を正確に再現する目的で使用

する。▼[1]

第一節　歴史学における研究史

ハンセン病やその差別について民俗学は必ずしも積極的ではなかったが、歴史学においてはよく取り上げられてきた主題であった。その理由としてはハンセン病問題が常に大きな社会問題であったからという以外に、特に中世史では非人論と接合するなど、賤民史研究の中でも大きな位置を占めていたからであるといえよう。

ハンセン病の歴史学的研究はまず、古典籍の上での記述から過去の病気観を探るという試みがなされる。富士川游の『日本医学史』は戦前の早い例になる。▼[2]それはハンセン病にのみ特化したものではないが、特に古代の文献上でどのような表現がなされたかに触れたものであり、『令義解』などそこで引用される文献は、現在でも日本のハンセン病史を語るうえで必ずといってよいほど引用されている。

また、山本俊一の『日本らい史』は富士川游の『日本医学史』や、その後の中世史における研究成果も取り入れながら、古代から近代までの通史的な流れを追ったものである。▼[3]ただし、近世の事例に関しては中世に接続する形で宣教師やキリシタンの救済活動に限られており、近代（山本の著書のなかでは「明治時代」）との接合性があまり具体的に描かれてはいない。近世におけるハンセン病観については、鈴木則子の研究を待たなければならない。▼[4]鈴木が主に近世の医師の言説に注目したことによって、中世では「業病」という語に代表されるような、神仏の罰としてとらえられていたらいに、血や家筋という病気観が付与されるプロセスが鮮明になったのである。それは、中世史における研究のようにらい者の「救済」に傾斜していた近世ハンセン病理解に対して、病気観によってその空隙を埋めた功績は大きい。近代以前のハンセン病史を知るには、前述の鈴木論文も掲載されている、藤野豊の『歴史のなかの「癩者」』が現時点での代表的なものであるといえる。▼5

近代以降のハンセン病問題の通史的な研究では、やはり藤野豊の仕事が代表的である。中でも『「いのち」の近代史』は明治維新から「らい予防法」の廃止までの約一〇〇年間にわたるハンセン病政策の展開を追った大作である。▼6藤野は近代以降の様々な資料や療養所入所者への聞き取りを通じて、ハンセン病差別における国家の責任を追及した。そのなかでは、国家が皇室の「ご仁慈」を前面に持ち出すことによって強制隔離を正当化したと強調されているところに特徴がある。藤野の研究は『最終報告書』にも大きく反映されている。ただ、藤野に限ったことではないが、近現代のハンセン病史に関しては、国家責任追及に終始してしまいがちなものもみられることは否めない。▼7

歴史科学協議会は『歴史評論』誌上において「ハンセン病と隔離の歴史を問う」との特集を組んだ際、ハンセン病に関係する近現代史研究はここ十数年で「救癩の歴史」から「隔離政策によって蹂躙された人権の歴史」への大転換を果たしたと分析した。▼8それは、序章でも述べたように、ここ十数年間で日本のハンセン病問題は「らい予防法」の廃止という転換を果たしたことと関係していよう。しかしながら同誌では、それまでのハンセン病問題研究が「善／悪の二元論的裁断」など「行政・司法やジャーナリズムの言説に呑み込まれようとしているかにもみえる」と、その偏りを指摘している。▼9ハンセン病問題のすべての責任を国家に押しつけてしまうと、研究の焦点はいかにハンセン病患者が差別され、苦しんできたかばかりに集中してしまい、差別の本質論などの分析ではなく、いかにして学問が国家の責任を追及するかに向かってしまうと筆者は考えている。それは差別の主体＝国家という図式を暗黙裡に人びとに刷り込むことになる危険性をはらんでおり、人びとに内在する差別認識などは捨象されてしまう。なぜ、病気になった人が差別されるのか、差別とはそもそもどのようにして発生するのか、という大きな問題は棚上げされてしまい、人びとは変わることなく新たな差別対象を探し続けるだろう。国家の責任は自明なこととして、そこから一歩引いたところからもう一度ハンセン病差別の展開や変遷を見直す必要性は残っている。

さて、以上が主なハンセン病の通史的研究であるが、ここからは各時代のハンセン病に対する歴史学の研究史を概観する。

古代のらいについての言及は富士川游も行なっているが、らいが当時どのように認識されていたかという病気観の研究については、新村拓の『日本医療社会史の研究』が代表的なものである。▼[10]新村は、古代社会においては健康であることが社会の秩序に従っているという大前提があったため、身体に著しい変形をもたらすらいは不健康を可視的に表現しており、そのために社会秩序に反する罪として認識されていたと分析した。これと関連して、新村は『記紀』における蛭子や淡島の誕生を例にとることによって、古代では常人と異なる容姿の者を嫌うなど、身体の変形を神格化するような傾向は弱かったと述べている。それは中世史の研究でよく見られる、らい者がケガレを負った存在である一方、神仏の化身でもあるような両義性を持つ存在とするような理解とは異なるものであろう。細川涼一は中世史研究においてケガレの淵源を古代に求めるような論者がいることを指摘したが、▼[11]新村の説は古代と中世の単純な直結に疑問を投げかける意味をも持っているといえる。

古代のらいについては文献の少なさからか、研究自体もあまり多くない。一方、中世史研究では賤民研究と深く関係していたことから、現在にいたるまで豊富な研究蓄積がある。『中世の身分制と非人』で細川涼一は中世史研究における賤民史研究の展開をまとめているので、ここからは細川の研究を参考にして、中世史におけるらい研究の流れを追ってみたい。

そもそも近世部落史研究の序章として扱われてきた中世の賤民についての研究を、散所論をもって中世史の大きな研究テーマに押し上げたのは林屋辰三郎であった。その後、一九七〇年代には中世賤民史研究が黒田俊雄によって転換することになる。黒田は中世の被差別民衆の中核に非人を据えることによって従来の被差別民衆史研究に変更をせまるとともに、中世非人を身分体系の中で理解する視点を提示した。黒田は中世非人の身分的特質を、荘園制社会の支配秩序としての身分体系からはずれた「身分外の身分」であるとの指摘をしたのである。黒田の研究は、林家辰三郎の散所論のように、中世の賤民身分を古代奴隷制や律令的賤民制の残存として把握するような理解を超えたものとして、学史上非常に意義のあるものであった。[12]

その後、大山喬平は中世の奈良坂・清水坂非人が、貴族を中心にして拡大したケガレ観の下で都市の「キヨメ」をその職能としていたことを明らかにし、一九七〇年代には網野善彦が非人を職人身分として理解する視点を打ち出したのである。しかしながら、黒田・大山・網野らの議論には、非人に対する解釈の違いだけでなく、中世社会をいかにして理解するかという根本的な違いを内包してしたために、容易に統一的見解が打ち出されることはなかった。とはいえ、三者とも中世非人を非隷属的で自立的な存在であったことを強調していた点が、古代律令制下における隷属民の残存とみる林屋辰三郎とは異なっていた。[13]

その後、中世史における非人研究は、黒田日出男らのように絵巻物などの図像的資料による中世身分制研究などへと展開していった。それにより、黒田は中世非人身分の中核にらい者を据えたのである。また、黒田日出男とともに中世の不具者やらい者の存在形態に注目した研究として意義深いのは、横井清の研究である。横井の研究は中世仏教者の言説が民衆のらい者や不具者に対する恐れをかき立て、差別視の拡大を招いたとするものである。それは、当時の仏教者が社会からはじかれた人びとへ手を差しのべたという慈善的側面に片寄りがちだった慈善救済史の視点を、克服しようとするものだった。▼14

このように、中世におけるハンセン病の研究は非人研究の活発な展開とあいまって進展した。その一方で、近世史での研究は中世史に比べると低調だったといっても過言ではない。比較的早い段階での研究としては海老澤有道の『切支丹の社会活動及南蛮医学』が、安土桃山時代のイエズス会とフランチェスコ会による救らい事業について触れたものである。▼15海老澤は江戸・堺・長崎などの諸都市における宣教師の救らい活動を取り上げるとともに、キリシタンに対する迫害の相次いだ江戸時代初期に近づくと、世間から嫌悪されたらい病院が迫害を免れる最も安全な避難所であり、救らい事業というよりもキリシタンとらい者の互助的なものへと推移したと指摘した。

また、一九六〇年代後半には、善光寺周辺に存在したらい病人部落の江戸時代中期における機能を検討した、小林計一郎のような地域研究も存在する。▼16小林によると善光寺周辺のらい病人部落は、善光寺町に入る商人からの市役徴収、善光寺境内および寺領内での行路病者の介抱および遺体の処理などの機能を有しており、善光寺境内では彼らはらい者やその他の非人が特権的な団体として存在したという。

中世史とは異なって個別的研究の性格が強かった近世ハンセン病研究であるが、一九九〇年代に入ると鈴木則子によって、近世らい者の実態がしだいに明らかになってくるようになる。鈴木は「「物吉」考」で、近世期の京都清水坂に集住した「物吉」というらい者集団の存在形態およびその成立・解体に着目し、黒田日出男によって中世非人の中核だったとされたらい者が、近世には周縁部分の非人にすぎない存在であったことを明らかにした。▼17これにより中世から近世へという、らい者の位置づけの変化が照らし出されたのである。また、鈴木は近世のらい医学に注目し、医学の進歩がらい病をめぐる状況を変化させたことをも明らかにし、これによって近世ハンセン病研究はおおいに進展したといってよいだろう。▼18

廣川和花の『近代日本のハンセン病問題と地域社会』は二〇〇〇年代以降に発表されたハンセン病問題研究のなかでも特に注目すべき仕事である。▼19 同書は日本が国家として初めてハンセン病問題に直面し試行錯誤した近代に焦点をあて、療養所への強制隔離とその過程および療養所内外でのハンセン病患者に対する非人道的待遇として単純化されがちなハンセン病政策理解に対して、草津の湯ノ沢部落での自治運営や大阪皮膚病研究所による患者の外来診療などを取り上げ、療養所への隔離のみではなく、当時の患者が選択し得たオルターナティヴな生活実態の様相を明らかにしている。また強制隔離政策へのエポックメイキング的法令とされる一九三一（昭和六）年の「癩予防法」に対しては、それが直接的に患者の強制隔離をもたらしたのではなく、生活費補給や救護費用負担という同法に沿った患者処遇に欠かせない法整備が地域によって適切になされないまま放置されたところに、すべての患者を強制隔離する余地があったと指摘している。近代日本のハンセン病問題を取り扱った研究の多くが政府による強制隔離政策への検証と国家責任の糾弾追及に集中しているのに対し、廣川の同書は療養所以外にも存在した患者の生活実態を丹念に追うことにより、研究上自明のものとされてきた当時の政策を客体化しつつ新たな視点を提供した良質の研究であるといえる。

本節では以上のように歴史学におけるハンセン病研究の展開を確認した。次節以降では古代にさかのぼり、らいおよびらい者がどのように理解されていたのかに言及したい。前述したように中世史研究では宿との関係など身分制とからめた分厚い研究があるが、本書ではそれら制度的なものへの言及ではなく、説話などの中でらいがどのような説明をなされているのかに注目する。そうすることにより、らいについての認識が変遷していく様を跡付けることができると考えたからである。

第二節　古代律令制下におけるらい――漠然とした罪として

そもそも日本にいつからハンセン病が存在したのか、またいつ流入したのかは判然としない。全世界的にみると、ハンセン病は人類がはじめて認識した病気であるといわれており、すでに紀元前二四〇〇年頃のパピルス文書にも記録が残っている。[20]東洋では『論語』の「雍也第六」の記述がらいを表しているといわれ、孔子の活躍した紀元前五世紀頃にはすでに存在していたとみられる。その部分は「伯牛有疾、子問之、自牖執其手、曰、亡之、命矣夫、斯人也而有斯疾也、斯人也而有斯疾也」[21]であり、その意味としては「伯牛（孔子の門人、冉耕のこと。伯牛は彼の字）は病気である。子（孔子）が訪問し、窓からその手をとって言った。おしまいだ。運命であることだ。このような人物でもこのような病気にかかるとは。このような人物でもこのような病気にかかるとは。」となる。古来、伯牛のかかった病気はらいであるとされていて、徳行にすぐれた伯牛でさえこのような病気にかかってしまうということに、孔子が「運命だ」と嘆息している様子がわかる。[22]

このように全世界的にみると紀元前にはすでに確認されたらいであるが、日本国内における文献上の初出は『日本書紀』である。それは「推古天皇二十年」の条[23]であり、七世紀前後にはらいがすでに国内に存在したことを証明するものである。その箇所を抜粋して書き下してみると、以下のようになる。「是歳、百済国より化来《おのづからにまうく》る者あり。その面身《おもてむくろ》、皆斑白なり。もしくは白癩ある者か。その人に異《け》なることを悪《にく》みて、海中の嶋に棄てむとす（書き下し・傍点筆者、以下同じ）」という記述である。短い記述であるが、百済からの来訪者の中にらい（白癩）にかかっているとおぼしき者がいたということである。そして続く記述から、白癩にかかった人物はその名を芝耆摩呂《しきまろ》といい、造園の才能を持っていた。この記述から単純に、白癩が朝鮮半島からもたらされたと判断するのは早計である。注意すべきは、白癩にかかっているとみなされた芝耆摩呂が「海中の嶋」に棄てられそうになったという箇所である。芝耆摩呂は「その人に異なることを悪みて」とあるように、白癩にかかっていて他の人びとと異なる外見をしていたために異端視され、棄てられてしまいそうになったのである。結果的には造園の才能から棄てられることのなかった芝耆摩呂であるが、「人に異なること」を理由に海中の嶋に棄てられそうになるという箇所は、この当時かららい（白癩）が、何か人に嫌がられる病気であったことを示している。ただし、『日本書紀』の記述からだけでは、らいがどのような原因でかかるものであるのかまで判断することはできない。しかし、少なくとも人と異なる容姿を忌み嫌われていたということだけは確かなのである。

　らいがどのような病気であるのかという説明は、『令義解』で詳しく描写される。▼[24]巻二「戸令」目盲条では様々な病気・不具を症状の軽い順に「残疾」・「廃疾」・「篤疾」という三段階に分類している。そして最も症状の重篤な「篤疾」はさらに「悪疾」、「癲狂」、「二支廃」、「両目盲」、の四種類に分類される。この中の「悪疾」が、ここでいうらいを意味しているので、その注解から内容を見ていこう。

　白癩也。此病、虫ありて人の五臓を食む。或は眉睫堕落し、或は鼻柱崩壊す。或は語聲断変し、或は支節解落する也。亦よく傍人に注染す。故に人と床を同じうすべからざる也。癩或は厲に作る也。

この記述から、「悪疾」が具体的には白癩（らい）を意味することがわかる。『令義解』では白癩の原因は「虫」によるものだとしており、その「虫」[25]は人の内臓を破壊するものと説明される。虫による内臓破壊という症状はハンセン病でみられるものではないが、「眉睫堕落」のように眉毛や睫毛などが抜け落ちる症状は実際にみられるものである。また、「鼻柱崩壊」というのはらい菌によって鼻の軟骨が破壊される様を連想させる。加えて「語聲嘶変」は声門の浮腫による喘音を、「支節解落」は症状悪化による手足の障害および壊死を意味しているととらえてよかろう。同様に、『令集解』巻九「戸令」[26]でも、「悪疾」を「遍身爛灼し体上には皮なく、毛髪凋落し、指節自解す」と表現している。「毛髪凋落」と「指節自解」はそれぞれ『令義解』の「眉睫堕落」と「支節解落」にあたる。そして「遍身爛灼」も症状の重篤による皮膚の潰瘍というハンセン病の症状を表現していると思われる。[27]「虫ありて人の五臓を食む」も実際の症状ではなく病因を抽象的に表現したものだとすれば、『令義解』および『令集解』の記述は実際のハンセン病にきわめて似たものであり、ここでいう「悪疾」を現在のハンセン病と同定しても問題はないだろう。

ちなみに、『令義解』巻四「選叙令」の職事官患解条には「既に残疾以上在り。更に出仕すべからず。状を量りて解官すべし。百廿日を待たざる也。」とあり、「残疾」「廃疾」「篤疾」はすべて出仕停止の措置がなされ、場合によっては解官の対象ともなっている。

『令義解』および『令集解』における「悪疾」が、芝耆摩呂がかかったものと同じ白癩となっていることから、『日本書紀』の記述を現在のハンセン病と同じようなものとして理解することができる。だが、『令義解』の説明で注意しなければならないのは、「亦よく傍人に注染す。故に人と床を同じうすべからざる也」の箇所である。これは、律令ではらいを傍らの人に「注染（うつる）」するものであると理解し、そのため他人との同床を避けるように促していたことを示す。つまり、どのような方法であるかはともかく、らいは他人にうつるものであると理解されていたのである。芝耆摩呂が海中の嶋に棄てられそうになったこととあわせて考えると、当時のらいは人に忌み嫌われるものであり、なおかつ他人にうつるものと理解されていたことがわかる。

ただし、ここで十分に注意しなければならないのは、「注染」が現代医学的知識でいう、細菌やウイルスなどの病原体の移動による伝染とは必ずしもイコールではないということである。新村拓も古代でいう伝染とは病原体などによる感染ではなく、鬼霊や邪気が人に乗り移ることとして一般に理解されていたと説明した。[28]

筆者も新村の意見に賛成である。小林茂文は「古代・中世の「癩者」と宗教」において、らいが職事官患解条で出仕停止や解官の対象となった理由を「癩病が感染症であるとの認識がその理由の一つであろう」と述べている。[29]だが、出仕停止や解官の理由はらいが伝染するからではないだろう。第一に職事官患解条では「残疾以上」であり「悪疾」はおろか「篤疾」にも限定されていない。また、「篤疾」に限ったとしても、「悪疾」以外には「癲狂（癲癇・精神病）」、「二支廃（両腕または両脚の障害）」、「両目盲（両目の障害）」が挙げられており、これらも出仕停止・解官の対象となってはいるものの、どれも注解には「注染」の文言が見られない。つまり、「残疾以上」が出仕停止・解官の対象となったのは、その症状による職務執行への支障が懸念されたからであろう。らいの伝染を怖れて出仕停止・解官を言い渡したのではないのである。小林の理解は、「注染」を現代の伝染とイコールのものと判断してしまったところに原因が求められよう。『日本書紀』や『令義解』・『令集解』におけるらいは「伝染病」として理解するのではなく、なにか人に忌み嫌われる対象であったとの漠然とした理解にとどめておくべきである。

　では、なぜらいは人びとに忌み嫌われるものであったのだろうか。『日本書紀』の記述では「人に異なること」とあるように、容姿が人と異なるからであった。らいが身体に変形をもたらすことは、『令義解』・『令集解』の記述からも明らかである。だが、古代社会では病気や不具を罪として忌み嫌うような認識が存在したことが、『皇太神宮儀式帳』や『延喜式』の「天津罪《あまつつみ》」・「国津罪《くにつつみ》」という言葉からわかる。では、その「天津罪」・「国津罪」とはどのようなものであるか。

　天津罪と、畔放《あはなち》、溝埋《みぞうめ》、樋放《ひはなち》、頻蒔《しきまき》、串刺《くしさし》、生剥《いけはぎ》、逆剥《さかはぎ》、屎戸《くそと》。許許太久《ここだく》の罪を、天津罪と法別けて、国津罪とは、生膚断《いきはだたち》、死膚断《しにはだたち》、白人《しろびと》、胡久美《こくみ》、己母犯罪、己子犯罪、母と子犯罪、子と母犯罪、畜犯罪、昆虫の災、高津神の災、高津鳥の災、畜仆し蠱物する罪、許許太久の罪出む

　これは一〇世紀に編纂された『延喜式』巻八神祇八の「六月晦大祓」の一文であり、『皇太神宮儀式帳』にも同様の記述がある。ここでは天津罪と国津罪が六月晦日の大祓の対象となっている。天津罪とは農作業への侵害など生産にかかわることに対する罪である。一方、国津罪は傷害、殺人、近親相姦、天災、呪いなどであり、人に対する罪であることがわかる。筆者がここで注目したいのは、国津罪の中に白人、胡久美というふたつが入っていることである。この白人こそが白癩、つまりらいであり、胡久美は一種のコブのようなものであるといわれている。

　これら天津罪と国津罪は、共同体の秩序を脅かすものであったために六月晦日の大祓の対象となった。生産活

動の妨害や殺人などの行為は直接的に共同体の秩序を脅かすものであるが、近親相姦など当時の倫理観に則ったものもみられるのが特徴的である。そして、白人や胡久美などの病気もまた、共同体の秩序を脅かしうる存在だったことがわかる。丹波康頼の『医心方』[30]「治中風癩病方」には、「凡ソ癩病ハ、皆、是レ悪風ニテ、忌ニ犯触シ、害スルニ及ビ、之ヲ得」とあり、らいの原因を「忌ニ犯触シ」とあるように禁忌の侵犯としており、それにかかることを罪とする意識と通じるものがある。新村拓は古代における共同体社会の秩序と病気に関して次のように言う。

それ（共同体社会、引用者注）からの逸脱行為は疾患・奇型という形で、皆の前に顕現されると考えられており、したがって疾患・奇型をもつ者には罪状観がつきまとい、さらには穢れをもつ者、共同体社会に災難をもたらす者として、社会的に排除されることになったと考えられている。[31]

つまり、五体満足で病気のないような健康でいることが社会の秩序にしたがっているという大前提なのである。よって、身体に著しい変形をきたしうるらいは不健康をまさに可視的に表現しており、そのために社会秩序に反する罪であると認識されていた。古代社会ではすでに、らいに限らず病気は単に個人にとっての苦しみであるのにとどまらず、共同体社会全体にとっての危機的なものであったのである。

らいは、『日本書紀』の記事や律令では何か人に忌み嫌われる対象であったが、その理由は鮮明に記録されておらず漠然としたものであった。それが、神道ではらいを国津罪という罪悪のひとつに組み入れた。それは病気や奇形が共同体社会の秩序に反するものとされていたために、身体に変形をきたすらいもまたそのような罪であったのである。とはいえ、らいは必ずしも唯一最悪の罪だったわけではない。あくまで国津罪のひとつであった。また、『令義解』に「注染」という語が見られるが、それは現代でいう伝染とは異なっており、人に伝染するから罪とされたという図式は成り立たない。むしろ身体の変形という、身体性に起因して忌避するという罪観念だったのである。

だが、その罪は次第に具体性を帯び始める。共同体社会の秩序からの逸脱という罪が、中世に向けて仏法の誹謗に対する罪へと変質していく。なぜその病気にかかってしまったのか、その病気にかかってしまったことにはどのような意味があるのか、という病因、つまり“why”に焦点が当てられるようになってくるのである。次節では中世の仏教説話などをもとにして、らいが具体的な罪となるとともに、それに対する差別視が強化されていく様を追う。

第三節　中世仏教者の理解およびその影響——罪悪視の強化

前節において筆者は、古代社会におけるらい観を漠然とした罪であったと述べた。しかしながら、そのような病気観が古代・中世という時代区分と完璧に対応するものではないことは言うまでもない。むしろ、中古である九世紀にはすでにらいの“why”について具体的に述べたものが現れてくる。九世紀前半の仏教説話集である『日本霊異記』の下巻第二十「誹奉写法花経女人過失以現口喎斜縁」である。▼32この説話の筋書きは、法華経を書写する女性を非難した者がらいになるというものである。ここでは、光仁天皇の時代に阿波国名方郡埴の村の、忌部首（通り名は多夜須子）という女性が法華経を書写していた際、麻殖郡の忌部連板屋という人物が多夜須子の過ちを非難した結果、口がゆがみ顔も後ろへ捻じ曲がってしまったという。本文中には忌部連板屋がらいにかかったと明確に記してはいないが、それに続く文では、「此の経を受持する者を謗らば、諸根闇鈍《あんどん》に、矬《ヒキビト》陋《カタナシ》攣《テナヘ》躄《アシナヘ》となり、盲《めしひ》聾《みみしひ》背《セナカ》傴《クゼ》ニならむ」という法華経の文言を引用している。つまり、法華経を受けて信心する者を非難すれば、身体の諸所に不具合が生じ、身長が低く醜い姿となり手足にも障害をきたし、さらに目や耳や背部に障害を負うということである。そしてその文章に続く形で同じく法華経の文言として、「是の経を受持する者を見て、其の過悪《とが》を出さば、若しは実に、若しは不実なるも、此の人は、現世に白癩の病を得む（傍点筆者、以下同じ）」という部分を引用して「其れ斯れを謂ふなり」と評し、忌部連板屋の変調がらいであったことを暗示している。

この「現世に白癩の病を得む」を含む一文は、法華経の「普賢菩薩勧発品」での記述を引用していることはすでに明らかである。そしてこの部分はさらに「若しこれを軽笑せば、当に世世に牙・歯は疎き欠け、醜き唇、平める鼻ありて、手脚は繚《もつ》れ戻《ま》り、眼目は角眇《すが》み、身体は臭く穢く、悪しき瘡《できもの》の膿血あり、水腹《すいふく》・短気《たんけ》、諸の悪病あるべし」と続く。▼33ここではさらにらいの症状を具体的に表現していることがわかるだろう。前節で紹介した『令義解』や『令集解』における白癩の症状と大きく変わるところはない。ただし、『日本霊異記』よりも症状の描写が克明で、なおかつらいの悲劇性を強調するような説明がなされている。

漠然とした罪であったらいは仏教思想の中では具体的な罪、つまり仏法誹謗という重罪に対する深刻な報いであると説明されるのである。般若経の注釈書である『大智度論』の巻の第五十九では「諸病の中、癩病は最も重く、宿命の罪の因縁の故に治し難し」とある。▼[34]律令では各種身体障害と併記されていたらいが、不治であり最悪の病気であるとされ、しかも「宿命の罪の因縁」が原因であると説明される仏教思想の影響を強く受け始めたことが、『日本霊異記』の説話から読み解くことができる。

　らいを仏法誹謗の報いであると説明する説話は前述の『日本霊異記』だけにとどまらず、時代を経るに従って増加してくる。一二世紀前半の『今昔物語集』巻第二十第三十五「比叡山ノ僧心懐依嫉妬感現報語」は、心懐という叡山僧が嫉妬心から美濃国での法会を妨害し、その報い（現報）として白癩を受けたという話である。▼[35]その後心懐は清水坂や坂本の賤民集住地へと流れていったが、そこでも周囲の人びとに嫌われてしまい、三ヶ月ほどで死んでしまったという。心懐が賤民たちに忌み嫌われた理由が白癩によるものか、それとも心懐本人の性格的なものなのかは判断できないが、その当時でもやはりらいは忌み嫌われるものであった。白癩の報いを受けた心懐は「而ル不《あいだ》、白癩ト云テ病付テ、祖ト契リシ乳母モ穢ナムトテ不令寄《よらしめ》ズ」というように、擬制的親子関係にあった乳母にすら忌避されたのである。この説話は「永ク嫉妬ノ心ヲ不可発《おこすべから》ズ。嫉妬ハ此レ天道ノ憎ミ給フ事也」と結ばれており、らいが仏法誹謗に対する現世での重い罪とされていたことが如実に示されている。

　他にも、光明皇后とらい者にまつわる伝説もまた、仏教とらいとのかかわりを示すものとして長く語られる。浴室を建てた光明皇后は貴賤を問わず一〇〇〇人を入浴させ、その一〇〇〇人の垢を自らが落すと決意をした。だが、ちょうど一〇〇〇人目に現れた人物はまさにらい者であった。そしてそのらい者は光明皇后に、自分の体の膿を吸ってほしいと頼む。初めはためらった光明皇后だが、意を決しそのらい者の体を洗い、膿を自ら吸い取った。するとそのらい者が自分は阿閦仏であると告げて消え去ったという説話は『元亨釈書』などにも広くみられるものである。▼[36]光明皇后のこの救らい説話は、近代に入ると貞明皇太后と重ね合わせるかのように用いられ、政府のハンセン病政策を推進するための美談として利用されていくのである。

らい者が阿閦仏の化身だったという光明皇后の救らい説話と関連したものとしては、『宇治拾遺物語』巻四ノ十三「智海法印癩人法談」がある。[37]天台僧智海法印が清水寺での法会の帰り、橋の上で法華経の経文を見事に唱えている声を聞いた。その声の持ち主を智海法印が確認してみると、「白癩人」だったというのである。そして智海法印がその「白癩人」に出自を尋ねると、彼は「この坂に候也」と答えたという。その答えに対して智海法印が「もし化人にやありけん」と、その「白癩人」が神仏の化身ではないかと推測したという話である。この説話は癩病の原因を仏法誹謗の報いだとするようなものではないが、当時におけるらいと仏教思想との深い関係を物語るものとしてとらえられる。

これらの仏教説話からさらに時代を経て鎌倉・室町時代のものになるが、『源平盛衰記』巻第四十四「平家虜都入り附癩人法師口説並戒賢論師の事」では「乞者の癩人法師」が「前世の不信の故、道理を知らざりける罪の報にてこの世迄かかる病を受けて候」と語る。[38]ここでは前世での不信心の報いとして、現世にらいを患ったとの説明がなされているのである。また、不和となった法兄養叟宗頤を非難した一休宗純の『自戒集』[39]でも、らいは「コレモ法罰ノ一也」とされている。[40]

このように、らいは仏法誹謗に対する罰・報いとしての色彩を強めるようになってきた。「罪」であるという認識は変わっていないとはいえ、なぜらいになるのかという〝why〟の疑問に焦点が当てられるようになってきたのである。そしてその〝why〟に対する回答が、仏法誹謗の罪であるとの説明が力を持つようになったといってよい。そして〝why〟に対する回答は古代のように律令の文言などではなく、広く人びとに達しやすい仏教説話などに取り入れられたのである。

しかし、それだけではなく、一二世紀になると各種の起請文の中に、誓約を破った場合はらい（白癩黒癩）にかかるという記述がみられるようになってくる。管見によれば、建久五（一一九四）年の『高野山文書』「鑁阿上人起請相節帳」という起請文ではすでにらいに対する言及がなされている。[41]この起請文は高野山領大田庄の庄務執行に関するもので、「違背の輩」は次のように、その報いとしてらいを身に受けるというものである。

（前略）然らば則ち、金剛・胎蔵両部諸尊、丹生・高野大師御勧請の諸神等、伽藍護法十八善神、満山三宝護法天等、梵尺四王諸天善神・天照大神。正八幡宮・王城鎮守の諸大明神、乃至は日本国中三千一百三十二社、尽空法界一切の諸神等、罰を一々の身の毛穴毎に蒙るべき者なり。現者は忽に白癩の病を受け、人に交わらざるの果報を感得し、当者は阿鼻大城の中に入り、永く出期あるなし。努力々々、此の旨に背く勿れ。仍て起請すること件の如し

右の起請文の記述によると、らいが単なる仏罰ではなく天照大神や八幡神などの神道の神々も含むような、様々な神仏による罰とされたことが如実に示されている。加えて「人に交わらざるの果報」というように、らいにかかることにより他者との交わりまで断たれる結果となると書かれている。らいはこのような誓約破棄に対する、現世での最悪の罰とされているのである。このように、らいを誓約破棄および不履行に対する罰とするような起請文の記述は、その後パターン化して盛んに用いられることになる。

『京都の部落史』に掲載されているものから、パターン化した起請文を数例見ていこう。承久三（一二二一）年の『摂津吉田文書』「水田新券文」[42]では、田地売券についての文書の後半に白癩黒癩の記述がみられるので、

その部分を引用する。

（前略）但し末代に及び妨げを致す輩は、現世に白癩黒癩を受け重ねて七難を蒙り、未来には無間地獄に堕ちて、永く出離の期なし。而して、此の誓状に任せて沙汰を致さば、現当、悉地円満往生して、都率内院に大菩提の妙果を証せん。仍て後代の証文として、新券文を放つの状、件の如し

この文書では神仏の名前が列挙されてはいないが、やはり現世で被る罰がらいであった。同様に、文保二（一三一八）年の『葛川明王院所蔵文書』▼43でも起請文の罰文に白癩黒癩がみえる。

（前略）此条々に定め置かるの法、違犯の輩に於いては、上件の勧請し奉る所の仏神三宝の御罰を住人毛穴毎に罷り蒙りて、今生には禁獄死罪に行なわれ、乃至白癩黒癩の身と成り、後生には無間大地獄に堕ち、多千億の経ると雖も、出離の期無し。仍て起請文の状件の如し

ここでは禁獄死罪という実際的な罪と併記する形で、白癩黒癩が選択されている。まさに、らいにかかることが罪だったことのあらわれであろう。また、『高野山文書』『摂津吉田文書』とともに、白癩黒癩の罪は「永く出離の期なし」というように、その罪からの脱却がほぼ不可能であるとまで書かれているのである。貞和二（一三四六）年の『東寺百合文書』「立て申す起請文の事」▼44という起請文にも

若し此等の趣に違犯し、不忠を致すに於いては、日本国中大小神祇冥道、殊に当時鎮守八幡大菩薩并に庄家擁護の蔵王権現の神罰冥罰、蓮性并に子孫等の身に罷り蒙り、現世には白癩黒癩の報を受くべし。仍て起請文の状、件の如し

とあるように、神仏による現世における最も重い罰が白癩黒癩となっているのである。これらは前述の仏教説話のように仏法誹謗をらいの原因としたものとは異なっているが、神仏との誓約を破る罪に対する罰が白癩黒癩であることに注目できよう。律令では国津罪のひとつにすぎなかったらいが、ここではもはや最悪の罪であるかのように語られているのである。

時代は下るが永正四（一五〇七）年の『北野社家日記』の一一月二三日の記録には、「宮仕岩千代の事。癩病露顕の上は、衆中へ申し付けられ、番帳改めらるべきの由、仰せ出され候なり」[45]との一文がある。

又、山門西塔院公文所法眼よりも書状これ在る間、能玉（岩千代の親＝引用者注）を召し寄せ、此の如くの上は、衆中へ相触れずして衆分斟酌せしむるが、然るべきかの旨、詞を加うるの処、但馬湯へ入り候。近日罷り上るべく候。更に癩病にあらざるの旨申すと云々。其の旨衆中に申す処、訴人これ在り。所詮近日召し上げ、出頭致すべく候。若し癩病にて候はば、其の時親子共罪科に処せらるべきの由、請文進すべきの由、申し付くるの処、菟角申し上ぐるは紛れ無き者歟、言語道断の儀なり。来たる廿八日より御番相い当るの条、番たるべきために此の如く種々申すと云々。又湯治の由、申す処、暇の事、是れ又案内に及ばざる上は、旁た以て罪科に処せらるべきの由これ在り

能玉の子で、宮仕えをしている岩千代がらいにかかっているとの訴えがあり、本人に近日中に出頭を呼びかけるという内容である。そして出頭した際にはらいにかかっているか否かの判断をするというのだが、もしも本当にらいであった場合は、岩千代本人だけでなく「親子共」罪に問われるというのである。この文書も『摂津吉田文書』のように神仏の罰であるとの記述は見られないが、らいにかかること自体が罪であるかのような語り方がなされていることに気がつく。また、らいにかかることが宮仕えに支障をきたすというような記述は、『令義解』「選叙令」の職事官患解条で、らいを含む悪疾が出仕停止の対象となっていたこととの関連性を示しているといえるだろう。

さて、本節ではいくつかの例を挙げてらいと仏教の関係を示してきたが、それらは一体なにを表しているのだろうか。中世の仏教とらいとのかかわりでは、叡尊や忍性ら律宗による救済という面で語られることが多かった。ただし、中世仏教教団などと関連する研究では仏教者による慈善救済や社会事業が鎌倉仏教の一つの到達点だとして、理想視して描かれている傾向にあった。▼46

このような傾向からの脱却を試みたのは、仏教による救済のプラス面だけでなくマイナス面への検討も行なった横井清であった。横井は「「民衆」の心の底に「癩者」への恐れをかきたて、持続継承せしめた意識——思想の湧出源」や、「「不具」を嘲笑し卑しめた意識——思想の湧出源」の一源泉を、仏教による慈善救済に求めたのである。横井は前述したような起請文中の白癩黒癩という用法のパターン化に対して、それが「「癩」への恐怖を神仏の罰への恐怖（畏怖）と一体化させつつ、「癩者」への差別観念を社会のすみずみにまでていねいに植えつけ、繁殖させてゆくことになった」ととらえたのである。▼47つまり、らいにかかること自体への恐れに加えて、らいが神仏の罰であるという恐れが、起請文中の誓言として人びとに広く認知されることになったのである。また、起請文の文言は、「現者」「現当」「今生」「現世」という語とともに、神仏の罰としてのらいの現世性を強調している。現世で誓言を破った報いとして来世でらい者となる、というのではなく、誓言を破れば即座に現世においてらい者となると強調することにより、人びとはなおのことらいへの恐怖心をかきたてられる。そこに、現実のらい者、神仏に対する罪を被ったとみなされた者、に対する強烈な差別視が発生することは不思議ではなかろう。

一方、小林茂文は叡尊や忍性などのようにらい者救済に乗り出した中世仏教者の活動を肯定的に評価する。そしてらい者に対する差別視の増大を、死穢観念の肥大化・その身体性・集住の三要素に求めたのである。[48]しかしながら小林の論はむしろ、横井のような仏教者の救済活動に対する低評価への反駁の色彩が強い。[49]小林によれば彼ら仏教者はらい者に慈悲の手をさしのべた存在であり、その結果としてのらい者の集住化[50]が差別を促進したという。

だが、起請文の文言に如実に示されているように、当時のらい者に対する恐れはその病気そのものであり、神仏に対する罪による罰であるということである。集住はらい者に限ったものではないため、特異な生活形態が差別視を促進したとは一概にいえないのである。中世仏教者の救済行為を、「いわゆる満たされざる不遇の人々に光を投げかけ、救済の道を仏の名においてさし示そうとした教義が、同時に差別の意識を整序し定型化し、そして不抜のものにした」[51]という横井の視点は、まさに慧眼であるというほかない。

古代社会では漠然とした罪としてとらえられていたらいは、時代を経るにしたがって、それが神仏に対する罪を犯したことによる罰あるいは報いであると説明されるようになる。それは主に中世仏教者によって支持され、説話や起請文の文言、あるいは説経節などの平易な媒体を通して民衆へと浸透していった。ただしそれは、単に仏教者が救済という慈悲行為のためにらい者という強烈な被差別対象を必要としたからとはいえない。むしろ、神仏に対する罪による罰という説明が、「なぜ人はらいにかかるのか」という“why”に対する納得しやすい答えとして人びとに受け入れられたからであろう。そして、らい者はその病気による身体性だけでなく、神仏に対する罪を犯した者であるとの理解によって、被差別対象となったのである。五体満足で病気のないような健康でいることが社会の秩序に則っている、という大前提が大きく崩れたということではない。[52]「なぜ人はらいにかかるのか」という“why”に対する回答がなされ、その回答が人びとに受け入れられることによって、らい者への差別・偏見の視線が一層増大したのである。律令の頃の病気観が大きく変わったというよりも、むしろ漠然とではあってもらいを罪とみなす観念に、らいが神仏に対する罪による罰であるという認識が重層したといったほうが正しいのである。

第四節　近世医学のらい理解——家に伝わる病気として

「なぜ人はらいにかかるのか」という“why”が神仏に対する罪による罰であるとの説明が、主に中世の仏教者らによってなされるようになったが、その一方にらいの根本的な治療や原因の解明を目指した医師の存在があることも忘れてはならない。[53]本節では中世から近世にかけて、実践的な医療にたずさわった医師たちの言説から、彼らがどのようにらいをとらえていたのかを検討する。なお、近世の医師のらい理解については鈴木則子による研究[54]があり、前述の「検証会議」による『最終報告書』もそれに依拠しながら、主に近世の医師たちによるらい理解についてのまとめを行なっている。

鎌倉期の医師、惟宗具俊の手による『医談抄』は、中国宋代の医術・医書に影響を受けた医事説話集である。[55]惟宗具俊はその中の「伝屍癩病不レ可レ治事」で、「諸病ノヲモキ、皆難治ナレドモ、伝屍癩病ニヲキテハ死病也。其益アルベカラズ。不レ可レ治事也。身ニモ多ミ侍ツレドモ、得レ減コトハ難レ有シ」と述べており、伝屍病（結核）とともにらいが難病の中でも不治の「死病」であると説明している。そして惟宗具俊自身のところにも両病の患者は多くやって来るものの、その数を減らすこと、つまり効果的な治療を施すことが不可能であると吐露している。また、中国古代の書を引きながら、「名人モカカルウレヘ多カリキ。良医アリシカドモ不レ叶事ナリケリ」と、中国の名医にとってもらいが不治のものであったと述べて、「末代コソ勿論ナレ」と嘆息していることからも、効果的な治療法の見つからないことがわかるだろう。

『医談抄』から、具俊がらいの治療にたずさわっていたことが推測されるが、彼がらいをいかにとらえていたかというと、それは中世の一般的ならい観とそう変わりない。彼は中国の古典を引用してその「天ノヤマシムル病也」との言説を載せている。具俊本人の臨床経験から発したものではないだろうが、彼ら医師の間にもらいを天罰とする病気観が比較的容易に受け入れられていたことが推測されよう。

しかし、このような中世仏教思想の影響を受けたらい観は、医師たちの間からは次第に姿を消していくことになる。それというのも、日本の医学は安土桃山時代に大きな転機を迎えるのである。その中心的人物は、田代三喜から実地の臨床医学を重視する中国の金・元医学を学んだ曲直瀬道三である。道三は名医として知られ、足利義輝、毛利元就、正親町天皇、織田信長、豊臣秀吉らの医事を担う啓廸院を設立したことでも後世に名を残している。また門下の指導に際して道三は実証的な治療の徹底を図ったのであるが、彼のらい理解も金・元医学の影響を受けているため、神仏に対する罪による罰というような非実証的な理解はしていない。

道三は、らいの原因を「悪風」に感受した結果であると説いたのである。この「悪風」という概念は、天地の間に存在する「殺物の風」という、人を傷つけるもののことを指している。そしてこの「悪風」は、性行為による疲労や肉食など実生活上の不摂生によって引き起こされるという。[56]道三のいう「悪風」の理論は現代医学の知見からすれば非科学的なものであるかもしれないが、罰という形而上の原因ではなく実生活のあり方などの外的要素にその病因を求めようとした点では特筆すべきものである。徹底的に臨床を重視した道三には前述の『医談抄』の「天ノヤマシムル病也」というような、神仏に対する罪による罰というらい観は存在せず、鈴木則子によるとらいも服薬治療の対象となる病気として考えていたという。曲直瀬道三はらい理解においても、中世の病気観からの転換をなそうとした人物であったといえよう。

ところが、道三の説は後世に医師たちによって全面的に継承されることはなかった。むしろ、らいの原因を遺伝という、道三も採用しなかった内的要因に目を向ける医師たちが現れてくるのである。一七世紀後半の貞享期に彦根藩の医官である蘆川桂洲が著した『病名彙解』では、「癩風」の項にそのような理解が見られる。[57]桂洲は中国明代の『医学入門』にならい、らいは「天地ノ間ノ粛殺ノ風気」によるものであるとの説明を採用した。そしてその「天地ノ間ノ粛殺ノ風気」を感受する原因として、「風毒」「湿毒」に「傳染《てんぜん》」を加えた三種を挙げる。「風毒」は「汗出テ衣ヲ解水ニ入或ハ酒後ニ風ニ當ル」であり、「湿毒」は「湿地ニ坐臥シ或ハ雨露ニ冒サル」ことであるが、「傳染」は今でいう遺伝を意味する。厳密にいえば桂洲は「飲食ニ傷ラレ熱毒過甚大寒大熱房労汚穢以テ火動血熱ヲ致」す内因と、「風寒冷湿ヲ加ヘテ發ス」外因との二点に重点を置いているのだが、曲直瀬道三が言及しなかった遺伝について、ここでは言及されていることには注目できる。

曲直瀬道三はらいを神仏の罰ととらえなかっただけでなく、遺伝病であるともしなかった。しかし、一七世紀になると徐々に道三流（後世派）の医師であってもらいを遺伝病、つまり家筋として家々に伝わる病気だと説明するようになってくる。この原因を「検証会議」は鈴木則子の研究に依拠する形で三点挙げている。

第一は、幕政の安定による環境改善に伴って患者数が減少したこと。第二は、病理の似た梅毒が日本に流入してらいも胎内感染すると考えられたこと。そして第三は、一七世紀以降に「家」や血縁関係に対する一般的意識が高まったことである。端的にいえば、らいはそれまでの時代に比べて患者数の少ない、相対的に珍しい病気になった。[58]そのような状況に加え、実際のハンセン病は家庭内感染、特に前章で述べたように母子感染が多いゆえに、あたかもそれが同一家庭内に伝わる病気であるかのように理解されるようになったのである。

一七世紀後半以降、金・元医学を祖とする道三流の後世派への反対勢力であり、後漢末期の『傷寒論』を至上のものとする古方派の医師たちは、らいの原因を「悪血」にあると説明した。中国古代医学への復古を目指す古方派は、らいは血脈を通じて子孫にまで伝わるものであり、それは親の性的放逸が原因であるというように、らいと性行為との関連を強調する。[59]性行為との関連は曲直瀬道三も言及していたが、道三はあくまでらいを患者本人に要因があるとみていた。しかし古方派のらい観の特徴は、親の性的放逸によって生じた悪血によってらいが子孫へ遺伝するとして、患者本人から離れたところに病因を求めたのである。道三によって現実的なものにされたらいの原因は、古方派の「悪血」論によって再び宿業的なものとして説明されるようになったのである。患者本人にとって、自分のあずかり知らぬ親の性的放逸による病気は、まさに罰に近いものであった。

宇都宮の町医者であり、安藤昌益の医学の継承者とされる田中真斎の『真斎謾筆』は、昌益の『自然真営道』の「本書分」後半にあたる医論の意釈本である。『真斎謾筆』は昌益医学の病論と療法を中心に抜き書きしたものであり、そこからは昌益の医学思想がうかがえる。そして、『真斎謾筆』の記述からは昌益もまた、らいを家筋に伝わる病気であると理解していたことがわかる。『真斎謾筆』の「二十三内瘡門」の厲風▼60の項目では、万物を腐らせる「死湿」というものに言及している。この死湿は体内と対外の湿気があわさり、それが滞ることにより生じると説明されている。そして、この死湿は「悪毒・湿瘡」の原因となるのだが、それは呼称こそは異なるが、本文の記述かららいを示していることがわかる。したがって、次にその症例を引用する。

まず目尻をつり上げて目玉が大きく見え、顔面の皮は厚く荒れ、鼻が荒れて脹れ、顔の肉は疎餅のように厚く脹れ上がる。口は斜み、あるいは大きく開いて吻が耳の根まで裂け、鬼面の絵のようである。膿汁が流れ、日を追って瘡は掘れて腐り、月をへて瘡は増し、年をへて肉は腐る。陰嚢は玉を露出し、腋・腰も骨を現わし腐ってただれ、筋も腐り、身体を動かすことも、手足の屈伸もままならない。骨髄にまで腐り入ったときは、真元気が脱して死亡する。▼61

この症例は、第二節で引用した『令義解』や第三節で引用した法華経における記述とそれほど変わらない。「悪毒・湿瘡」はらいを示していると考えて間違いない。

さて、この「悪毒・湿瘡」はすぐに発症するものではない。悪瘡の気は、母胎を通して子にうつるというのである。死湿を体内に持った夫婦が交合して子どもが生まれると、その子どもの肌肉の柔弱なところに悪瘡の気が感染して子どもの肌肉・節間にとどまる。そしてその子が成長して房事・悪食・飲酒妄行すると、悪瘡の気はあふれてついに悪瘡を発する。また、その子どもがまだ発病しないうちに子どもを生じれば、悪瘡の気はその子どもに潜伏して後に発症することもあるという。これを昌益は、「是レ因テ世ニ所謂子孫ニ伝ヒ孫ニ引ク」と表現したのである。昌益は「癘風ハ天刑ノ疾」というようにらいを天より下された病気との理解を示す一方で、このように親―子―孫へとつたわる可能性を持った病気であるとの理解も抱いていたのである。

以上のようにして、近世の医師たちの中でもらいをどのように理解するかは変遷をとげた。なぜ人はらいにかかるのかという“why”は、中世のような神仏に対する罪による罰というものから、「血」を媒介にして、血縁的につたわるものであると理解されるようになった。そのようならい観の変遷は、実際のらい者を見る目にも変化を与えずにはいない。中世のらい者は神仏の罰を被ったものとされたため、激しい被差別の対象であった。それは第三節の『今昔物語集』の説話からもわかるだろう。そしてらいは起請文の文言でもいわれているように、神仏によって下される最大級の罰だったのである。とはいえ、病気はあくまでらいを発症した本人だけのものであった。

ところが近世中期以降、医師たちの間ではらいを遺伝病であると理解する風潮が増えてくる。らいは親から子へ、子から孫へと血によって家筋を通じて伝わる病気であると考えられるようになったのである。このようにらいを家筋につたわる病気であるとする観念は、後の時代に大きな影響を及ぼすことになる。つまり、家筋につたわると考えられることによりらいは単に個人のものとするのではなく、家族や親族にまでその範囲が拡大して深刻な社会的差別が発生するのである。本書では次章以降でそのような状況を論じるが、その前に次節では近世の人びとがどのようにらいをとらえていたのかをみていく。

第五節　近世諸文献にみるらい理解――近世随筆を中心に

本節は主に近世の随筆などを用いて、医師以外の人びとにらいがどのように理解されていたかを検討することによって、本章の終わりとしたい。前節で紹介した医師たちによる著作は、らいの原因やその症例に言及したものであった。一方、本節で紹介する諸文献における記述は信憑性に疑問の残るものも多い。前節で取り上げた医師の言説と矛盾するような意見もある。しかし筆者は、本節で紹介する諸文献に当時の人びとが抱いていたらい観や、らい者の生活が反映されていると見ている。医療をめぐる近世の医師たちと民衆の間には病気に対する理解の相違もあるため、▼62近世のらい理解やらい者の実態を知るうえでは、本節で紹介する諸文献も一定の役割を担いうるだろう。

最初に紹介するのは、近世初期のらい者の様子が記された文献である。『Atlas, Japannensis』はオランダ東インド会社使節として来日したオランダ人、アルノルドゥス・モンタヌスによる見聞記であり、当時の外国人の眼から見た日本の自然や風習が記録されている。▼63原書は一六七〇年に刊行されているため、内容は寛文期以前のものと推定できる。その中の「Description of the miserable condition of the Lazers in Japan」は、地方の特定はできないが近世初期のらい患者の生活が次のように描写されている。

ある所では、町や村の道の両側に小屋が散在している。それはイグサでできており、屋根は板を打ちつけてある。そしてその中には悲惨な状況のらい者が閉じ込められている。彼らの家具は、籠と長枕である。小屋の入口の前には鈴のかわりに古い鉢が吊るしてあり、極度の空腹の際にはそれを叩く。彼らは町や村など人の多い所へ近づくことは許されておらず、さもないと死が与えられる。なぜなら、らいは伝染しやすいうえに治らないからである。したがって彼らは全ての社会から追放され、悲惨かつ軽蔑されるべき生活を送っているのである。（筆者訳）

この前後の文章から東海道の由井と蒲原の間での見聞とみることができるが、それでもこの記録の地方を特定することは難しい。しかしこの一文から、らい者が街道の裏手に粗末な小屋をかけて生活していたという状況を知ることができる。また、人の多い所へ近づくと殺されるというのは法令によるものなのか周辺住民による自発的なことなのか、あるいは単なる噂話なのかは不明だが、彼らがらい者が周辺の住民からなかば疎外されるような生活を営んでいたことは注目に値するだろう。らいが伝染しやすいというのはおそらく筆者モンタヌス自身の知識であろうが、社会から追放されて粗末な生活を営む近世初期のらい者の姿を描写したものとして興味深い資料である。

これ以降は、江戸中期以降の文献で、らいについて言及しているものを時代順に列挙する。

（一）　貝原益軒「教女子法」▼64　宝永七（一七一〇）年

一〇　婦人に七去《しつきょ》とて、あしき事七つあり。一つにてもあれば、夫より逐《お》い去らるる理なり。故に是を七去と云う。是れ古の法なり。女子に教えきかすべし。一には父母にしたがわざるは去る。二に子なければ去る。

三に淫なればさる。四に嫉めばさる。五には悪しき疾あればさる。六に多言なればさる。七に窃盗すればさる。此の七つの内、子なきは生まれ付きなり、悪しき疾はやまいなり。此の二つは天命にて、ちからに及ばざる事なれば、婦のとがにあらず。(傍点筆者、以下同じ)

この「七去」は女子を離縁する際の条件であるが、「古の法」とあるように『令集解』にもみられる。[65]本章第二節で取り上げたように「悪しき疾」は『令義解』『令集解』でいう悪疾のことであり、らいを意味する。つまり、らいの嫁は離縁すべき対象とされていたのである。ただし、著者の益軒は子の無いことと「悪しき疾」については天命であり個人の力の及ばないことであるとして、離縁の条件にするにはふさわしくないと説いている。この益軒の言葉は、裏を返せば、近世社会ではらいを病んだものとの婚姻を避けようとする傾向があったことを物語っているといえよう。

(二)　山川素石・細川宗春『二川随筆』[66]享保一〇(一七二五)年頃

ここでは播磨国網干竜門寺の盤珪禅師という人物の話が紹介されている。「近世希なる名僧」との呼び声も高かった盤珪禅師だが、美濃国関山の寺の近くに至ったときには「其躰乞食にひとし」という姿になっていた。当地の百姓はそれでも禅師をいたわり、禅師もまた毎月観音講を営んだ。あるとき、その中に「一人癩瘡を煩ふ者」がいたという。人びとは彼のことを「是をうたてしき者に思ひ、傍へも寄らずむさかりしに」というように、わずらわしいものとしていた。一方、禅師は「盤珪は却て此者をいたわり、食をも鉢の子にて喰せ」と、らいを患っている者であってもいたわった。それを見た当地の百姓も「人々是を感じけり」と禅師に敬服したのだが、らい者をいたわった禅師と「うたてしき者」として忌避していた民衆とは対照的である。このようにらい者は当地の人びとに忌み嫌われていたのだが、モンタヌスの記録のように集落から離れた場所に住んでいる様子はなく、一般の民衆とともにその集落で生活していたことがうかがわれる。

（三）　伊丹椿園『椿園雑話』▼67　安永九（一七八〇）年頃

「癩病を治する法少なからずといへ共効験ある事まれなり」で始まる一文。宝暦年間、尼崎のある者がらいを病んだが、兵庫にて治療法を知るという旅僧に出会い、治療を求める。僧はその人の背中を少し斬って血を出し、「此血を壺中に入れ人の到らざる所の土に埋め置べし、やがて病は治すべし」と言って去っていった。結果、その人のらいは見事に治る。その後再会した僧は「埋め置し壺を掘出し見るべし」と言う。僧の言うとおりに見てみると、「始埋みし時は纔《わずか》に壺の底に滴ほど在しが、大に増て壺中に満て有ける」ようになっていたという。一種の奇談であるが、ここでは明らかにらいの原因が血液にあるように語られており、近世中期以降の「悪血」をらいの病因とする医論の影響を受けたものだと思われる。

（四）　勝部青魚『剪燈随筆』▼68　天明五（一七八五）年頃

西宮の儒者であり医家でもあった著者の随筆の中の、傳尸労（伝屍病＝結核）についての一文。「傳尸労は傳染しやすき者成れども、癩の如く子孫に傳ふるにあらず。癩は子孫に傳て一代も二代も其證なしといへども、又發する事有り。他人は傳へず。夫婦と云へども傳染する事なし」の一文は、『医談抄』ではともに死病とされた伝屍病とらいの違いを述べたものである。伝屍病は伝染するものだがらいは子孫に伝染し夫婦間でも伝染しないとされていたことがわかる。ここで青魚は「悪血」への言及をしていないものの、らい病が数代おいて発症することもあるというように、彼もまたらいを家筋の病とみていた証だろう。また青魚は、伝屍病は治療可能であるとの見解を述べており、「癩のごときとは違ふ也」という。

（五） 橘南谿『黄華堂医話』▼69 寛政年間か

三河国の医師である河合秀安が南谿に語った話で、三河国の猟師が僧侶から殺生の罪滅ぼしとしてらいの治療法を教わったというもの。その僧侶が語るには、らいは服薬と絶食とで治るが、「飲食常のごとき者」には不治の病であるという。らいの原因をなにか飲食の乱れとみていたことだろうか。事実、『最終報告書』でも「食毒」という言葉を用いて、近世社会では殺生の禁忌や肉食に対するケガレ観などと結びついて獣肉食がらいの原因とされたことを指摘している。▼70次に挙げる文献もまた、肉食がらいの原因だと記されたものである。ただし、後述する各種『重宝記』や民間伝承にみられる食物禁忌からもわかるが、らいの原因とされた食物は獣肉に限ったものではなかったことには注意すべきである。

（六） 頼春水『掌録』▼71 文化九（一八一二）年

橘南谿の『黄華堂医話』のように、らいの原因を食、とりわけ肉食にあるとする話。

雉肉ハ癩病ヲナスト云。白河領ニ一村癩病多シ。侯コレヲ患ヘ玉フニ、ソノ村雉多クシテ人ミナ好ンデコレヲ食ス。是故ナラント其人ヲ侘ヘウツシ入レカヘ玉フヨリ、ソノ患ヘナシト云コトアリ。今時ノ事ヤ古ノコトナルヤ詳ナラズ、白河ハ雉ノ名産ナレバ其肉味尤厚カルベシ。毒モ深カルベシ。

どの時代のことだかはわからないが白河領にらいの多い村があり、その原因は当地名産の雉肉を食べたことであった。しかも、患者を移動させたららいがなくなったともいう話である。らいと肉食を結び付けているだけでなく、らい者に隔離的措置を施していたことが興味深い。しかし、根底にはらい者もまた一般の人びとともに生活していた事実が垣間見える。

（七）　村瀬之煕『秇苑日渉』▼72　文政二（一八一九）年頃

「癩坊」の項目で、京都松原街道の東や般若坂に癩坊があったという話。この癩坊とは本文の割注に「宮置二癩坊一以居レ之」とあることから何かの施設であったことがわかり、いわゆる「物吉村」を意味していることがわかる。そしてそのらい人は、歳首・中元・歳晩の三度、「癩人相率テ来リ二坊市ニ一。各戸索ムレ米ヲ」というように物乞いをして歩く。そして、もし施さないと「罵詈之」したという。物吉村におけるらい者の生活の一端がうかがわれる資料であろう。物吉村では間違いなくらい者は集住していた。一般の人びとと同じ集落に住んでいたらい者もいたが、物吉村のようにらい者の集落もあった。近世のらい者の生活が多様なものであったことがわかる。

（八）　太田南畝『仮名世説』▼73　文政八（一八二五）年頃

南畝（蜀山人）の随筆の中の、「徳行」という話。駒込土物店のほとりに常陸屋某という者がいて、報謝宿をしていた。ある日、その常陸屋某のところへ宿を乞うものがやって来たが、召使いはその者がらい者であったために、「召仕ふもの、ことばあらゝかにして、やどをかさゞりければ」というように、強い調子で拒絶する。しかしその光景を見た主人（常陸屋某）は「いかにも癩病にて、こゝかしこ腐れたゞれて、いときたなげなれば、召つかひのなさけなくあしらひたるも、げにと思へど、かゝるものをとゞむるこそ報謝ならめ。されども、かれらが思ふ所もいかゞなれば、とやかくや」と、召使いたちの心情を理解しながら、らい者へも同情する。結局、事情を知った主人の妻自らがらい者の世話をしたという筋書きだが、「徳行」という題からして、召使いたちのようにらい者を忌むような反応が当時のものとして一般的だったことが推測できる。ただし、らい者が忌み嫌われた理由は「こゝかしこ腐れたゞれて、いときたなげなれば」の一文のとおり、病気によって潰瘍を生じた身体に対してであった。ここではらい者が神仏に対する罰を負った者という認識が薄いということに注意すべきである。

（九） 佐藤成裕『中陵漫録』▼74 文政九（一八二六）年頃

「棄癩」と題された話。「余、某国に遊て、一病者岸穴の中に在るを見る。是を問尋るに、此人にして此病有てこゝに棄らると云。唐土にても此類あり。医説曰。趙瞿病レ癩歴年。医不レ差。及賚レ糧棄二送於山穴中一。と云即是也。」といい、筆者が洞穴の中で、その病ゆえに棄てられたらい者に遭遇した話である。「某国」とあることから地方の特定は不可能だが、らいを病んだものが人里離れた山中に追放された事実を物語っている。そして、『医説』にある「病レ癩」という話との類似を指摘している。『秇苑日渉』のらい者（物吉）たちは集住していた。また、『仮名世説』のらい者はおそらく放浪していたのだろう。そして、この「棄癩」のらい者は故郷を追われていたことを示している。ここには近世におけるらい者の多様な生活形態があらわれている。

（一〇）　八島定岡『猿著聞集』▼75　文政一一（一八二八）年頃

近江国信楽の雄楯乗康という人物についての話。雪の降る寒い日、書物を求めに外へ出た乗康は、「老たるかたゐのをさなきものをかいだき、病つかれて松のもとにぞ泣ふしたる」を見る。ここでいう「かたゐ」とは本来身体障害者を指した語であったが、しだいにらい者を指す語となっていった。乗康が見たのは、幼児を抱いた老らい者だった。その老かたゐを見た乗康は「しきりにあはれにおもひ」というように憐憫の情にかられ、持っていた金をすべて差し出してしまった。書物はどうしたのかと家人に問われた乗康は、「かたゐをすくひたれば、なにかはをしむことならまし」と答えたという話である。第一に注目すべき点は、ここでもらい者に対する温情ある行為が徳行視されること。第二に注目すべき点はらい者がかたゐと呼ばれていたことである。らいおよびらい者を「カタイ」と呼ぶことは後世にも一部の方言として見られる。

（一一）　滝沢馬琴『兎園小説拾遺』▼76　文政年間

「夜分磨㆓古墓石㆒怪」という話は、文政一三年九月下旬から、江戸の寺院で古い石塔が何者かに磨かれるという出来事があいつぎ、後には墓を磨かれた者はその子孫が断絶するとの噂も流れたという内容である。それに続く「石塔みがき後記」はこの後日談であり、そこでは「此石塔をみがきしは、癩人の所為也といふ」と、石塔磨きはあるらい者による仕業だったとされている。その真相は、本所立川辺にいた道心者が同所のらい病人に「古き石塔を人にしらさぬやうに、一千みがくときは、その功徳によりて、難症平癒うたがひなし。しかれども人にしられてはしるしなしといひけり」と忠告する。これを聞いたらい者は甲州街道近辺の寺の石塔を磨き始めたが、はかどらないので江戸中の墓を磨くようになった。ところが一一月の中旬に事が露見し、ふたりは御府内を騒がせた罪で寺社奉行に召し捕らえられ、それ以降石塔磨きの噂も消えたという話である。

(一二) 加藤曳尾庵『我衣』▼77 文政年間

「癩病の人は、子孫に伝ふ。睾丸の毛をぬきて見るに、毛の根へ肉の付ざる人は、必其病有人也といふ」という一文で、らいの遺伝について言及している。また、睾丸の毛を抜いてみることでらいの有無がわかるという俗信のようなことが書かれている。この一文では遺伝についての言及はなされているものの、悪血などの病因に対する言及はみられない。

(一三) 橘守部『待問雑記 上』▼78 文政年間

子供に嫁をもらうときの注意に関する文章。「愚かなるものを迎へとれば、それが産る子も又愚かなるがまじりて、裔の末までもけがす事ありぬべし。血統を引は癘病のみにはあらぬなり。」と、「愚かなるもの」は婚姻を通じて子孫に伝わるという説を紹介している。ここでは「愚」もまた癘病と同様に血統によるものであると説明されている。結婚の条件でこのような用い方がされているということは、癘病(癩病)が婚姻忌避の対象だったことの傍証にほかならない。貝原益軒がらいを婚姻忌避の条件から外すべきと主張したこととあわせて考えると、当時らいが婚姻忌避の大きな理由とされていた事実が浮かび上がるのである。

(一四) 平野重誠『病家須知』天保三(一八三二)年

この『病家須知』の著者である平野重誠は江戸の町医者であり、本来なら医師を対象にした前節で取り上げるのが適当だったかもしれない。しかしながら『病家須知』は、その他の医書とはその性格を若干異にしている。本書はいわゆる医論ではなく、さらに広い養生・療養・介護・助産の書であり、現代でいうところの「家庭の医学」のようなものである。『病家須知』という書名も、病人を持つ家の者が知っておくべきこと、を意味しており、対象とする読者は当時の一般民衆であった。そのため本書ではこの『病家須知』を当時の人びとのらい観を大きく反映するものとして、随筆などを扱う本節で取り上げる。また、平尾真智子・大道寺慶子らは平野重誠が『病家須知』を記述するにあたってはその知識を朗読や講読を通して広めようと意識していたと論じており、[79]『病家須知』における病気観は当時の人びとに影響を与え、なおかつ彼らの影響をも多分に受けたものであることが想像できるのである。

それでは、『病家須知』ではらいがどのように解説されているかを見てみよう。巻之五の「黴毒《カラガサ》の心得を説」[80]では、らいの中には「黴毒《サウドク》より変じ来ものあり」と、梅毒から発展するものが存在することを指摘している。この巻の論点は、すべての病気は伝染するという考えであるが、その伝染とは細菌やウイルスによるいわゆる伝染ではなく胎毒や遺毒を意味している。そして梅毒は性行為によって子孫にまでその毒が伝染すると説明していることから、伝染病とはいうものの重誠の梅毒理解では親から子へという遺伝的性質が認められていたことがわかる。そのような文脈から考えると、重誠は梅毒から発展するらいもまた、毒によって親から子へという家筋に伝わるものと理解していたと考えて間違いなかろう。

この他にも重誠は、当時のらい者の生活についても言及しているのでここに引用する。

むかし或《アルヒト》癩病を得、面部手足ともに膨脹《ハレフクレ》潰爛《ウミタダレ》、その臭穢《クサキコト》近べからず。他人はいふもさらなり、のちのちは親戚も省問《トヒキタル》もの少キやうになりたるゆへ、かく家に在て恥をみんよりも、深山幽谷に入てともかくもなれかしと、竊《ヒソカ》に家を遁出《ノガレイデ》て、人跡絶たる山中に入、樹下に臥し巌穴に棲て、果実草葉あるにまかせて採茹《トリクラヒ》、渓澗《タニ》に下ては水を喫《ノミ》、かくして斯年《ヒトトセ》過るうちに、腐爛《ウミタダレ》しところ漸《シダイ》に瘥て、いつしか顔色うるはしくなり、身体爽健なること以前に倍して、再《フタタビ》家《イエ》に帰たるものありと聴り。これあるべき道理にて、俗諺ながら、「一に看護《カイハウ》、二に飲食《タベモノ》、三に薬治《クスリ》」といふがごとく、急激暴病《ハゲシキニハカヤマヒ》を除の外は、其服薬を急んよりも、先飲食を戒ること専用なり。▼81

ここで重誡は急性疾患を除いては服薬よりも食べ物を戒めることを優先するように説く。第一に看護、第二に飲食と、薬による治療を第一としない重誡の主張が前面に押し出されているといってよい部分である。ここではらに対しても飲食への注意が効果的なことが述べられているのだが、罹患したらい者がどのような生活状況に置かれていたのかについての言及もなされている。このらい者は実家を離れて山中での生活を余儀なくされた。これは『中陵漫録』の「棄癩」におけるらい者のあり方と似通っている。またそのらい者が実家を離れるに至った経緯も「のちのちは親戚も省問《トヒキタル》もの少キやうになりたる」ため「家に在て恥をみんよりも」山中での生活を選んだというように、家族に迷惑をかけることを思い悩んで家を出た状況をうかがわせる。つまりらいにかかった自分が家にいることで、家族までが何らかの社会的な迷惑を被ることを避けようとしたのである。ここでもらいはもはや患者個人の問題ではなく、家族にまで拡大する問題となっていたことがわかる。

（一五）　中村弘毅『思斉漫録』▼82　天保三（一八三二）年頃
らい病に罹った主人を献身的に世話する女性の話。

伏見街道、七条下町にすめるもの、至て貧なるに、癩病さへやみて、引こもり、いよいよ窮して、朝夕の煙だにたてがたきに、其妻いとかひがひしく、手わざつとめて、夫をやしなひ、かつ又本国寺にある清正公といへる墓に、百日の間、跣にてまうで、夫の平癒をいのりしに、いたれる貞誠の感応にや。其病いえたりしと、ある医師かたらる。近き世の事なりとぞ。いかなる人の女なるや。感覚あまりあり。（後略）

この話の後半はいわゆる孝女・貞婦の論となるが、らい平癒の祈願として、京都本国寺の「清正公《せいしょこ》といえる墓」に詣でていたことが注目される。清正公《セイショコ》こと加藤清正はその死後菩提寺である熊本の本妙寺に祀られ、一七世紀半ば以降は治病・除災の神として信仰を集めるようになった。一八世紀までその信仰圏は清正の「お膝元」である肥後にとどまっていたが、この文章の書かれた一九世紀に入ってからは全国的なものになり、京都本国寺の清正廟や江戸白金の覚林寺が清正公信仰の拠点となった。この文章は孝女・貞婦の論であるとともに、清正を祀る本国寺がらいに効験ありとされていたことを示している。▼83 ちなみに熊本の本妙寺は近代以降もハンセン病患者の集まる場所であり、後述するようにハンセン病患者の集住地ともなっていた。

（一六）　麻谷老愚『祠曹雑識』▼84　天保五（一八三四）年頃

寛永年間になされたらい者への虐殺の様が描かれている。

又一奇談ハ、寛永十三年、江戸中ノ癩病共、切支丹宗門ノ事露顕ニ付テ、何レモ召捕ラレ、三谷ノ今土手ノ所ニ、呉竹ヲ以テ高虎落ヲ結廻シ、其内ヘ百人余癩病共ヲ押入テ、食ヲ留テ指置レケレトモ、渠《かれ》等、金銀ヲシタ、カニ持タル故、番ノ乞食ヲ誑誘シ、食物ヲ求ケルニソ、中々死スヘキ色ナカリケレハ、唐犬ヲ数十匹入テ、犬攻ニナサレケレトモ、犬サヘムサカリテ咬付ス。コレニ依テ、弾左衛門ニ仰付ラレ、矢来ニ内ニテ、追打ニウタセラレケレハ、弾左衛門カ手ノ者共、癩病共ノ逃ルヲ、追詰斬テ捨ケリ。此時ヨリ、大方江戸中ノ癩病、断絶ストイフ。古今未曽有ノ事トスヘシ。

『切支丹の社会活動及南蛮医学』で江戸時代初期のキリスト者による救らい事業についての研究を行なった海老澤有道は、当時の切支丹に関する文献から右の事件と同じものと推測される一文を抜粋している。[85]そこには「同じ比寛永年間癩百人吉利支丹之門徒等江戸浅草鳥越も虎落《もがり》を結て是に追入れ乾殺にして即ち其所に埋む」とあり、地名も三谷と浅草鳥越とほぼ同じ地域であり、かつまた時代といい「虎落」で囲ったという扱いといい、ほぼ同一事件と見てよいだろう。

この時に捕らえられたらい者が虐殺され、それ以降江戸ではらいが断絶したという話の信憑性がどの程度であるかはわからない。また、この仕打ちも彼らがらい者であったからなのか、切支丹の嫌疑がかかっていたからなのかも、検討を要するものであろう。本節で引用する各種随筆類を見ても、寛永から天保に至るまで江戸にもらい者がいたことは明らかである。

（一七）東随舎『古今雑談思出草紙』[86]天保一一（一八四〇）年頃

「碑文谷仁王霊験の事」は、武州荏原郡碑文谷村の妙光山法華寺の霊験でらいが治ったという話。寛政三年頃、上目黒村の杣、五郎八がらいを病む。彼の有様は以下のように描写されている。「天なる哉。命なる哉。類ひ少なき癩病を煩ひ出して、眉もぬけ落、面体の色替り、人前の交りも成かねたりしま、（中略）」。この一文から、寛政年間の江戸ではらいはすでに「類ひ少なき」病気であったことがわかる。また、彼は病気のために他人と交流することも難しくなったうえ、「よしや此儘にて衆人にいとわる、ならば、（中略）」とあるように、周囲の人間から嫌悪される存在でもあった。らいに罹患することによって、周囲との人間関係を保つことが困難になっていく様が看取できるだろう。

（一八）作者不明『江戸愚俗徒然噺』▼87 天保年間

「癩病の種を作る咄しの事」

癩病は血すじを引て煩ふ病なれば、三代も四代も過て又煩ふもの出来るものなり、此病ひは前世に法華経を嫌ひて誹謗せしもの、現世に於て癩と成と、是法花経二十八品目普賢菩薩観音品に此事を説あれば現證たるべし、人の恨ミの生霊と死霊のおんねん、又は神罰などにて癩となる事のあれども、我一代にして種にならず、されば癩病人の子孫に少しも出ざるは此類也、爰に猶恐るべきは不義の姦通にて産れし子より始まるあり、或は親子兄弟伯父と姪、伯母と甥の中にて人知らず語らひ、終に其中に産れたる小児は成長の後必癩となる也、是あらたに作る種にして其子孫に性を引也、慎み恐るべし、

著者は、らいが血筋に伝わる病気でありそれは神仏の罰であるという説をとりながらも、「我一代にして種に

ならず」と疑義を呈する。「癩病人の子孫に少しも出ざる」という一文は、神仏の罰でありなおかつ遺伝病とされていたにもかかわらず、その子孫にらいが出ることがほとんどなかったことを示している。家筋に伝わる病気であるという認識が知識人層にも一般層にも拡大していた中にあって、遺伝が事実でないことをとらえた言葉である。そして著者は「猶恐るべき」ものとして、不義密通と近親相姦を挙げている。このような男女関係によって生まれた子供は必ずらいになり、それが「種」になると述べるのである。この説明は、神仏の罰というよりも性禁忌を破ったものへの罰や戒めとしてらいが用いられていることがわかる。

（一九）　本居内遠『賤者考』▼88　弘化四（一八四七）年

「乞食」の項目。中世のらい者がいわゆる「宿」に入っていたのは、「昔より此悪疾は忌み来れば、裔を他につたへざる為に、郊外に出して別居せしめし制の残り」であると解説する。そしてらい者が「宿」で集住した理由は「裔を他へつたへざる為」と説明している。中世史における研究史に照らし合わせると内遠の説明が妥当でないことはわかるが、ここでもやはりらいが「裔」つまり子孫に家を通じて伝わる病気であるとの理解が一般的であったことが看取できるのである。

以上、らいについて言及している文献を一九件列挙し、それらに簡単な解説を附した。もちろん、近世の文献でらいに言及したものはほかにもあるだろうが、ここでは現時点で筆者の手元にあるものを紹介した。それではこれらの諸文献からどのようなことが言えるだろうか。

まず、近世社会におけるらい者の生活の多様さが指摘できるだろう。近世でもらい者が人びとから忌み嫌われある存在であったことは確かである。しかしらい者のすべてが必ずしも社会から追放されていたわけではなく、まして近現代のように一ヶ所に隔離されることもなかった。むしろ、罹患した後も家族と生活をともにするものもいれば、宗教者以外にもらい者を助けた人びとは存在した。本節では紹介しなかったが、先行研究によると明治中期まで善光寺の町外れに「道近坊」と呼ばれ市役徴収権を与えられて集住していたらい者や、▼[89]京都の松原通の物吉村で勧進をしながら集住していたらい者も存在した。▼[90]他にも各藩で斃牛馬処理やらい者の引き取りを命じられていた者もおり、▼[91]彼らが忌避の対象であったことは否定できないが、生活のあり方はこのように多様だったのである。この点は、らい患者すべての隔離を目指した近現代社会とは大きく異なっている。彼らが一般民衆と「共生」していた、というナイーヴな言い方はしたくない。しかしながら、患者とその他の人びとを二元論的に分断させようとした近現代との差はやはり大きいものがある。

次に、当時の人びと（知識人）は当時の医師たちがらいに対して採用した遺伝という性質を受容していたようだが、その解釈は必ずしも医師たちの理解と同一ではなく、様々なものであったことが注目される。遺伝という性質上、病気が家筋に混入するのを防ぐために婚姻忌避の対象とする場合もあった。しかしながら、その婚姻忌避はらいに罹患した配偶者への忌避ではなく、むしろらいの家筋とされた配偶者の血が混入することを忌み嫌ったためである。遺伝とはされていながらも現在のように病原菌が移動するという考えはもちろんなく、『剪燈随筆』のように夫婦間での伝染はないと理解する説も存在したのである。

その一方で『江戸愚俗徒然噺』のように遺伝を否定する説も存在する。ここでは性禁忌の侵犯がらいの原因とされており、『黄華堂医話』や『掌録』では飲食の禁忌と関連して語られている。以上のことから、当時の人びとは、らいが悪血などによって遺伝するという医師たちの説をある程度受容していた一方、その直接の原因は中世的な業罰や、また、生活上の禁忌を侵犯することによると理解していたことが浮かび上がる。つまり、近世のらい観は古代・中世以来の、神仏による罰というものに加えらいが家筋に伝わる病気であるという説や、禁忌の侵犯を原因とするという解釈が重層したものへと変わっていったのである。本節ではらいに言及した文献を時代順に列挙したが、その目的はこのようにらいに対する認識が重層している様を提示しようとしたためであった。これらの諸文献での記述は単体ではあまり意味をなさないが、こうしていくつかまとめることにより、当時の重層的ならい観が見えてくるのである。

小括

本章は近代以前の日本において、らいがどのような認識をされていたのかを古代に遡る形で分析した。以下、これらを要約しておこう。

古代社会では漠然とした罪と認識されていたらいは、中世仏教の影響によって、神仏に対する罪による現世における最大の罪業であるかのように語られるようになっていく。そのような認識は、らいが業病や天刑病という言葉で言い表されることになるように、非常に大きな影響を及ぼしたのである。悲惨な生活状況にあった中世らい者を救済しようとした仏教者たちの行動・言動が、図らずもらいに対する恐怖感を増大させてしまい、差別・偏見の対象へと病者を押し上げていくことになってしまったことは、中世の各種文献における記述からもわかる

ていたのである。

だろう。なぜ人はらいにかかるのか、という“why”の追求が、らいを罪とするような病気観形成の根底に存し

時代を経るにしたがって、らいには新たにその“why”を胎毒や家筋と関連させて考えるような傾向が表れ始める。それらは中国漢方医学の影響を受けた近世の医師たちを中心とした解釈であったが、それらの認識がそのほかの知識人たちにもある程度知れ渡っていたことが、当時の随筆などからも明らかになる。当時の認識にはそれほどまで一貫性は認められず、著者によってどの認識を採用するかが区々であったことは確かであるが、胎毒や家筋についても、近世以前の病気観をまったく払拭したものではなかった。近世でも肉食や姦通などに対する罪をらいと結びつけるような語られ方は依然として強く残っていたことがわかる。らいに対する認識(らい観)は、漠然とした罪から神仏による罰、神仏による罰から家筋に伝わる病気と、次から次へと入れ替わっていったのではない。むしろ前代の病気観を内包する形で新たな病気観が加わるとでもいうように、重層的なあり方を見せているのである。

現代社会でも依然としてハンセン病に対する差別・偏見が存在することも、らい観の重層と密接なかかわりを持っている。たとえ感染力が微弱であり完治可能な病気であることが判明してからも、特定個人がなぜハンセン病に罹患するのかという“why”は現代科学の知見でも明らかにされない。人びとは依然としてその“why”を、本章で紹介したようならい観に求め続けていたのである。そして、近代以降も新たなるらい観が重層し、それがハンセン病に対する差別・偏見に拍車をかけることになった。重層的ならい観は、ハンセン病差別を考えるにあたっては常に念頭に置いておくべきことであると考える。ただし、古代、中世、近世のそれぞれを連続的なものとして安易に現代と結び付けて理解することは適当ではない。同じ罪という形式であっても、神仏に対する罪で

あったり、禁忌の侵犯に対する罪であったり、時代によってその内容は常に変化している。古い内容も完全に消滅することはないが、常に新しい内容が付け加わっているのである。

さて、本章の特に第五節で明らかになったこととして、近世社会におけるらい者の生活状況の多様性が指摘できる。家族とともに自宅で生活していた者、家族に迷惑や恥をかけまいと家を出て放浪および独居生活を送る者、あるいはらい者同士での集住をする者など、様々な生活のあり方が見えてくる。彼らが他の民衆と「共生」していたと安易に言うことはできないが、少なくとも「隔離される対象」として他の人びととの二元論的分断がなされた近代以降とは大きく異なるのである。

次章以降は、時代を近現代に移す。そして、国家の政策、医師たちの言説、民間伝承の三柱を見ることによって、重層的らい観がどのように差別・偏見と関係しているか、また、重層的らい観を根底に含む国家の政策や医師たちの言説がどのようにしてハンセン病患者とその他の人びとを二元論的に分断していくのかを探る。本章は近代以前のらいについてのすべてに触れたわけではないが、らい観の重層やらい者の多様な生活状況を示すものとして、次章以降の基礎的資料という位置づけをしておきたい。

注

▼1　本書における「癩病」等の用語使用の際の注意に関しては、序章第三節を参照されたい。

▼2　富士川游『日本医学史』日新書院、一九四一年

▼3　山本俊一『日本らい史』東京大学出版会、一九九三年

▼4　鈴木則子「近世癩病観の形成と展開」藤野豊編『歴史のなかの「癩者」』ゆみる出版、一九九六年

▼5 藤野豊編『歴史のなかの「癩者」』ゆみる出版、一九九六年
▼6 藤野豊『「いのち」の近代史 「民族浄化」の名のもとに迫害されたハンセン病患者』かもがわ出版、二〇〇一年
▼7 澤野雅樹『癩者の生 文明開化の条件としての』（青弓社、一九九四年）など。また、「怖れ」という視点から病気に対する偏見に迫った久保井規夫の『図説 病の文化史 虚妄の怖れを糾す』（つげ書房新社、二〇〇六年）は近代のハンセン病対策における政府の私立医療施設利用について藤野豊との見解の違いを述べるなどしたが、論調としては国家責任の追及に近い。
▼8 歴史科学協議会『歴史評論』第六五六号、二〇〇四年
▼9 前掲注8、「特集にあたって」一頁
▼10 新村拓『日本医療社会史の研究―古代中世の民衆生活と医療』法政大学出版会、一九八五年
▼11 細川涼一『中世の身分制と非人』日本エディタースクール出版部、一九九四年、二〇頁
▼12 細川涼一、前掲注11、七頁
▼13 細川涼一、前掲注11、八頁
▼14 横井清「中世民衆史における「癩者」と「不具」の問題―下剋上の文化・再考―」『中世民衆の生活文化』東京大学出版会、一九七五年、二九六頁
▼15 海老澤有道『切支丹の社会活動及南蛮医学』富山房、一九四四年
▼16 小林計一郎「善光寺の癩病人部落」『日本歴史』第二三三号、一九六七年
▼17 横田（鈴木）則子「「物吉」考―近世京都の癩者について―」『日本史研究』第三五二号、一九九一年
▼18 鈴木則子「初代曲直瀬道三の癩医学」『日本医史学雑誌』四一―三、一九九五年
▼19 廣川和花『近代日本のハンセン病問題と地域社会』大阪大学出版会、二〇一一年
▼20 下中直人『世界大百科事典』平凡社、一九九八年、「癩」の項、一二三頁
▼21 金谷治訳注『論語』岩波書店、二〇〇〇年、一一一頁
▼22 『論語』の「先進第十一」では「徳行顔淵閔子騫冉伯牛仲弓」とあるように、伯牛は孔門でも徳行にすぐれた人物であるとされている。
▼23 黒板勝美・国史大系編修会『国史大系 日本書紀 後篇』吉川弘文館、一九八六年四月、一五五頁
▼24 黒板勝美・国史大系編修会『国史大系 令義解』吉川弘文館、一九八五年四月、九二〜九三頁

▼25 ここでいう「虫」は、いまでいう昆虫などではない。漢方医学では病気の原因を「虫」という不可視の存在に仮託することがある。
▼26 黒板勝美・国史大系編修会『国史大系　令集解　第二』吉川弘文館、一九八三年、二六六頁
▼27 ハンセン病の症状などについては、大谷藤郎監修『ハンセン病医学　基礎と臨床』（東海大学出版会、一九九七年）など。
▼28 新村拓　前掲注10、二〇四頁
▼29 小林茂文「古代・中世の「癩者」と宗教」藤野豊編『歴史のなかの「癩者」』ゆみる出版、一九九六年、一六頁
▼30 横山佐知子訳『医心方　巻三　風病篇』筑摩書房、二〇〇二年、二八一頁
▼31 新村拓、前掲注10、一五四頁
▼32 中田祝夫校注・訳『日本古典文学全集六　日本霊異記』小学館、一九七五年、三〇九～三一〇頁
▼33 坂本幸男他校注『法華経　下』岩波書店、一九六七年一二月、三三四頁
▼34 国民文庫刊行会編『国訳大蔵経　論部　第三巻』第一書房、一九七四年、四四二頁
▼35 馬淵和夫校注・訳『日本古典文学全集二三　今昔物語集三』小学館、一九八六年、一三六～一四一頁
▼36 大村桂巖校注『元亨釈書』教育研究会、一九三一年、二六～二七頁
▼37 渡邊綱也・西尾光一校注『日本古典文学大系二七　宇治拾遺物語』岩波書店、一九六〇年、一七一頁
▼38 水原一考定『新定　源平盛衰記　第六巻』新人物往来社、一九九一年、六四頁
▼39 広島中世文芸研究会『中世文芸叢書一〇　酬恩庵本狂雲集』一九七八年、一五八頁
▼40 ただし、養叟がらいとなったのは一休宗純の創作であるといわれている。金井清光『中世の癩者と差別』岩田書院、二〇〇三年、二〇頁
▼41 井上清他編『京都の部落史三』京都部落史研究所、一九八四年、二三四～二三六頁
▼42 井上清、前掲注41、二三七～二三八頁
▼43 井上清、前掲注41、二四〇頁
▼44 井上清、前掲注41、二四五頁
▼45 井上清、前掲注41、四〇八～四〇九頁
▼46 細川涼一「叡尊・忍性の慈善救済、非人救済を主軸に」一九七九年（細川涼一、前掲注11）所収
▼47 横井清、前掲注14、三一二頁

▼48 小林茂文、前掲注29、二四頁

▼49 横井の論点は中世仏教者の「罪」を暴くことなどではなく、慈善救済の面ばかり注目される従来の研究に対して、仏教が差別観念の定型化・浸透に果たした役割にも目を向けようというところにあった。それは差別観念の大きな源を仏教思想の中にさえ見出せるのではないかという提言であり、それは中世の仏教の社会的機能の多様さを問う性質のものであったといえる。

▼50 中世のらい者は、仏教者によって救済施設に保護されたり、非人長吏に引き取られて非人集団に属したりと、集住することが多かった。ただし、それは京都などの大都市のことであり、地方に住するらい者に関してはその限りではないだろう。人の往来の頻繁な大都市では物乞いによる収入も比較的多かったため、彼らの集住的傾向に拍車をかけたのである。

▼51 横井清、前掲注14、三一五頁

▼52 横井は中世の社会についても「「五体健全」であることは「六根清浄」なることの大前提」であり、「心身の清浄無垢こそは、さまざまの価値体系にぬきんでたもの」とみなされていたと述べた。横井清、前掲注14、二九八頁

▼53 平安後期に入ると仏教者の中にも実践的医療にたずさわる者も登場する。中世に入ると中下級僧侶を中心として僧医の数が増えてくる。新村拓編『日本医療史』吉川弘文館、二〇〇六年、四二頁

▼54 鈴木則子、前掲注4

▼55 美濃部重克編『伝承文学資料集成　第二十二輯　医談抄』三弥井書店、二〇〇六年、一九〇～一九一頁

▼56 曲直瀬道三とらいについては鈴木則子の「初代曲直瀬道三の癩医学」(『日本医史学雑誌』第四一巻第三号、一九九五年)に詳しい。

▼57 『病論病名集』、文史哲出版社、一九七二年

▼58 第二章で既述したように、ハンセン病は生活環境や衛生状態に大きく左右される疾病である。横井清は中世社会の「日常」が、慢性的な飢餓状況や戦乱による地域社会の荒廃、また疫病流行の多発に置かれていた時代だったと述べている(横井清、前掲注14、二九八頁)。鈴木則子はその後の近世社会については、徳川幕府による天下統一がなしとげられて庶民生活に安定がもたらされた時代であったと説明している。

▼59 鈴木則子、前掲注56、九八頁

▼60 厲風の「厲」は「癩」の異字である。

▼61 田中真斎「真斎謾筆　医方の部　人」『安藤昌益全集〈増補篇〉第三巻』農山漁村文化協会、二〇〇四年、四一〇頁

▼62 二〇〇六年七月、関東近世史研究会シンポジウム『生命維持と「死」―医療文化をめぐって―』(於國學院大學)では主に一八

世紀の社会を中心として、当時の民衆が医師の治療を受けられる状況は拡大したものの、依然として呪術による民間療法的医療と、医師たちによる医療が並存していたことが議論された。

▼63 和田萬吉訳『モンタヌス　日本誌』丙午出版社、一九二五年
▼64 貝原益軒「教女子法」（石川松太郎『東洋文庫三〇二　女大学集』平凡社、一九九七年）所収
▼65 黒板勝美・国史大系編修会『国史大系　令集解、第二』吉川弘文館、一九八三年、三〇五頁
▼66 日本随筆大成編輯部『日本随筆大成　第二期第九巻』吉川弘文館、一九七四年、四五五～四五八頁
▼67 森銑三他編『随筆百花苑　第五巻』中央公論社、一九八二年、二六二頁
▼68 森銑三他編『随筆百花苑　第六巻』中央公論社、一九八三年、二七二～二七三頁
▼69 森銑三・北川博邦編『続日本随筆大成（一〇）』吉川弘文館、一九八〇年、二四一頁
▼70 ハンセン病問題に関する検証会議『ハンセン病問題に関する検証会議最終報告書』二〇〇五年、一二一～一四頁
▼71 森銑三他編『随筆百花苑　第四巻』中央公論社、一九八一年、二六三～二六四頁
▼72『日本随筆全集　第一巻』国民図書、一九二七年、四六一～四六二頁
▼73 日本随筆大成編輯部『日本随筆大成　第二期第二巻』吉川弘文館、一九七三年、二九三頁
▼74 日本随筆大成編輯部『日本随筆大成　第三期第三巻』吉川弘文館、一九七六年、九三頁
▼75 日本随筆大成編輯部『日本随筆大成　第二期第二〇巻』吉川弘文館、一九七四年、四七四～四七五頁
▼76 日本随筆大成編輯部『日本随筆大成　第二期第五巻』吉川弘文館、一九七四年、一五七～一五九頁
▼77 森銑三他編『日本庶民生活史料集成第一五巻』三一書房、一九七一年、八頁
▼78 森銑三・北川博邦編『続日本随筆大成（五）』吉川弘文館、一九八〇年、二六二頁
▼79 平尾真智子・大道寺慶子「看護書としての『病家須知』の意義」看護史研究会編『病家須知、研究資料編』農山漁村文化協会、二〇〇六年、三三頁
▼80 小曽戸洋監修『病家須知　翻刻訳注篇下』農山漁村文化協会、二〇〇六年、三四頁
▼81 小曽戸洋監修『病家須知　翻刻訳注篇上』農山漁村文化協会、二〇〇六年、一三〇～一三一頁
▼82 日本随筆大成編輯部『日本随筆大成　第二期第二四巻』吉川弘文館、一九七五年、一六〇頁
▼83 圭室諦成「清正公さん信仰」『日本歴史』第一八八号、一九六四年、五四～五七頁

▼84 史籍研究会『内閣文庫所蔵史籍叢刊　第七巻　祠曹雑識（一）』汲古書院、一九八一年、六四〜六五頁
▼85 海老澤有道、前掲注15、二〇八頁
▼86 日本随筆大成編輯部『日本随筆大成　第三期第四巻』吉川弘文館、一九七七年、一三〜一四頁
▼87 三田村鳶魚『未刊随筆百種　第一三』臨川書店、一九六九年、一八八頁
▼88 原田伴彦他編『日本庶民生活集成　第一四巻』三一書房、一九七一年、五一五頁
▼89 小林計一郎、前掲注16
▼90 横田（鈴木）則子、前掲注17
▼91 鯨井千佐登「仙台藩領の「癩人小屋」について」『東北学院大学東北文化研究所紀要』第三六号、二〇〇四年

第四章　近現代ハンセン病政策の展開と差別の強化

はじめに

世の中にどれだけの病気が存在するのか、筆者は寡聞にして知らない。数ある病気の中のひとつであるハンセン病が、なぜこうも強烈な差別・偏見の対象になってしまったのだろうか。その原因のひとつは、この病気がたどった歴史、とりわけ近代以降の歴史に大きく規定されていると筆者は考えている。それはハンセン病患者に対する強制隔離政策の存在である。

前章では近代以前のらい者の生活を振り返り、そこに多様な生活状況を見出した。しかしながら明治時代以降、日本は多様な生活状況を見せていたらい者を一元的に終生隔離する方向へと動いていくことになる。病勢の強弱に限らず、原則的に全患者を対象とした強制隔離政策は世界にも類を見ないものであった。感染力が微弱な慢性伝染病であるハンセン病は、その他の急性伝染病とは異なって徹底的に終生隔離の対象となった。またそのような方針は治療法の確立された戦後も続き、回復者の社会復帰をおおいに妨げている。

強制隔離政策が現在にまで続くハンセン病差別の原因となったことは、従来でもよくいわれている。国家による強制隔離政策が患者でない人びとにハンセン病が恐ろしい伝染病であるという認識を植えつけ、それがハンセン病患者とその家族に対する激しい差別・偏見につながったというものである。▼[1]筆者は必ずしも強制隔離政策ばかりがハンセン病に対する差別・偏見の原因となったわけではないという立場を取るが、それは強制隔離政策による影響を過小評価するものではない。ただし、ハンセン病問題のすべてを強制隔離政策に押し付けてしまうと、他の諸事情を見落とす原因となりかねない。ハンセン病問題の責任を強制隔離政策の担い手である国家にばかり負わせると、議論はいかにして国家の責任を追及するかに向かってしまう。それはすでに見えている敵を相手にした戦いであり、なぜ病気にかかった人が差別されてしまうのか、という差別認識にかかわる議論には発展しがたいのである。

筆者は国家の政策と医師の言説が、人びとが近現代以前から抱いていたハンセン病に対する観念を絶対的な差別・偏見の方向へと後押ししてしまったと理解しており、それを裏付けるために国家の政策、医師の言説、民間伝承の三柱から近現代のハンセン病差別の問題構成を読み解くという方法を採っている。本章はその第一歩として、近現代のハンセン病政策がどのように展開したのかをたどる。

第一節 『最終報告書』における提言とその分析

平成一七（二〇〇五）年、『ハンセン病問題に関する検証会議最終報告書』（『最終報告書』）が当時の尾辻秀久厚労相に手渡された。合計一五〇〇ページの大部となった同報告書は、平成一四（二〇〇二）年に厚生労働省からの委託によって発足した「ハンセン病問題に関する検証会議」（「検証会議」）が二年半に及ぶ調査・検討を行なった結果として成立したものである。

本節ではそもそも『最終報告書』がどのようにハンセン病差別をとらえていたのか、そして政府に提出された一級の報告書としてどのような提言をしたのかを分析する。『最終報告書』はハンセン病問題に関する重要な資料であるとともに、ハンセン病問題に対する現在における公式見解とみなすことができるのである。

まず『最終報告書』自体の構成であるが、それは全二〇章にわたる。第一章は「検証会議」発足の契機となった熊本地裁の判決についての「熊本地裁判決と真相究明」。第二章「一九〇七年の『癩予防ニ関スル件』─強制隔離政策の開始と責任」、第三章「一九三一年の『癩予防法』─強制隔離の強化拡大の理由と責任─」、第四章「一九五三年の『らい予防法』─強制隔離政策の強化拡大の理由と責任─」では「癩予防ニ関スル件」「癩予防法」「らい予防法」という戦前戦後における重要なハンセン病政策の流れをおさえるとともに、それらの責任の所在について言及している。第五章「らい予防法の改廃が遅れた理由」では立法府、行政府、らい学会のかかわりに焦点を当て、なぜ一九九六年まで「らい予防法」が改廃されなかったのかを検証している。第六章「ハンセン病に対する偏見・差別が作出・助長されてきた実態の解明」は、「検証会議」がハンセン病差別の重要なファクターとして認識している、戦前戦後の官民一体の「無癩県運動」の進展および強化についての言及がなされている。第七章「ハンセン病政策と優生政策の統合」では、ハンセン病療養所入所者に対する人権侵害の顕著なものである断種手術、つまり入所者に対するワゼクトミー（精管結紮手術）や強制堕胎の実態を検証したものである。

ここまでは近現代ハンセン病問題の歴史に対する総論的な内容であり、近代以降の歴史を追うとともに『最終報告書』が最重要視している「無癩県運動」や、療養所入所者に対する断種手術への言及などがなされている。

続く第八章「ハンセン病強制隔離政策による被害の全体像の解明」は、実際に回復者やその家族に対する聞き取り調査の結果であり、別冊である『ハンセン病問題に関する被害実態調査報告書』（以下、『被害報告書』と略記）にまとめられている。また、序章でも言及した、療養所入所者の胎児の遺体標本に関する事件は第九章の「全国の国立療養所に残された胎児標本に関する検証」で検証されているが、それも別冊の『胎児等標本調査報告』に採録されている。

第十章「ハンセン病医学・医療の歴史と実態」では、ハンセン病に対する医学的な面からの言及と、主に療養所内における医療の実態についての検証がなされている。それに続く第十一章「ハンセン病強制隔離政策に果たした医学・医療界の役割と責任の解明」、第十二章「ハンセン病強制隔離政策に果たした各界の役割と責任（一）」、第十三章「ハンセン病強制隔離政策に果たした各界の役割と責任（二）」、第十四章「ハンセン病強制隔離政策に果たした各界の役割と責任（三）」では、近現代ハンセン病問題に対する医学界・法曹界・福祉界・宗教界・マスメディアの責任の所在を明確にしたものである。強制隔離政策の推進者であった国家だけでなく、これら各界の責任を追及したことは『最終報告書』の大きな特徴である。▼2また、第十五章「国際会議の流れから乖離した日本のハンセン病政策」は、ハンセン病患者に対する強制隔離政策は不要とした各国の潮流とは異なり、依然として強制隔離を継続した日本の政策の特異性について検証したものである。日本における強制隔離は昭和二八（一九五三）年の「らい予防法」でも廃止されることはなく平成八（一九九六）年まで継続したが、欧米では戦前から強制隔離の不必要性が認識されていたのである。

第十六章「沖縄・奄美地域におけるハンセン病政策」、第十七章「旧植民地、日本占領地域におけるハンセン病政策」では、本土以外におけるハンセン病政策の流れを追っている。第十六章では米軍占領下の奄美・沖縄、第十七章では韓国・台湾での政策が特に取り上げられている。

第十八章「アイスターホテル宿泊拒否事件」は平成一五（二〇〇三）年に熊本県で発生した、療養所入所者に対する宿泊拒否問題について言及したものである。この事件は「検証会議」発足後に発生したものであり、「らい予防法」の廃止だけではなく、患者に対する差別の継続的な再発防止の必要性が認められることになった。第十九章「再発防止のための提言」ではこれまでの各章における検証結果を受けて、差別の再発防止に向けての具体的内容について詳述している。第二十章「療養所における検証会議実施報告等」は、「検証会議」の調査・検討についての活動報告といってよい。

『最終報告書』はこれら全二十章（内、二章は別冊）からなる本文と、「近現代日本ハンセン病関連年表及びハンセン病文書等」「検証会議設置及び活動等関係」の関連資料から成っている。前述したように『最終報告書』は一五〇〇ページにものぼる大部であり、「国費で政策の誤りを真正面から検証した画期的な取り組み」▼[3]だったと評価されている。それでは、『最終報告書』はそもそも近現代日本におけるハンセン病問題の原因をどのようにとらえていたのであろうか。

二年半の調査・検証の結果、「検証会議」は、戦前戦後を通してなされた「無癩県運動」が、「今も続くハンセン病患者・家族に対する差別・偏見の原点」であると指摘した。「無癩県運動」とは一九三〇年代後半以降に始まった、各道府県を競争させる形で自宅療養中のハンセン病患者を探し出し、療養所へ送り込もうとする運動である。▼[4]「無癩県運動」は政府・地方自治体だけでなく、財団法人癩予防協会や宗教団体の後押しもあり、まさに官民一体の運動となった。このように「国家のため、民族のため、絶対隔離を推進するという使命感」▼[5]を原動力とした「無癩県運動」を根幹にすえながら、「検証会議」はハンセン病差別の特性を次のようにまとめた。▼[6]

① 国策によって作出、助長、維持された差別・偏見だということ。

② ①には医療者、宗教者、法律家、マスメディア、その他各界の専門家が作為または不作為という形で大き

く関係しているということ。

③ハンセン病医学、医療の中心に位置した専門医と、その専門医の誤った医学的知見が果たした役割は大きいということ。

④「国策としての差別・偏見」が長年にわたって維持されて日常化された結果、差別・偏見に対して市民の側に感覚麻痺が見られるということ。

⑤この日常化自体が、差別・偏見の正当化理由として悪用される可能性があるということ。

⑥「国策としての差別・偏見」は、「同情」論と表裏一体のものとして作出、助長、維持された結果、無数の「差別意識のない差別・偏見」、「加害者意識のない差別・偏見」が生み出されているということ。

⑦⑥の状態は「寝た子」状態で普段は隠されているが、療養所入所者らが権利主体として立ち上がろうとすると、「差別意識のない差別・偏見」、「加害者意識のない差別・偏見」に火がつき燃え上がるということ。

「検証会議」がハンセン病問題において政府だけでなく各界の責任を追及したことについてはすでに述べた。ここで注目すべきは「差別意識のない差別・偏見」「加害者意識のない差別・偏見」という言葉であろう。それは普段は人びとの中に潜伏しているが、入所者らが差別・偏見に対して抗議等に立ち上がると、反発・敵視として顕現するというのである。その例は熊本県のホテルにおける宿泊拒否事件に求められよう。感染のおそれがないにもかかわらず、入所者たちは宿泊を拒否された。しかしながら療養所入所者や支援者およびマスコミがホテルの対応を非難すると、今度は入所者たちに対する激しいバッシングがなされたのである。バッシングの多くはホテル宿泊拒否の対象となった人びとのいる療養所（菊池恵楓園）に匿名の書面として送付された。その多くはホテルの対応を支持し入所者たちの行動を強い口調で非難するものであった。これはそれこそ、「寝た子」であった「差別意識のない差別・偏見」が入所者たちの行動によって燃え上がった一例である。

このような差別・偏見の特性に則した総合的で科学的な、差別される側の立場に立った対策を組織的、継続的に実施しなければ差別・偏見は解消できない、というのが「検証会議」の指摘した点である。そして「検証会議」は様々な事象の検証を通じて、「公衆衛生の分野等における再発防止」の提言を『最終報告書』の眼目として位置づけた。具体的にいうとそれは、「らい予防法」など公衆衛生の観点に則った政策などによってもたらされる人権侵害の再発を防止することであり、その核とされるべきことは患者・被験者の諸権利を法制化することであると述べた。

ここでいう諸権利とは、最善の医療及び在宅医療を受ける権利、医療における自己決定権及び「インフォームド・コンセント」の権利、医療情報を得る権利、医科学研究の諸原則に基づかない不適正な人体実験や医科学研究の対象とされない権利、断種・堕胎を強制されない権利、不当に自由を制限されない権利、作業を強制されない権利、社会復帰の権利の八点である。加えて感染症予防医療に関する原則として、任意受診の原則、強制措置必要最低限の原則、差別・偏見の温床となる病名を冠した分類をしない原則の三点を挙げている。また、これらとともに、患者・家族への差別・偏見を防止するための国等の責任・施策等も規定すべきであるとされている。

ここで挙げられたいずれもが、ハンセン病患者の直面した差別・偏見を如実に表している。強制隔離政策下の患者たちは在宅医療を受ける権利を剥奪されて療養所へと送られ、療養所内でも劣悪な環境に置かれていた。ハンセン病の子孫を残さないためにと断種・堕胎を強制されたり、「患者作業」と呼ばれる園内諸作業を担わされたりもしたうえ、自己の意思で退園することもできず、まさに自己決定権のない状態であった。それらは入所者の社会復帰を著しく妨げる結果となったのである。

さて、「検証会議」による日本におけるハンセン病差別の原因検証の特徴は、「独善的で非科学的な知見が国の誤ったハンセン病政策に影響を与えた」▼7との言葉にあるように「無癩県運動」に象徴されるような、医療従事者などの専門家や各界によって助長・維持されたハンセン病政策にその最大の原因を求めるところにある。これは公衆衛生等の政策決定自体が問題を内包していたことを意味しているため、「検証会議」は再発防止のために公衆衛生等の政策立案に際して次のことを遵守するようにも提言したのである。

その提言とは、憲法・国際人権法を十分に遵守すること、基本的事項・原則等は法律事項とすること、専門家団体の組織的推薦に基づき専門委員を推薦すること、患者等を委員とすること、報告書・意見書・要項等の起案・作成は行政部局ではなく委員会等が行なうこと、また、これらほかにも政策決定過程の透明化や、決定・改廃の際の患者等の参加及び意見の尊重を可能ならしめる法整備も必要であるということである。

近現代のハンセン病政策は、政府とともにハンセン病医療従事者たちが重要な役割を占めていた。しかしながらハンセン病医学の専門家とみなされた人びとは、実際には国際社会の潮流に逆らうように強制隔離政策を推進するなど誤った方向に政策を導き、その結果として多くのハンセン病患者が人権侵害を被った。彼ら患者には、もちろん政策決定に参与することは認められていなかった。そのような過去の反省から、ここでの提言には政策立案に際して当事者である患者等の積極的参加がうたわれているのである。公衆衛生等の分野における政策立案に際する患者等の参加は、ハンセン病に限らず他の伝染病などにも応用されるべきものであろう。伝染病の拡大が危惧される場合、社会はいかにして伝染病への感染を防ぐかに汲々として、感染者へのケアは往々にして見落としてしまう。▼8いかにして感染を最小限に抑えるかは重要な問題であるが、既感染者に対する人道的措置がないがしろにされてはならない。そのためには当事者たる患者の意見は必ず取り入れられるべきである。

では、ハンセン病差別・偏見の解消に関して「検証会議」はいかなる提言をしたのであろうか。「検証会議」はハンセン病患者およびその家族の被った未曽有の人権侵害の再発を防止するために、「正しい医学的知識の普及」を提言した。そこでは、

かつて私たちは、ハンセン病に関する国と〝専門家〟の誤った宣伝に惑わされて、強制隔離政策や無らい県運動を進めて未曽有の被害・悲劇を患者・家族らに惹起した。この取り返しのつかない痛恨の過ちを二度と繰り返してはならない。この教訓を無駄にしないことは、国と専門家のみならず、私たち一人一人も負っている患者・家族らに対する重大な責務である。[9]

として、ハンセン病を含む感染症および遺伝病についての専門家による正しい医学的知識の普及のための、保健所等の努力が要望されている。

言うまでもなく、ハンセン病差別の根底には正しい知識の欠如が存在した。どのような差別問題であろうと、いわれのない差別・偏見を解消するために正しい知識の普及は欠くべからざるものである。しかし、筆者は「検証会議」によるこの提言には若干の疑問を呈さざるをえない。

『最終報告書』は近現代日本におけるハンセン病問題の重大な要素として、国家だけではなく医学界・法曹界等の各界の責任をも追及したことはすでに述べている。しかしながら、右に引用した文章からは、結局ハンセン病差別問題が、強制隔離政策・「無癩県運動」とその背後に存在する国家・専門家の責任へと収斂していく様子

が看取できる。「私たち」は国家や専門家の「誤った宣伝」に「惑わされた」結果として患者や家族を他律的に差別したという認識が『最終報告書』の根底に存在するのではないかと疑ってしまう。

また、「私たち」が負っている「患者・家族らに対する重大な責務」は「この教訓を無駄にしないこと」であり、それはつまり「惑わされない」ことであり、その責務も国家によるハンセン病対策以降に限定されるであろう。ここでは絶対差別者としての国家が大前提として存在し、民衆は国家に煽られてハンセン病患者およびその家族を差別したとの構図が存在するのである。

果してこのような図式が簡単に成り立つのだろうか。そもそも国家の抱いていたハンセン病観、専門家の抱いていたハンセン病観、そして人びと（民衆）が抱いていたハンセン病観はすべて一致するのだろうか。「私たち」が負っている「患者・家族らに対する重大な責務」は、「教訓を無駄にしないこと」ではなく、我々自身もまた、ハンセン病差別を支えていたことを自覚することではないのだろうか。筆者は『最終報告書』の意義を否定するつもりはなく、むしろその成果にはおおいに啓発されるところがある。近現代日本のハンセン病問題を改めて検証したことはその資料的価値の高さもさることながら、差別・偏見に苦しんだ人びとへのじゅうぶんな配慮を求める提言は、今後も起こりうる病気に対する差別を抑制する可能性をも持つものである。

本書では『最終報告書』の検証を否定するのではなく、それとは少し異なった視点からハンセン病問題に切り込むのである。その視点とは、国家の政策、医師の言説、民間伝承の三柱からハンセン病問題の問題構成に迫ろうとするものである。本章はその内の政策に関する部分であり、次節以降、近現代日本のハンセン病政策の展開と、それによる差別・偏見の強化をみていく。

第二節　近代衛生政策の展開――コレラ危機と「衛生」

　ハンセン病政策の展開を知るためには、まず近代政府による衛生政策、特に伝染病への対策を見る必要があるだろう。近代政府による衛生政策の発端となった出来事は、幕末から何度かの流行を見せていたコレラの侵入による危機である。本節では明治初期のコレラ危機と、それによって展開した衛生政策を追う。▼10それは、この時期の衛生政策によって形成された「衛生」という概念が、その後のハンセン病政策にも非常に大きな影響を及ぼしたからである。

　日本最初のコレラ流行は文政五（一八二二）年で、それは世界的なコレラのパンデミー（大流行）の一部であった。西日本を中心にして猛威を振るったコレラによって、流行地である赤穂では藩主によって「年改え」の令が出されたほどである。その「年改え」は家ごとに門松を立てたり注連縄を引き廻したりして正月を装うものであり、コレラ流行という災厄に見舞われたその年を、人為的に更改してしまおうという意図によるものだった。

　その後、安政五（一八五八）年には二度目のコレラ流行があり、西日本だけではなく江戸でも三、四万人もの死者を出したといわれている。▼11明治維新後も明治一〇（一八七七）年から同二八（一八九五）年までに八回ものコレラ流行が日本を襲ってその都度多くの死者を出し、コレラは近代初頭における伝染病の筆頭へとなっていった。そのため、近代日本の衛生政策は、このコレラ流行と密接不可分な関係にあるといってよいのである。

　このように幕末からすでにコレラの流行を経験していた明治政府は、政権確立の初期から医学の重要性を認識していた。当時、この医学分野における最重要人物として位置づけられるのは、後に設置される内務省衛生局の初代局長となった長与専斎である。緒方洪庵の適塾や長崎の伝習所でオランダ医学を学んだ長与は、明治維新後、岩倉具視の遣欧使節団の一員としてドイツ・オランダ等西洋諸国の医療制度などを精力的に調査した。その中で長与は、「ヘルス」「サニタリー」「ゲズンドハイツプレーゲ」といった言葉と出会う。今の日本語では、まさに「衛生」にあたる言葉である。それは近世以来の「養生」、つまり人体の内的な力による体力の増進とは根本的に異なった観念であり、行政という国家レベルで人びとの身体に関与するようなものであった。長与はこれらの言葉に、『荘子』中の「衛生」という文字をあてた。▼[12]欧州視察から帰国した長与は、明治六（一八七三）年に設置された文部省医務局の局長となり、医療に関する法律の作成に取り組むことになった。

欧米視察で得た長与の経験は、明治七（一八七四）年に公布された「医制」に反映されている。「医制」は全七六条からなるもので、西洋医学に基づく医学教育や医師開業試験の実施など医療行政の骨格をなすものとなった。▼[13]この「医制」からもわかるように長与の持ち込んだ「衛生」という概念は、人びとの身体的健康に国家が積極的に関与する「公衆衛生」の定着への一歩となったのである。さらに、文部省医務局は明治八（一八七五）年に内務省へ移管されて衛生局となり、長与専斎はその初代局長となった。衛生を扱う部局が内務省の直轄となったことにより、その後の衛生行政は警察力との強力な連携によって推進されることになったのである。

伝染病対策も、このような警察力を背景にした衛生行政のもとに推進されていくことになる。まず、「医制」は伝染病の分類を行なうのであるが、そこで挙げられたのは、コレラ、チフス、痘瘡、麻疹という四種の急性伝染病であった。それは、以上の急性伝染病が当時非常に深刻なものであったことを示している。しかしながら「医制」は衛生行政の基盤を整えるための法規であったため、必ずしもこのような急性伝染病に有効な対処ができたわけではない。事実、「医制」公布から五年後の明治一二（一八七九）年には、コレラの全国的流行が発生する。その際になされた対策も、蔓延を食い止めるための検疫の強化や、患者発生地の徹底的な消毒や他地域との交通の遮断および患者の隔離であり、伝染病発生を未然に防ぐ公衆衛生の思想とはまだかけ離れたものだったといってよいだろう。阿部安成は、この年のコレラ流行に際して政府は「養生法」と「予防法」を指示したことを指摘している。[14]前者の「養生法」はその語が示しているとおり、各人が身体を壮健に保つことによってコレラに罹患しないように努めるということである。しかしながらこのような精神論的な言説では急性伝染病の蔓延を防ぐことなどできない。そのため政府は後者の「予防法」を並列的に用いることによって、各人の身体と伝染病との接触を未然に食い止めることに重点を置く。患者発生地域の消毒や外部との交通遮断などは、そのような予防法によるものであった。そしてその「予防法」は、罹患患者の治療よりも、さらなる蔓延の阻止を優先させようというものである。

この「予防法」が表している、「病を自分たちの生活圏へ「侵入」させない方策」[15]は後の衛生行政の根幹となり、コレラのような急性伝染病だけでなく、ハンセン病のような慢性伝染病にすら適用されるようになる。そして、法律となって全国的に施行されていくことなる。明治一二（一八七九）年には「虎列刺病予防仮規則」が公布されて、患者発生の届出、検疫委員の配置、避病院の設置、患家の標示及び交通遮断、汚染物体の処分禁止、清潔消毒方法の施行、患者の死体の処置、官庁における予防方法などが規定された。[16]この際に、避病院に黄色い布に「コレラ」と黒字で記した旗を立てたり、患家には患者が快癒または死亡する時までコレラの病名を大書したものが貼り付けられたりし、コレラに「特別な「印づけ」」[17]を行なった。だが、このように特定の病気を強烈に印象付けるような方策は、生命にかかわる伝染病の存在に対する啓蒙という面では効果があっただろうが、それ以上に患者とそうではない人びとの間に深い溝を生み出す結果となった。黄色い旗や「コレラ」と大書された貼り紙、そして集落から離れたところに設置された避病院は伝染病患者の存在を際立て、罹患していない人びとは患者や患家、あるいは避病院を自然と避ける方向へ促されていく。このような過激な対策は一方で人びとの反発を買って「コレラ一揆」を多発させ、[18]もう一方では患者や避病院など伝染病そのもの以外のものに対する恐怖心をも喚起した。近代日本の衛生行政は、「予防法」に基づく患者とそうではない人びとの色分けであったといっても過言ではなかろう。

明治一二（一八七九）年のコレラ流行の翌年、政府によって「伝染病予防規則」が公布される。ここではコレラ、腸チフス、赤痢、ジフテリア、発疹チフス、痘瘡の六種類が伝染病として挙げられた。同法は上記の六種の伝染病に対して届出、報告、強制入院を定めるなど、伝染病の総合的な予防を目指したものである。[19]その翌年には内務省によってそれまでの予防法が、「清潔法」、「摂生法」、[20]「隔離法」、「消毒法」の四種類に整理され、コレラ患家への「印づけ」は見直されて沈静化していった。

その後も何度かコレラ流行に見舞われその都度多くの死者を出したが、一八九七（明治三〇）年には長与専斎と後藤新平の推進によって、伝染病対策の集大成である「伝染病予防法」が公布された。ここでは「伝染病予防規則」の六伝染病にペストと猩紅熱が加わった。また、「伝染病予防法」によって衛生組合が法的根拠を獲得したが、それは府県レベルの衛生行政が全面的に警察の手にわたったことを意味したのである。このような内務省とその傘下である警察主導の衛生行政は「「富国強兵」を支える基盤として強化・再編成」[21]されて戦後まで変わることはなかったのである。[22]

本節では明治初期のコレラ流行と各種伝染病対策法の展開を例に取り、衛生政策によって患者とそうでない人びとが分断されていく様子や、衛生政策の担い手が警察へと渡っていく様子を概観した。コレラ流行の経験は「消毒」と「隔離」という、伝染させないための方策を「衛生」という言葉の中に新たに意味づけた。徹底的な検疫や消毒によって病気の伝染を防ぐことは、とりもなおさず、自分以外の他者に病気を伝染させない、また他者から伝染させられないためのものだったのである。衛生政策は病気に対する医療体制の充実ではなく、いかにして伝染させないか、に重点が置かれたものであった。「衛生」は生活規範[23]になり、健康でいることが第一とされるようになる。富国強兵を目指す近代国家にとって、国民ひとりひとりが戦力の一部であった。したがって、個人の衛生状態は国家の利益にもかかわる要素だったのである。ここに個人の身体は国家と接合し、健康が法律(刑法)の保護下に入り健康でないことはむしろ罪とみなされた。[24]病気と健康、患者とそうでない人びとは二元論的に色分けされるようになったのである。

ハンセン病対策もこのような方針で推進される。患者はそうでない人びととはっきり色分けされ、療養所へと隔離される。しかしそれは、患者を適切に治療しようというよりも、国土から患者を根絶することを意図したものであった。ハンセン病患者は隔離され、患者を出した患家は徹底的に消毒され、健康な人・健康な家の正反対に対置されるようになった。近代国家として歩み出した日本はハンセン病患者とそうでない人びとを二元論的に把握し、患者の側を排除することによって文明国家としての体裁を整えていこうとした。そして、その思想的根拠となったのは、個人の身体と国家を直接的に結びつけるようなものとなった当時の衛生観念だったのである。

第三節　ハンセン病政策の濫觴——「癩予防ニ関スル件」の成立

近現代のハンセン病史を書く場合、どこにその始点を持ってくるかは必ずしも重要ではない。医療を中心に書くのか、法律を中心に書くのかでもその始点は変わってくるだろう。本書は国家の政策、医師の言説、民間伝承の三柱から近現代のハンセン病差別の問題構成を読み解こうとしているため、近現代を視野に入れる本章以下も各章で始点は異なる。前節ではコレラを中心とした近代日本の衛生政策の展開を追ったが、本節は時代的に見て前節に続くものではない。本節から述べるハンセン病政策は、神仏への罪に対する罰や家筋に伝わる病気などの諸説入り乱れていた近世期までの状況に、ハンセン病は伝染病であるとの医学的知見が加わったところから展開し始める。したがって本節は、ハンセン病の病原菌であるらい菌が発見された、明治六（一八七三）年を始点として論じ始めたい。▼25

第一項　ハンセン病問題の顕在化

明治六（一八七三）年、ノルウェー人の医師アルマウェル・ハンセン（Gerhard Henrik Armauer Hansen）によってらい菌が発見された。当時、ヨーロッパ全域ではハンセン病患者は僅少となっていたが、ハンセンのノルウェーでは依然として二〇〇〇名以上の患者が登録されていたのである。ハンセンはこのらい菌（Mycobacterium Leprae）をノルウェー医学会誌に「癩の原因」と題して発表した。ここに、様々な病因が語られていたらいは、らい菌による伝染病であるということが医学的に確認されたことになった。そしてらい菌の発見者であるハンセンは、そのらい菌による伝染病（らい）に、ハンセン病としてその名を残すことになったのである。ハンセンの発見から二四年後の明治三〇（一八九七）年、ドイツのベルリンにおけるハンセン病に関する国際会議（のちに第一回国際癩会議と認定される）にはヨーロッパ各国をはじめ、南北米大陸の国々や日本から一〇〇名近い出席者があり、ハンセン病の内科、皮膚科および外科的臨床所見とその対策のほか、ハンセン病の疫学や細菌学、病理学、免疫学などの立場からの議論がなされ、各国にハンセン病対策を促した。なお、ハンセン病予防に対する隔離の有効性もこの会議の際に確認された。[26]

だが、このベルリンでの会議以前からハンセン病が伝染病であるとの医学的知識は日本国内の医師たちの一部には知られており、小林廣の『治癩新論』[27]（明治一七年）や松田源徳の『治癩訓蒙』[28]（明治一九年）などではすでに伝染性への言及がなされている。ここで注意すべきことは、ハンセン病が伝染病であるという認識は、明治前期の医師たちの間にはある程度存在していたということである。ただし、そのような伝染説を受容するか否かが医師によって異なるのである。

また、明治初期から東京神田の起廃病院でハンセン病の治療に携わっていた後藤昌文・昌直親子のように、それを医学的治療法の対象とするような実践的な医師も存在した。それは、彼らがハンセン病を罪や罰などと捉えるのではなく、数多くある病気の中のひとつとして理解していたことを示している。後藤親子以外にも、御殿場に神山復生病院を設けたフランス人のテストウィード神父や熊本に回春病院を設置した英国人女性ハンナ・リデルなど、外国の宗教者たちによる患者救済も行なわれていた。彼らは衛生学的見地から患者の救済をしたというよりも、各地で悲惨な生活を送る患者たちに人道的立場から手を差し伸べたのではあるが、理由はどうあれ、特別な措置をせずに患者を放置した政府とは異なり、ある程度の医療は施していた。『最終報告書』によれば、明治前期の政府は前節で指摘したようにコレラなどの急性伝染病への対策に追われていたため、ハンセン病にまで処置の余裕がなかったという。[29]

しかしながら、発足以来幾度にもなる伝染病の蔓延を経験した明治政府は、ハンセン病に対しても治療ではなく予防に重点を置く政策を取るようになっていく。藤野豊は、政府がハンセン病患者の隔離に乗り出すきっかけに、明治三二(一八九九)年の不平等条約改正による外国人の内地雑居の開始があったと論じている。[30]同年三月、第一三回帝国議会衆議院において、武市庫太・根本正・持田直ら三人の議員が、「癩病患者及乞食取締ニ關スル質問」を行なった。その質問は、政府がハンセン病を伝染病であると理解しているのか、そして各地に放浪する「乞食」の取締りの欠如は「國家ノ體面」と無関係であるのか、というものであった。この質問について当時の内務大臣であった西郷従道は、政府はハンセン病を伝染病であると理解していること、そして「乞食」の取締りについてはその効果が万全ではないので更なる案を模索しているとの答弁を行なった。

藤野はこのやり取りから、当時の政府がハンセン病患者と「乞食」を同一問題として扱っており、それらの人びとの放浪が内地雑居によって国内各地の移動が解禁された外国人の眼に触れることを、「國家ノ體面」として問題視していたと述べる。当時、ハンセン病はヨーロッパおよび北米ではすでに少なくなっており、なおも多数の患者を抱えるのはアジア・アフリカ・ラテンアメリカであった。[31]つまり、文明国として西洋諸国に伍していくべき日本が依然として多くのハンセン病患者を抱えていることは、まさに「国辱」以外の何ものでもなかったということである。そして前述した外国人宗教者の患者救済[32]は、政府によるハンセン病患者放置のあらわれとして諸外国から厳しく非難されたのである。[33]

第一回国際癩会議や帝国議会における三議員の質問など、内外からの影響によってこの時期から政府でもハンセン病対策が協議されるようになる。そして政府内部での議論は、第一回国際癩会議で確認され急性伝染病対策である程度の成果を挙げた、患者に対する隔離処置だったのである。

三議員の質問の翌年である明治三三（一九〇〇）年、衛生行政の担い手であった内務省はハンセン病患者に関する初の全国的な調査に着手し、その結果を『癩病血統及患者表』▼34にまとめた。これは四七道府県別の統計調査であり、調査結果によると国内における当時患者総数は男性二万九五五人、女性九四〇四人の合計三万三五九人であった（次頁、資料4－1）。

この統計結果の確度は不明ながらも、そこからは当時の政府に浸透していたであろうハンセン病認識をうかがい知ることができる。それはこの『癩病血統及患者表』という名称自体にも明らかなように、「現在癩病患者」の数だけでなく、「癩病ノ血統家系ヲ有スル者」にも調査は及んだのである。この「癩病ノ血統家系ヲ有スル者」がどの範囲までを規定していたかは明記されていないが、男女の人口だけではなく戸数も計上されていることから、少なくとも患者を持つ家族の成員までが射程に入れられていたのであろう。ここでは戸数合計一九万九〇七五戸が「癩病ノ血統家系」を有する戸数であり、人口では男性五〇万四四五七人、女性は四九万四八四三人の合計九九万九三〇〇人が「癩病ノ血統家系ヲ有スル者」として計上されたのである。この調査結果では「現在癩病患者」と「癩病ノ血統家系ヲ有スル者」が峻別されていることから、「癩病ノ血統家系ヲ有スル者」はハンセン病を発病した患者でなかったことは間違いない。九九万九三〇〇人から「現在癩病患者」総数三万三五九人を引いた九六万八九四一人はハンセン病患者ではなく、「癩病ノ血統家系」を有するとされた人びとである。つまり、「癩病の血統家系ヲ有スル者」の内、九七％は実際の患者ではなくハンセン病の家

資料 4-1：『癩病血統及患者表』（1900 年）より作成

道廳及府縣	癩病ノ血統家系ヲ有スル者				現在癩病患者		
	戸数	人口					
		男	女	計	男	女	計
北海道	518	1,435	1,403	2,838	146	59	205
東京	1,702	5,207	5,059	10,266	173	73	246
京都	3,383	9,209	9,071	18,280	158	109	267
大坂	2,532	3,160	1,061	4,221	417	108	525
神奈川	3,653	10,054	9,428	19,482	244	115	359
兵庫	13,337	22,589	30,097	62,686	721	333	1,054
長崎	2,538	5,952	6,126	12,078	564	309	873
新潟	5,835	14,013	18,750	32,763	428	208	636
埼玉	3,547	10,235	10,338	20,573	217	98	315
群馬	3,539	9,201	9,134	18,335	417	230	647
千葉	2,356	8,660	7,090	15,750	385	162	547
茨城	584	1,980	1,937	3,917	279	125	404
栃木	4,788	12,657	12,760	25,417	419	202	621
奈良	1,738	4,757	4,673	9,430	272	105	377
三重	5,959	13,047	12,649	25,696	476	172	648
愛知	11,179	24,157	25,183	49,340	784	320	1,104
静岡	9,955	26,542	26,601	53,143	579	244	833
山梨	337	891	900	1,791	171	73	344
滋賀	2,628	6,617	6,952	13,569	250	84	334
岐阜	9,608	24,827	23,969	48,796	566	247	813
長野	4,127	10,845	10,502	21,347	333	175	508
宮城	7,197	25,501	25,038	50,539	420	208	628
福島	661	2,018	1,769	3,787	446	203	649
岩手					372	191	563
青森	3,067	9,846	9,292	19,138	447	222	669
山形	5,398	16,143	15,218	31,361	306	172	478
秋田	2,622	8,395	7,440	15,835	239	107	346
福井	1,824	3,839	3,554	7,393	224	83	307
石川	2,143	5,466	5,609	11,075	152	51	203
富山	776	2,103	1,706	3,809	115	49	164
鳥取	4,058	9,857	9,726	19,583	181	83	264
島根	1,755	4,111	4,093	8,204	279	111	390
岡山	7,113	16,824	15,489	32,313	415	147	562
廣島	6,393	16,814	16,167	32,981	413	135	548
山口	6,684	15,478	14,468	29,946	581	222	803
和歌山	7,452	17,366	17,907	35,273	268	117	385
徳嶋	2,373	6,375	6,337	12,712	450	180	630
香川	5,557	12,462	11,455	23,917	316	129	445
愛媛	5,594	13,914	13,370	27,284	588	200	788
高知	2,191	4,804	4,620	9,424	351	159	510
福岡	5,186	12,919	13,085	26,004	980	455	1,435
大分	2,416	5,592	5,500	11,092	913	409	1,322
佐賀	8,927	21,448	21,082	42,530	566	267	833
熊本	10,405	25,471	26,574	52,045	1,807	958	2,765
宮崎	1,863	4,237	4,184	8,421	638	283	921
鹿児島	2,752	5,515	5,454	10,969	1,121	533	1,654
沖縄	855	1,924	2,023	3,947	368	179	547
合計	199,075	504,457	494,843	999,300	20,955	9,404	30,359

筋であるとみなされた人びとだったのである。例を挙げると、東京府の「現在癩病患者」は二四六人、宮城県では六二八人であるが、「癩病ノ血統家系ヲ有スル者」となると東京府で一万二六六人、宮城県では五万五三九人とその数字は跳ね上がる。つまり、東京府で約一万人、宮城県で約五万人、全国となると約九七万人がハンセン病患者ではないのにもかかわらず、政府からはハンセン病を持つ血統に属する者として、患者とほぼ同列に扱われているのである。そこには、当時の政府の方針として、ハンセン病が伝染病であるとの認識を有しつつも、ハンセン病を家筋と関連させて患者の周辺をも発症の危険ありという予備軍としてマークしていたことが見えてくる。国際会議で確認され、国内でも伝染病説を認知する医師が存在しながらも、政府としては患者個人ではなく家という広い範囲での把握をしようとしていたのである。

これはハンセン病の感染力と関係しているとみられる。前述したように、ハンセン病はコレラや天然痘のような急性伝染病のように、強力な感染力を持った病気ではない。むしろ感染力の微弱な病気でもある。また個人の健康状態や衛生環境に左右され、保菌者との長期接触がなければ発症することは稀である。そのため現在のように健康状態や衛生環境の万全ではなかった時代は、長期接触をする家族間での感染の例が多く、あたかも遺伝病であるかのように誤解されていたのである。『癩病血統及患者表』からだけでは政府が依然として遺伝説を受容していたとはいえないが、それでもハンセン病予防の対策を患者個人ではなく、それを含む家という広範囲に及ぼそうとしていたことは間違いなかろう。[35]そして、伝染病でありながらも個人ではなくその家までも射程に含めるらい観によって、政府のハンセン病政策は展開していくのである。

『癩病血統及患者表』の作成から二年後の明治三五（一九〇二）年、群馬県の医師会会長を兼ねていた斎藤寿雄衆院議員らによって「癩病患者取締ニ関スル建議案」が帝国議会衆議院に提出され、可決された。その説明で斎藤は、世界的にハンセン病がコレラのような伝染病と確認された以上は、各地に放浪する患者を捨て置いているわけにはいかず、また、そのような様子は日本を訪れる外国人を驚かせずにはいないと述べ、取締法と予防法制定の必要性を訴えた。

その翌年には山根正次衆院議員（元警視庁警察医長）が「慢性及急性伝染病予防法ニ関スル質問書」を提出。「伝染病予防法」に記載される急性伝染病だけではなく、ハンセン病、結核、梅毒、トラホームなどの慢性伝染病に関する対策の必要性を訴えた。さらに山根は明治三八（一九〇五）年に、ハンセン病を、伝染病患者の隔離を規定している「伝染病予防法」の対象に含ませるべきであるとの改正案を提出した。この改正案は帝国議会の委員会において否決されてしまったが、この時点では政府の側としては隔離処置を適当としていなかったことがわかる。つまりハンセン病を伝染病と認識してはいたものの、隔離を必要とするほどのものではないと判断していたのである。

二〇世紀初頭のこの時期、山根正次のように隔離法の必要性を訴えていた人物としては光田健輔が挙げられる。光田は明治三五年に自身の勤務する東京養育院の月報において、「彼の急性伝染病、若は慢性伝染病たる結核に於けるが如く先隔法を行うの適当なるは論を須ず」▼[36]と、隔離法の必要性を訴えている。光田は明治三六（一九〇三）年、在京山口県医学総会において磯部検三とともにハンセン病の調査報告を行なったのであるが、その会長が山根正次だった。▼[37]つまり、光田らの調査結果とそこから導き出された対策を国会に持ち込んだ人物が山根だったのである。

第二項　「癩予防ニ関スル件」の成立

明治三二（一八九九）年から帝国議会において活発となったハンセン病対策の議論は、明治三八（一九〇五）年を境にして、徐々に新たな展開を見せるようになる。それまでは帝国議会において隔離処置の是非が議論されていても、政府としてはハンセン病患者の隔離を推進するような動きを見せていない。しかし同年、熊本から回春病院のハンナ・リデルが上京したことによって少しずつ潮目が変わる。上京したリデルは病院経営の援助を大隈重信と渋沢栄一という、当時の政財界に大きな影響力を有していた両者に要請した。これを受けて渋沢は、当時の内務省衛生局長であった窪田静太郎や光田健輔、山根正次らとともにリデルと会合を開いたのであるが、ここでもハンセン病患者の隔離の必要性が訴えられ、この会合の様子はマスメディアでも好意的に報道された。[38]

また、同年には内務省衛生局により『癩患者概数表』[39]（明治三八年）が作成される（三四七―三四九頁、資料7－1、7－2）。この調査は各道府県でなされ、神社仏閣にて生活する患者、自宅療養しているものの十分な資力を持たない患者、そして比較的多くの患者が集合的に居住している集落の数などの統計が出されている。また同調査では「職業及生活ノ状況其他」として、各道府県におけるハンセン病患者の生活実態が併記されていて非常に興味深いものである。

翌明治三九（一九〇六）年には山根正次らの議員立法案として「癩予防法案」が提出された。この法案ではハンセン病患者を診察した医師に行政官庁へ届出をするよう義務付けたほか、放浪患者および貧困患者（全患者ではないことに注意）に対する隔離処置などが含まれている。この法案は貴族院において審議未了となったものの、今度は翌明治四〇（一九〇七）年、第一次西園寺公望内閣によって「癩予防ニ関スル法律案」が提出された。
この法律案は同年、原案どおりに法律第一一号「癩予防ニ関スル件」として成立した。▼40 同法は明治四二（一九〇九）年に施行されるが、その特徴をみていこう。第一条ではハンセン病患者の診断をした医師に対し、行政官庁への届出と、家族への予防措置の指示が述べられる。届出に関しては山根正次の「癩予防法案」に則したものであり、この条は主としてハンセン病に対処する医師に向けられたものである。続く第二条では患者が発生した場合、その家は医師や官吏の指示に従って消毒などの予防措置を講ずるべきことを述べており、患者を持つ家に向けられたものである。重要なのは、「一部の」患者に対する隔離を規定した第三条である。これは重要な点なので、次に該当箇所の全文を引用する。

癩患者ニシテ療養ノ途ヲ有セス且救護者ナキモノハ行政官庁ニ於テ命令ノ定ムル所ニ従ヒ療養所ニ入ラシメ之ヲ救護スヘシ但シ適当ト認ムルトキハ扶養義務者ヲシテ患者ヲ引取ラシムヘシ
必要ノ場合ニ於テハ行政官庁ハ命令ノ定ムル所ニ従ヒ前項患者ノ同伴者又ハ同居者ニ対シテ一時相当ノ救護ヲ為スヘシ
前二項ノ場合ニ於テ行政官庁ハ必要ト認ムルトキハ市町村長（市町村制ヲ施行セサル地ニ在リテハ市町村長ニ準スヘキ者）ヲシテ癩患者及其ノ同伴者又ハ同居者ヲ一時救護スルコトヲ得▼41（傍点筆者）

第三条によると、同法における隔離対象は全ハンセン病患者ではなく「療養ノ途ヲ有セス且救護者ナキモノ」、つまり扶養者がおらず資力のない自活不可能な放浪・貧困患者であったことがわかるだろう。また放浪・貧困患者であっても「適当ト認ムルトキハ扶養義務者ヲシテ患者ヲ引取ラシムヘシ」とあるように扶養義務者がいた場合は患者を引き取らせ、必ずしもすべてが隔離の対象となったわけではない。この「癩予防ニ関スル件」においてハンセン病患者に対する日本の隔離政策が始まったのではあるが、この時点での対象はあくまで放浪・貧困患者であり、「癩予防ニ関スル件」に見られるハンセン病政策は社会への病気の蔓延を防ぐという明治初頭以来の公衆衛生行政のあり方と、藤野豊の指摘するように、訪日外国人の眼から路傍で生活するハンセン病患者をそらすという国家の体面上の理由によるものとみてよい。[42]

この他にも「癩予防ニ関スル件」の第四条では、特定の道府県に「前条ノ患者ヲ収容スル為必要ナル療養所」を設置することが記される。これにより全国を五区にわけ、同法施行の明治四二（一九〇九）年にはその五区を構成する道府県の連合立によって、第一区では東京に全生病院（定員三五〇人）、第二区では青森に北部保養院（定員一〇〇人）、第三区では大阪に外島保養院（定員三〇〇人）、第四区では香川に第四区療養所（翌年、大島療養所に改称。定員一七〇人）、第五区では熊本に九州癩療養所（定員一八〇人）の、五ヶ所の療養所が設置された。ただし、五ヶ所の療養所を合計しても収容可能人数は一〇〇〇人強であり、放浪・貧困患者のすべてを入所させるには程遠いものであった。[43]また、療養所とはいっても内部の医療体制も、主な治療方法は大風子油の注射という前近代的なものであり特に見るべきものはなかった。そのうえ衣食住の心配はなくなったが生活費も少なく、療養や救護というよりも取締りとしての性格が強い。また療養所内の生活も、

何の楽しみも慰めもないところで、アルコールは禁制、男女の交際も厳しく断たれ、そのうえ所長、職員の多くが警察署長、警察官の経験者で占められていた。院内にはまた、請願巡査派出所が設置され、巡査が毎

日、昼夜二回、寮舎の内外を巡視し、患者の日常の隅々にまで目を光らせていた。▼44というように制約が多く、精神的にも療養に適した場所であったとはいえない。入所者による管理者襲撃やデモおよび脱走行為も発生し、後代の我々から見れば医療施設とは思えないものであった。

とはいえ、こうして明治初頭には急性伝染病の対策に追われていた政府も、様々な方面からの推進によってハンセン病対策を本格化させた。「癩予防ニ関スル件」の段階では放浪・貧困患者とそうではない患者とをわけて前者、とりわけ扶養義務者をも持たない放浪・貧困患者を中心として療養所に隔離する方針であった。当然ながら同法制定の過程に当事者であるハンセン病患者は参加しておらず、「癩予防ニ関スル件」の名称が示すように、ハンセン病患者への医療体制をいかにして充実化させるかということではなく、いかにしてさらなる伝染を防ぐかに重点が置かれている。その根底には明治初頭の急性伝染病対策と同じで、病毒の蔓延を未然に予防しようとするものであって、病気に苦しむ患者を最優先に考えたものではなかった。コレラなどと違い、ハンセン病の感染力は微弱であるにもかかわらず、である。また、同法に基づいて新設された公立療養所も医療施設としては不十分なものであり、隔離された患者の抵抗もいきおい激しくならざるをえなかった。このような患者不在のハンセン病政策はこの後も続き、予防法のさらなる強化とそれによるハンセン病患者とそうでない人びととの二元論的な分断を促進させるようになるのである。

第四節　隔離政策の強化――「癩予防法」成立まで

こうしてハンセン病患者の一部、放浪・貧困患者の療養所への隔離をスタートさせた「癩予防ニ関スル件」であったが、前述したように療養所内部の状況は必ずしも良好なものではなかった。そもそもこの当時、国内の医師たちの中ではハンセン病の治療に重点が置かれており、患者に対する隔離を絶対視しない意見すらもみられたことには注意すべきである。

第一項　強制隔離への懐疑

「癩予防ニ関スル件」成立の同年、フランス人神父テストウィードが御殿場に開設した神山復生病院のドルワル・ド・レゼー（フランス国男爵、のちに復生病院第五代院長）は、『癩病予防法実施私見』▼45（明治四〇年）において厳格なる隔離による患者の非人道的扱いを憂慮している。ド・レゼーはその緒言において、「彼等は罪人にあらず、又古人の思へるが如き天刑病者にもあらざるなり」と、ハンセン病を天刑病などとみなすことを否定し「彼等は彼の花柳病者の如く自らの品行が招きたるにもあらず、全く不幸にして得たる伝染病なり、癩病を患へたりとて同じく是日本国民なり」として、患者自身の「業」を病因とすることではなく伝染病であると認めたうえ、「癩病は伝染病として其力薄弱なるものなり」とその感染力が弱いことにも言及した。[46]

加えて、ド・レゼーはフランス人医師ソートンの演説を引用し、彼が妥当だとする「強制的隔離生活をなさしむるもの」というハンセン病患者に対する過酷な扱いを憂慮するのである。同書の緒言で「此法の実施は道理至極にして素より斯くあらざるべからざることなり」と「癩予防ニ関スル件」には比較的肯定的であったド・レゼーだが、すべてのハンセン病患者を隔離するような絶対隔離にはすでに警鐘を鳴らしていたことがわかる。同書は「癩予防ニ関スル件」成立から間もなく書かれたものである。その奥付によると非売品とあり、どれだけ頒布されたか不明ではあるが、ハンセン病患者救済の最前線に立った人物による評価として重要である。御殿場で乞食生活をするハンセン病患者を実見してその救済を思い立ったテストウィードの意思による神山復生病院の院長として、ド・レゼーにとっては資力のない放浪・貧困患者の救済策になる（ように見える）「癩予防ニ関スル件」は「道理至極」なものであったが、国家権力などによる権威主義的執行は警戒すべきものだったのである。

次に、ド・レゼーによる『癩病予防法実施私見』の同年、皮膚病院の院長である増田勇によって書かれた『癩病と社会問題』[47]（明治四〇年）を見てみよう。ハンセン病が伝染病であると断言する増田は、各国のハンセン病政策を通覧してそれが人道上患者にとって不幸であると主張する。増田は療養所に隔離される外国の患者に対して、「不幸なる患者は之れに依りて自由を束縛せられ、且つ天與の幸福を害はれ遂に前途に一道の光明だも認むる無く只終生怨みを呑んで死を待つより外術無きの境遇に陥入るものたるなり」と述べた。[48]

この部分だけを見ると、増田は隔離政策に対して強い反感を抱いていたように見えるが、実態は少し異なっている。彼は隔離に反対していたわけではない。むしろ、隔離を是としていた。ただしそれはすべての患者を無意味に隔離するのではなく、「国家にて設置せる病院或は癩村に隔離せざるべからざる」といい、同時に専門医を治療薬の発見に従事させることが「人道的予防政策」であるという。増田はハンセン病が不治の病ではないことを知っていたため、患者を完治させるために隔離すべきだと主張したのである。彼の隔離に対する論理は、ハンセン病患者すべてを一生涯療養所に閉じ込める後年の絶対隔離のような、患者を一般社会から切り離して病原菌の拡散を防ぐという患者主体でない隔離ではなく、治療に専念するためという患者主体ともいえる隔離を是としたものだったのである。後年の隔離政策が「うつさないための隔離」であるとすれば、増田の主張したのは「治すための隔離」であったといえよう。

第二項　隔離強化の主張

こうして、一部の医師や後の療養所入所者らから批判的意見が出されながらも、「癩予防ニ関スル件」は実施されて放浪・貧困患者の隔離が行なわれた。そしてこの二〇世紀初頭は、日本における伝染病の実態が変化しつつあった時期にあたる。維新以来、度々襲来したコレラ等の急性伝染病の蔓延が明治三〇（一八九七）年の「伝染病予防法」成立以降、激烈な流行期を脱して安定期に入ったのである。だが、急性伝染病に取って代わるような形で結核（肺結核）の流行が始まった。つまり、「急性伝染病から慢性伝染病への流行の移り変わり」▼49が起こり始めたのである。

この結核の流行は繊維工場において過酷な労働を強いられた、いわゆる「女工」を中心に蔓延して社会問題化した。日本における産業革命での負の副産物ともいえる結核であるが、この病気が彼女たちの間で蔓延したのは、国家が工業力アップによって国力を増大させようとしたことが背景にあったといえる。ハンセン病も含む、このような国力アップの担い手をじわじわと蝕んでいくような慢性伝染病への対策が、二〇世紀初頭以降は急性伝染病対策に取って代わっていく。前述したように、明治の公衆衛生行政は個人の身体と国家を直接的に結びつけるようにして展開した。「癩予防ニ関スル件」はハンセン病患者の隔離の第一歩ではあったが、その適法対象は資力のない放浪・貧困患者に限られていた。また、同法の結果設置された公立の五療養所は収容可能人数も少なく、内部の医療体制も不十分であった。徐々に、さらなる患者隔離の拡大が議論されるようになってくるのである。

隔離の拡大は、「癩予防ニ関スル件」の法制化に一役買った光田健輔を中心にして論じられるようになる。光田は『癩病予防に就て』▼50（大正四年）で次のように述べて、隔離の拡大の必要性を訴えている。

癩病は遺傳病として顧みざるは古來の陋習にして家族内傳染は文明の進歩と同時に一般傳染の機會を増加するは疑ふ可からず。（中略）然れば本邦は印度に伯仲する數を有すと云ふべし。（中略）而して此勢を回轉するには盛に療養所を建て病毒の散漫するを防ぐにあり。目下公立五ヶ所の療養所の収容力千百人に私立癩療養機關を合算するも千五百人に過ぎず。此數は二萬三千に對しては六・五％に過ぎず。然るに西洋先進國の經驗に徴するに絶對的隔離にあらざれば約半數に近き患者を隔離して初めて顕著なる成績を挙げ得べし。故に吾人は今後數年を期して少くも半數を目標とし、癩療養所の拡張增設をなし、以て衛生警察の下に貧窮浮浪の患者を隔離し、又公私有力者が慈善救済豫防の意味を有する一會を組織し、光明會と号し光明皇后の御聖旨に基き無辜の癩患者をして一道の光明を得せしめんことを希望す。

最初に注意すべきは、光田はハンセン病の原因として完全に伝染説を受容している。彼は当時のハンセン病医学界の動向に疎かったわけではなく、むしろ各国のハンセン病政策に通暁していた。しかしながら光田が重視したのは前述した増田勇とは違い、「治すための隔離」ではなく「病毒の散漫するを防ぐ」という「うつさないための隔離」であった。

当時光田は第一区の全生病院院長であったが、それ以前の東京養育院勤務時代に、東京市内および草津温泉と身延山にて、放浪するハンセン病患者を実際に見ている。[51]彼にとってはハンセン病患者を隔離することよりも、「生命の危機眼前に逼る、彼等の境遇や誠に憐む可し」[52]というように、彼らに放浪生活をさせておくことの方が人道的に問題あることだったのである。つまり、ハンセン病患者の放浪生活が続くと彼ら自身の生命が脅かされるとともに、職業(特に各種生産業)に就いた場合、その生産物を介してハンセン病がさらに拡大することに危機感を抱いているのである。[53]そのような危険性を除くためとして、彼は隔離の拡大を目指すのである。同書では全患者の約半数と控えめであるが、光田によればこの時点での患者数は二万三〇〇〇人で、五療養所とその他の私立療養所を合わせても収容可能人数は一五〇〇人である。全患者の半分を隔離するとなれば、その時点での一〇倍に近い数の患者を隔離しなければならない。たとえ警察力に頼って強引に隔離したとしても、現有療養所では限りがある。はたして光田の療養所拡張策は現実的な見通しがついていたのであろうか。

この前年、菅井竹吉(医学博士)が『癩の治療法 全』[54](大正三年)を出版する。ここで菅井は、ハンセン病の伝染を避ける手段として患者の身分を問わず一ヶ所に収容して、患者でない人びととの交通を遮断すべきだと主張した。

そしてその交通の遮断は「是非共癩病島を設けて貴賤の區別なく之に収容するのが上策である」[55]というように、特定の島嶼に患者を収容することによって達成されるとし、その候補地として伊豆諸島と小笠原諸島を挙げている。伊豆諸島と小笠原諸島ということからもわかるように、本土から離れた島に患者を収容し、他地域との交通を途絶させることを目指していたのである。菅井はこのような隔離政策に対しては人権と人情の上で反対論を唱える者の出ることを想定していたが、島嶼部への隔離はハンセン病患者にとっての「別天地」を作るのであるから、「人權問題は差置き、人情の點から云ふと此絶對的隔離法は決して人情に戻ら無い最良の方法である」と述べる。島嶼部への患者隔離は、差別や偏見の渦巻く一般社会から患者を解放し、彼らだけの別天地に住まわせるというような理想論として語られるのである。それは一見理想的であるが、患者を一般社会から排除することと何ら変わらない患者不在の議論である。

菅井竹吉のように特定の島に患者を隔離するという構想は、すでに明治三九（一九〇六）年から光田も注目していた。しかしながらその時点では「困難にして不確実なる事業と云わざるべからず」[56]と懐疑的であった。ところが大正八（一九一九）年に内務省に提出した「癩予防法改正に就ての私案」[57]において、光田は新設療養所の候補地として愛知を中心に岐阜、三重、静岡の連合である第六区の療養所以外に、第七区療養所として瀬戸内海の一島（鹿久居島、長島、笠戸島が候補）を、第八区療養所として鹿児島、宮崎、沖縄の島嶼を挙げている。第六区の候補地を除いて、どちらも島嶼であることがわかる。「癩予防ニ関スル件」前後では「不確実」と懐疑的であった島嶼部への隔離が、ここでは現実味を帯びてきているのである。

では、なぜ島嶼部への隔離が現実的になってきたのだろうか。明治三九（一九〇六）年に光田が懐疑的であった理由は、「此事或は厳重の監督制度の下に実現し得べけんも、困難にして不確実な事業」というように、隔離先での患者の監督についてであった。前述したように、医療体制が十分でなく日常生活にも制約の多かった療養所では、襲撃行為およびデモや患者の脱走が問題となっていた。だが大正五（一九一六）年、「癩予防ニ関スル件」

にある規定が明記される。「懲戒検束規定」というのがそれである。これは入所者を管理する上で療養所所員に警察権を付与すべきであるという意見が具体化したものであり、その前年に内務省で開かれた療養所長会議の席で全生病院院長だった光田が主張したものである。これにより、療養所所長は所内の秩序を乱す入所者に対して、最高三〇日以内（二ヶ月まで延長可能）の監禁、七日以内二分の一までの減食、三〇日以内の譴慎、そして譴責をすることが可能となった。▼58

こうして療養所所長は権威だけでなく権力においても入所者に卓越する存在となった。この懲戒検束規定は所長によって恣意的に行使されることが多かったために入所者の行動は制限され、後に行き過ぎた懲罰は入所者に病気以外による死をもたらすこととなった。▼59光田が島嶼部への隔離を現実的なものとみなしだしたのも、懲戒検束規定によって「厳重の監督制度」が現実化しうる状況が到来したからであろう。「癩予防ニ関スル件」成立や懲戒検束規定追加にも示されるように、光田が政府に与えた影響は大であった。

ハンセン病患者に対する権力側の締め付けがさらに強まるようになるこの時代、内務省衛生局調査課によって『各地方ニ於ケル癩部落、癩集合地ニ関スル概況（以下、『癩部落概況』と略記）』▼60（大正九年）が作成される。この『癩部落概況』は「各地方ニ於ケル癩部落、癩集合地状況ノ一端ヲ知ランカ爲」に内務省衛生局長名で各地方長官に照会した結果を表形式にまとめたものである。回答は大阪、神奈川、兵庫、千葉、栃木、奈良、三重、滋賀、宮城、秋田、島根、徳島、愛媛、高知、宮崎を除く三二道府県から寄せられているが、その調査項目は次の七項目であった。

① 癩部落、癩集合地ノ所在地

⑵　部落集合地成立ノ沿革
⑶　治癩専門醫、治療ニ用ヒラレツ、アル温泉、鉱泉、鍼灸、家傳藥、秘法等ノ有無
⑷　信仰對象ノ有無及其信仰ノ由來
⑸　當該部落集合地ニ於ケル一般戸數、人口並現在ニ於ケル患家及患者數
⑹　患者ノ日常生活關係患者ト周囲健康者トノ關係、他部落トノ縁組其ノ他社交關係
⑺　各季節ニ於ケル患者移動ノ状況

明治三二（一九〇五）年の『癩患者概数表』ではここでいうらい部落の数と、ハンセン病患者がいかにして生計を立てているかが調査されていたが、今回はその具体的な地名や沿革、そして周辺住民との付き合いにまで調査が及んでいる（三四八頁、資料7－2参照）。

この『癩部落概況』についていては後述するが、本節で重要なのは内務省がハンセン病患者の所在地を具体的に把握しようとしていたということである。「癩予防ニ関スル件」は資力のない放浪・貧困患者を隔離対象とした法律であった。しかしこの時代には依然として、各地でも放浪するハンセン病患者が見られたのである。彼らは必ずしも資力のない放浪・貧困患者だけではなく、寺社にて行乞生活を行なう者、ハンセン病患者を対象にした木賃宿のような場所に寝泊りする者など、富裕であるとはいえなくとも資力がないとも言い切れない、非定住の患者が多数存在したのである。

「癩部落」と称されるような集落に住む患者は別として、このような非定住の生活をする患者は場合によっては生活しやすい都市部に向けて移動する傾向があった。東京市内にもそのように、治療あるいは潜伏を目的とし

た非定住（放浪）患者が多数おり問題視されていたのである。各地から集まるハンセン病患者によって、東京市内などの大都会に新たなる癩部落ができてしまう。内務省衛生局へ提出した報告書類からなる『癩予防に関する意見』（大正一〇年）▼61の中で、光田健輔はそのように憂慮する。同書の中で光田は東京市内のハンセン病患者を「治療若くは潜伏の目的を以て東京に集合する所謂上流中流の患者」と「乞丐若くは下等の労働の目的を以て潜伏する癩患者」に分類し、いずれにしても大都市である東京市内に外部からハンセン病患者が流入している状況を「東京及大都會に群集し來る癩患者に前陳の如く漸く救うべからざる乞食部落を作らんとする傾向あり」と報告している。光田はこのような患者流入の状況を評して「公衆社會に及ぼす害悪は想像以上」と結論づけ、「癩巣窟を再三再四掃蕩し之を療養所に送到すべし」と、その対処法まで示している。

彼の関心が「癩予防ニ関スル件」で規定されているような資力のない放浪・貧困患者から、さらに多くの患者の処置へと向けられていることがわかるだろう。このような各地に集住する患者だけでなく、何度も療養所から脱走する患者は「絶海の孤島に設立したる國立療養所」に収容すべきと説き、また、資力のある放浪患者に対しても現今の公立療養所に収容する途を開くべきであるが、もし当人が収容を是としない場合、もしくは何度も逃走をはかり「公衆衛生上危険と見做す」ときは国立療養所に収容するべきとの意見も示した。

もはや、隔離に関する議論は資力のない放浪・貧困患者だけではなく、非定住ではあるが資力がないとはいえないハンセン病患者や各地に集住する患者、つまり「癩予防ニ関スル件」における隔離対象者以外にも拡大されつつあった。そして彼らハンセン病患者が各地にいることは「公衆衛生上危険」となりうるとされ、彼らを隔離することが妥当であると強調される。ハンセン病患者は資力のあるなしで分類されて隔離の是非が議論されるのではなく、ハンセン病患者として全体的に隔離されるべきだと把握されつつあったのである。

「伝染病予防法」などでいくつかの伝染病が隔離の対象とされたのは、それらの感染力が強く短期間で広範囲に患者および死者を出す急性伝染病だったからである。治療の術が確立していない時代、最も簡単に病気の蔓延を防ぐ手段が、すでに感染した患者と未感染の人びとを物理的に分離することであった。しかし、本書でも繰り返し言及しているように、ハンセン病は感染力の弱い慢性伝染病である。短期間に多数の患者・死者を出すことはない。伝染病であることで両者は共通しているものの、病気の性質としては大きく異なるのである。それにもかかわらず、この時代の議論を見ると感染力の強弱ではなく、伝染病であるか否かが隔離の是非を規定するようになっているのである。つまり感染力が強いから隔離するのではなく、伝染病だから隔離する、という論調に変わってきているのである。そしてそこで議論される隔離は「治すための隔離」ではなく、完全に「うつさないための隔離」であった。

このように、急性であろうと慢性であろうと伝染病であることが危険視されるようになっていることを示すエピソードをふたつ紹介しよう。どちらも『體力衛生無病生活法』▼62（大正五年）という書物に掲載されている、ハンセン病にまつわるエピソードである。

ひとつは「癩病の柿賣」という話である。これは北里博士（柴三郎か）の話として、博士の友人が、ハンセン病患者の集住地としても有名だった熊本の本妙寺で散歩をした際に体験したものである。ある家の軒先に下がっていた柿を買おうとしたら、家の奥からその干し柿を作ったという老婆が出てきた。すると、その老婆の両手はハンセン病に冒されていた。その友人は「扨は斯ういふ恐ろしい癩病患者が皮を剥いたのであつたか」と言い、逃げ出したという。これについて編者の天野誠齋は「飲食物に對する傳染病の豫防注意上、既に斯ういふ恐ろしい實話のある程ですから、傳染病に罹つて居るものを取締り、各自警戒を加へる事は最も緊要なる問題であります」と評した。

もうひとつは「癩病の見物人」という話である。今度は北里博士が京都の祇園祭を見にいった際、自分たちの前に顔から頭にかけて包帯をしている者がふたりいた。そのふたりこそがハンセン病患者だった、という話である。これについて編者の天野は「此満座稠人の中に、斯る恐ろしき傳染病患者が雑つて居るのに至つては實に危険千萬の至りである」と評している。

どちらのエピソードでも、ハンセン病の感染力が強いか否かは問題となっていない。伝染病の性質は捨象され、伝染病だから危険であると単純化されて語られているのである。そしてどちらのエピソードにおいても、ハンセン病患者は病毒を撒き散らす危険な存在として語られる。それはまさに、彼らハンセン病患者が光田のいう「公衆衛生上危険」な存在とみなされていることを如実に表している。

第三項　隔離がはらむ問題

さて、このように「公衆衛生上危険」な存在とされたハンセン病患者を完全に隔離するとなると、解決すべき問題もまた増えてくる。そのひとつは、患者の性別と隔離のあり方である。政府のハンセン病政策に先駆けて患者の救済を行なっていた外国人宗教者らによる私立病院においては、男女別の収容が基本とされていた。しかしながら、それに対して光田健輔は男女共同収容を主張する。男女別か男女共同かという問題に関する、公私立療養所代表者による議論は藤野豊の『「いのち」の近代史』に詳しいのでそちらに譲るが、光田が男女共同収容を主張した背景には、彼が療養所を一種の「社会」と位置づけようとしていたことが関係している。「癩患者男女共同収容を可とする意見」▼63（大正九年）では「宗教的私立病院主」たちの主張する男女分離収容は患者の性欲の抑圧であり、多くの患者を長期間療養させる国立療養所では困難であるとし、ハワイのモロカイ島やフィリピンのクリオンといった療養所のように患者同士の婚姻を許容すべきであるという立場を取った。

ただし、厳密にいえば光田が患者同士の婚姻を認めたのは、患者に対する人道的配慮から発したものではない。光田の理想は「吾人は療養所を一小社会と心得患者の自給自活を希望する」[64]というように、療養所を患者による自給自足的な「一小社会」とすることであった。光田は、患者にとって周囲からの視線が厳しい「旧社会」にいつづけることは針の莚にいるようなものだが、「新社会」つまり国立療養所は同病相憐れむような社会であるとし、そのような新社会において欠かせないものが男女の共存であり、「彼等の人格を認め其の結合に向て敢て干渉圧迫を試みざるにあり」[65]との態度から男女共同収容を是としたのである。

そこには、性問題で療養所を退所処分となった患者が放浪生活を再開してしまうという状況があった。前述したように、光田は放浪患者が大都市に集まって患者集落を形成することを憂慮していた。また、男女別収容はもともとキリスト教的な療養施設で厳格に実施されていたものであり、国内の関係者は必ずしも賛成だったわけではなく、むしろ療養所の秩序や患者の精神的安定を保つためには、ある程度の婚姻関係は認めるべきであるというのが光田の意見であった。

ただし、これは患者同士の完全なる婚姻許可ではなかったことには注意を要する。男女共同収容に関して、光田は次の四点を改良点として提示した。

① 内縁関係であっても、所長の公認で夫婦室での同棲を許可する。
② 未婚女性または重症の女性は「ホーム」に収容して、男性患者から保護する。

③「ホーム」の女性が院内結婚する場合には調査の後に公認して、夫婦室での同棲を許可する。
④夫婦室で同棲する男性にはワゼクトミーを施すことを条件とする。

以上の四点を見れば、療養所内での婚姻を認めるにしてもそれが条件付であったことがわかるだろう。特に④のワゼクトミー（精管結紮手術）はいわゆる断種手術であり、その施術を条件化することは、婚姻は認めても子をなすことは許さないという姿勢の現われである。断種手術はすでに大正四（一九一五）年以降、各療養所で政府の黙認のもとに実施されるようになっていた。このような断種手術は、婚姻は認めても人為的に子孫を残すことを妨げて、将来的にハンセン病患者のない社会を作ろうとする「民族浄化」[66]であるとして、後に藤野豊らによって、国家によるハンセン病患者に対する強烈な人権侵害であったと厳しく追及される。男女共同収容は一見すると患者の婚姻を許可する人道的配慮のようであるが、その実は単なる男女の同棲の許可であって、最大の目的は療養所内の秩序維持であった。この方針もまた、施策者側中心で患者不在のまま議論されたものだったのである。

しかしながら、事実、療養所に隔離されるハンセン病患者にとって恋愛や性欲に対する渇望は深刻なものだった。大正一〇（一九二一）年に内務省衛生局は各府県立療養所入所者の手記を収集して編纂し、それを二年後に『癩患者の告白』[67]（大正一二年）として刊行した。本書は患者の発病当時の感想、病気の隠蔽や治療に対する苦心、社会から患者・家族に対する嫌悪や圧迫、故郷を去って放浪するに至った経緯、放浪による病毒撒布の状況、療養所への収容当時の心理状態、将来の希望などの諸点を把握して予防施設改善の参考にすると同時に、一般人にハンセン病に対する正しい理解と同情を喚起するために編纂されたものであった。合計一〇六件（その内一六件は未成年によるもの）の手記の中には自身の発病から執筆当時までの来し方を振り返る患者もいれば、療養所への不満を露にする者もいる。そして、恋愛や性欲が抑制されることに不満を抱く患者も多く存在したのである。この時期に議論されていた男女共同収容は、彼らハンセン病患者の性欲を一時的にしても抑えて恋愛に対する希求に応えうるものであったかもしれない。とはいえ、仮に配偶者を得たとしてもそれは自分たち一代限りの関係であり、新しい家族を生み出していくことは許されなかったのである。

『癩患者の告白』にはこのような恋愛や性欲への渇望だけでなく、自身の発病による家庭崩壊や信仰へ傾倒していく様子、そして患者自身による病状の克明な描写も多く見られる。さらに特徴的なのは、ハンセン病患者全体の絶対隔離、療養所での労働、らい村の設置などを患者側から希望している点である。同書では、幸福な生活↓発病↓家族との軋轢、出奔↓放浪（遍路など）の末の自殺未遂↓療養所の存在を知り入所↓療養所への不満↓完全隔離の要請といったパターンの証言が多く見られる。このような証言の定式化や内務省衛生局編纂という事情を勘案すれば、衛生局当局にとって都合のよい証言が恣意的に採用されたとも、執筆時からすでに患者に無言の圧力がかかっていたとも容易に想像できる。同書におけるハンセン病患者の証言を彼らの本心からのものと即断するには慎重でなければならないが、『癩患者の告白』が療養所入所者という当事者の手記という形をとって、隔離政策強化の必要性を一般社会に向かって発信したのは事実であろう。刊行直後に関東大震災に見舞われたことによって同書の大部分は失われたが、▼[68]内務省衛生局はこれ以降の隔離強化を一般社会に向けて鮮明にしたといってよいだろう。

第四項　「癩予防法」の成立

ハンセン病患者隔離の強化は何も光田健輔（全生病院院長）によってのみ推進されたわけではない。時代が昭和に入ると他の療養所の関係者もまた、光田のように患者の隔離強化をうたうようになる。昭和二（一九二七）年には大阪外島保養院の村田正太が社会事業研究会での講演で、ハンセン病患者の増加は国辱であり、「人道上の問題は別としても」ハンセン病は日本から撲滅根絶されなければならないと訴えた。[69]村田は府県立および私立療養所での収容患者数が飽和している状況において、絶対隔離を施せば二〇〜三〇年でハンセン病患者の根絶が可能であるとの見通しを示す。その根拠としてはハンセン病の伝染性が低いうえに患者もある程度の時間が経過すれば死亡していくという理論であり、根絶とは絶対隔離を行なってハンセン病患者の自然消滅を待つというものである。また、患者から生まれた子どもも親からすぐに引き離して養育すれば発病の危険性はほとんどなく、従ってハンセン病は徐々に根絶に向かうという。ここではもはや、ハンセン病患者をいかにして治療するかといった視点は欠落している。隔離政策は患者を治療するためではなく、「人類全体の幸福のためと云ふ見地から云つても當然、自ら進んで背負ひ、そして果して行かねばならない世界人道上の重大なる義務」[70]というように、患者以外の人びとにとっての幸福追求のための施策として理解されている。

大島療養所の小林和三郎による『癩病ト其ノ救済施設』[71]（昭和五年）でも、ハンセン病の撲滅にむけて官民僧俗が協力することと、療養所の拡張と患者の隔離収容が述べられている。患者の治療の最前線であるはずの療養所関係者の意見がこれなのである。ハンセン病患者に対する隔離は「治すための隔離」から「うつさないための隔離」へ、さらには「根絶させるための隔離」へと極端化した。隔離の意味も集中的治療による病気の根絶ではなく、他の人びとと完全に分断することによる病者の根絶になってしまったのである。それは症状の度合いや資力の有無とはもはや関係ない。ハンセン病患者であるか否かというような二元論的把握なのである。

ハンセン病政策を担う内務省もまた、このような傾向と無関係ではない。昭和五（一九三〇）年、内務省衛生局は『癩の根絶策』を発表する。ここで衛生局はハンセン病の「根絶」に向けて三案を提示する。それら三案の基本は、当時の国内におけるハンセン病患者数を一万五〇〇〇人と概算し、その中の五〇〇〇人をそれまでの公立療養所と新設する国立療養所に収容することである。そして残りの一万人を二〇年、三〇年、五〇年のいずれかの期間の内にすべて収容していくというものである。内務省の方針は「癩患者を悉く隔離して療養を加へればそれでよい。外に方法はない」というように、明確に絶対隔離策であった。それ以前は資力のない放浪・貧困患者が隔離の対象であったが、ここでは資力のある患者も、彼らが療養所を利用することができず悲惨な生活を送っていることや、患者の家族も感染の危険にさらされているということで、収容・隔離の対象となった。

こうして日本のハンセン病政策は、患者の隔離を強化するために「癩予防ニ関スル件」を改正する一歩手前まできていた。昭和四（一九二九）年の第五六回帝国議会衆議院の明治四〇年法律第一一号（「癩予防ニ関スル件」、筆者注）中改正法律案委員会では「癩予防ニ関スル件」の改正が議論され、その席上では衛生局長の山田隼次郎が「是非全隔離ト云フ希望ヲ持ッテ居ルノデアリマス」[72]と述べ、内務技師の高野六郎も「公衆衛生ノ立場カラ見マスルト云フト、結局癩病患者ハ隔離シテ他ノ多数ノ國民ノ健康ヲ保護スル方法ヲ講ズル以外ニ、適切ナ方法ハ無イ」[73]と、絶対隔離の必要性を訴えていた。また高野は「遺傳ガ絶對ニ無イカト斯ウ御尋ヲ受ケマスルト、私共絶對ニサウ云フ事ハ無イトハ申上ゲ兼ネルト存ジマス」[74]と発言したが、この発言は出席者の中にハンセン病が遺伝するという可能性が依然として存在すると印象付けたと考えられる。

「癩予防ニ関スル件」改正の根拠として内務省衛生局は「癩予防ニ関スル法律中改正法律案参考資料」[75]（昭和五年）を作成した。この中の「改正法律案理由書」で、「癩予防ニ関スル件」では費用が患者・扶養義務者持ちだったので収容すべき患者の範囲が狭かったこと、その費用徴収が困難だったこと、消毒の励行や私立療養所の監督に不備があったこと、患者やその家族への生活費の補給に欠陥があったこと、医師や公務員の秘密厳守等の規定に欠陥があったことなどを「癩予防ニ関スル件」改正の根拠とした。そして改正後は「病毒伝播ノ虞アリト認メラルル患者」は、国家および地方自治体の負担により国立・府県立の療養所に入所することとした。これによって法律の対象者は「癩予防ニ関スル件」の「癩患者ニシテ療養ノ途ヲ有セス且救護者ナキモノ」から「癩患者ニシテ病毒伝播ノ虞アルモノ」に変わった。これは事実上、隔離の対象者が従前のような資力のない放浪・貧困患者から全患者に拡大したことを意味する。そして改正理由では、絶対隔離についての医学的根拠には一言たりとも触れられていない。ハンセン病患者は伝染病を撒き散らすため公衆衛生上危険な存在として、全員隔離されて当然とみなされたのである。

「癩予防ニ関スル件」の改正案は昭和六（一九三一）年初頭の第五九回帝国議会において浜口雄幸内閣から提出されて可決した。同法は新たに「癩予防法」と改称され、同年八月を以て施行されることになった。「癩予防法」は厳密には「癩予防ニ関スル件」の改正法にあたり、完全な新法ではない。しかし、その骨格となる部分は大きく変わっている。改正第二条では、ハンセン病患者に対して「業態上病毒傳播ノ虞アル職業ニ従事」[76]することが禁止された。これは現在でいう第三次産業への就業を禁止しており、それによって軽症の患者からも生活の糧を奪い療養所へ入所せざるをえない状況へと導くものであった。[77]そして改正第七条では患者の入所費用や患者・家族の一時救護に関する費用などを国および道府県の負担とした。

しかし、最大の変更点は隔離対象を規定した第三条である。「癩予防ニ関スル件」では「癩患者ニシテ療養ノ途ヲ有セス且救護者ナキモノハ行政官庁ニ於テ命令ノ定ムル所ニ従ヒ療養所ニ入ラシメ之ヲ救護スヘシ」として、資力のない放浪・貧困患者を対象にしていた。しかし改正後は「行政官廳ハ癩豫防上必要ト認ムルトキハ命令ノ定ムル所ニ従ヒ癩患者ニシテ病毒傳播ノ虞アルモノヲ國立癩療養所又ハ第四條ノ規定ニ依リ設置スル療養所ニ入所セシムベシ」▼[78]とあるように、「癩患者ニシテ病毒傳播ノ虞アルモノ」と対象は拡大されている。とはいえ「病毒傳播ノ虞アルモノ」の基準は明記されていない。明確な基準がないことは、換言すれば全患者をその対象にすることが可能となったということである。▼[79]

こうして「癩予防法」はハンセン病患者とそうでない人びとを完全に分断した。のみならず、その一方で法律に退所規定もなく懲戒検束権を与えられた所長の君臨する療養所に隔離されることが運命付けられたのである。それまで自宅療養や放浪など様々な生活を行なっていたハンセン病患者は、資力のない放浪・貧困患者とともに、療養所に隔離されるべき「癩患者」として一元化される。そしてこれ以降のハンセン病政策は、一元化された患者とそうでない人びとという二元論的把握のもと、ハンセン病およびその患者を恐ろしいものと喧伝し、患者の隔離、つまりハンセン病患者とそうでない人びと両者の分断を徹底的に推進することになるのである。しかもそれは国家の一方的な施策ではなく、官民一体になって推進されていくのである。

第五節　患者と一般社会の分断――「らい予防法」制定まで

ハンセン病患者の絶対隔離は「癩予防法」の成立直後に始まったわけではない。ハンセン病は隔離したうえ根絶しなければならない病気であるという認識を社会全体に押し広げる試みが、官民一体となってなされることから始まったのである。

第一項　財団法人癩予防協会の発足

昭和六（一九三一）年、「癩予防法」成立とほぼ時を同じくして、財団法人癩予防協会が設立される。このようなハンセン病政策と関連した協会の設立は大正四（一九一五）年の『癩病予防に就て』で、すでに光田健輔が「公私有力者が慈善救済予防の意味を有する一会を組織し」▼80というように言及していた。それが「癩予防法」成立の同年に現実化する。同協会は内相安達謙蔵と渋沢栄一が中心となり、貞明皇后（当時は大正天皇崩御後のため皇太后）からの下賜金や財界からの寄附金によって設立された。同協会の会頭は清浦奎吾元首相であり、一応は民間の財団法人ということになってはいたが、事務所も内務省衛生局内にあり、実際には内務省の外郭団体であった。▼81

癩予防協会の目的はあたかも「癩予防法」と呼応するかのように、日本国内からハンセン病を駆逐することにあった。同協会設立の際の趣意書、『財團法人癩豫防協會趣意書（以下、『趣意書』と略記）』[82]を見てみよう。『趣意書』ははじめにハンセン病が遺伝病だと誤解されてきたことによって、家族が患者を隠蔽して悲惨な生活を送らせていることを「人道問題として黙過能はざるところなり」と指摘する。そしてこのような患者隠蔽を公衆衛生の観点でみた場合、患者の治療を妨げるだけでなく、予防知識の欠如が「病毒を随所に傳播するに至らしむ」結果につながると述べる。そして癩予防協会は日本のハンセン病政策が欧米諸国に比べて遅れをとっており、「癩予防ニ関スル件」の成立もハンセン病根絶には奏功せず、依然として国内に多数の患者を抱えている事実を「是れ文明國の恥辱と稱すべく、延いては國家の體面を汚瀆する所亦甚だ大なり」と評したのである。癩予防協会も、ハンセン病患者の存在が文明国としての威信にかかわる問題であるとの前提を有していたことがわかる。一見、悲惨な生活を送る患者への同情のようでもあるが、根底にはそのような思考が働いていたのである。この『趣意書』は次のような言葉で結ばれる。

本病の豫防絶滅の如き一大事業は、全國民の理解を根柢とし、官民の一致協力に俟たざれば、克く其の効果を収むる能はず。此間有力なる民間の團體ありて、制度の完備、収容施設の擴大等當局の爲すべき事項は其の實現を促進し、國民理解の啓發、患者家族の保護等民間團體の施設に適するものは自ら之に當り、以て官民呼應、一致協力の實を擧ぐるに於ては本病の豫防絶滅の如き蓋し多くの歳月を要せずして達成せらるべきを疑はず。是れ本會の創立せられたる所以なり。

ハンセン病の根絶はまず国民の理解を必要とし、官民一体となっての行動がなければ達成しえない、というのが癩予防協会のスタンスであることがわかるだろう。その後、日本のハンセン病政策は内務省衛生局と不可分の関係にあるこの癩予防協会が中心となって推進されていくのである。

それでは具体的に癩予防協会は何を目指していたのであろうか。『趣意書』に附されている『財團法人癩豫防協會寄附行為』によると、同協会の目的は「本會ハ癩ノ豫防絶滅ヲ以テ目的トス」であり、ハンセン病の予防とその結果としての絶滅が最大の目的であることを明言している。悲惨な生活をしているという患者をどのように治療し、そして再び社会に復帰させるか、ということではないのである。そして同協会の事業としては「癩ノ豫防絶滅ニ關スル調査、研究及宣傳」、「癩ノ豫防ニ關スル諸事業ノ聯絡及後援」、「其ノ他癩ノ豫防絶滅ニ關シ必要ト認ムル事項」の三点が挙げられている。事実、これ以降同協会はハンセン病に関するパンフレットなどの発行や、患者の状況に関する調査結果の公表、そして後に定められる「癩予防デー」における講演会、映画上映会、患者訪問などを主導・援助していくことになる。

癩予防協会は設立の同年、『癩の話』▼83（昭和六年）と題された小冊子を発行する。同書はハンセン病の説明、患者・家族の採るべき対策、療養所の紹介から成っている。「癩病とはどんな病気か」では遺伝病という説明が過去の誤認であったことが説明されている。また、「癩患者はどうすればよいか」「癩患者の居る家ではどうすればよいか」では、早期の受診、放浪の禁止、食住分離、消毒の徹底などとともに、秘薬や迷信の類に惑わせられないようにと説いている。これは、「癩予防法」成立に大きな影響を与えた患者の放浪および集住が熊本本妙寺や四国遍路など、ハンセン病の治病に効験ありとされた場所に集中する傾向にあったことと関係している。これ以降のハンセン病政策はそのような場所に集住する患者を療養所に一斉送致することも行なうようになるのだが、一般社会と隔絶した場所に設置される傾向にあった療養所は、人びとにとって不気味な存在であった。そのようなイメージを払拭するためか、同書では「療養所とはどんな所か」という項目で療養所内における患者の自治的生活が強調され、「療養所といふ所は患者を世の中から追ひやつて閉ぢ籠めて置く場所ではなく、患者の為に設けられた唯一の楽天地なのである」と説明している。

これらの説明をふまえて『癩の話』では、病気に対する理解の徹底、療養所の増設、患者の自主的入所を通して、ハンセン病は根絶可能であると述べている。そして同書は、「人道上から見ても、衛生上から見ても、國家の體面上から見ても、棄て丶置くことの出來ぬこの呪はしい病気が、一日も速かに根絶れるやう、お互い協力しやうではないか」と結ばれるのである。

癩予防協会はハンセン病の根絶が人道問題であるとの認識を強調する。しかしながら、この場合の人道とは誰に対して投げかけられた言葉であったのだろうか。これ以降のハンセン病政策はつねに、國家の體面＞衛生＞人道という優先順序と思えてならないようなあり方で推進されていくようになる。官民一体とは言うものの、同協会の方法としてはあくまで「官」の主導による「民」の意識改革であった。癩予防協会は内務省の意を汲み取るかのような形で、国民にハンセン病が隔離の末根絶されるべき存在であるとの認識を普及させ、絶対隔離の必要性を自明のものと思わせる方向へと導いていく。そしてこのような認識の普及に際しては、政府ではなく、このように各種の事業から幅広い宣伝活動を行なえるような癩予防協会がうってつけだったのである。

なお、癩予防協会については、藤野豊や『最終報告書』が、協会設立時における貞明皇后の下賜金やその後の援助などから「「皇恩」を強調して絶対隔離政策を支持する世論喚起をおこなっていた」▼84と批判しているが、『趣意書』およびこの『癩の話』の段階ではまだその「皇恩」の強調がなされていないことは注意する必要がある。

癩予防協会をはじめとし、「癩予防法」の成立以降は様々な団体や個人が、ハンセン病についての啓蒙活動を行なうようになる。翌昭和七（一九三二）年には癩病根絶期成同盟會から『祖國日本の名譽と恵まれざる人々のために』という冊子が著される。▼85同会は「皇太后陛下の癩に對する思召を體し、癩の根絶を期するための宣傳及び募金運動をなし、癩事業達成を助くる」ことを目的とした団体であるが、癩予防協会とは異なり実際には貞明皇后と直接的関係があるわけではない。詳細は不明だが、ハンセン病対策に尽力する貞明皇后の「御思召のある所を國民一般は察知せず、癩の問題が國民的與論とならない」ことを遺憾とし、「この問題を問題となすの必要と、問題の解決に對しての方策等に就ての適當なる資料を編輯して廣く頒布する」ことを目指しているという。具体的には毎年六月二五日（貞明皇后の誕生日。のちに癩予防デーとなる）に全国各地で癩病根絶期成同盟大会を開催し、また、募金活動による収益を各地方の「癩事業関連団体」および「癩病院」に寄附して「癩病根絶の實現を促す」ことであるという。

同書巻頭の文章は当時の全生病院院長であった林芳信の「國家の急務癩問題の解決」である。そこではハンセン病が伝染病であり、患者との接触で誰でも罹患する可能性もあるために隔離施設の拡充が必要であることが述べられている。また、療養所の収容人数を増やせば三〇年ほどでハンセン病患者がほとんどいなくなるという政府の見通しに対して、「政府の力のみでなく國民一般が努力しなければならぬ問題」であると指摘する。ここでも「民」への積極的関与が促されている。しかしそれはハンセン病の治療どころかもはや予防でもなく、隔離による根絶を国民的問題へと押し上げていることに他ならない。「治すための隔離」でも「うつさないための隔離」でもなく、「根絶させるための隔離」が国民全体の問題であると敷衍されているのである。「根絶させるための隔離」という思想は、一般の人びとに対してハンセン病が伝染病であるから隔離を要するというのではなく、根絶しなければならないから隔離を要する、という認識を植えつけるにはじゅうぶんだっただろう。重要なのは、ハンセン病であるか否かだったのである。

癩予防協会の運動も、その本旨である予防ではなくあからさまにハンセン病の根絶を訴えるものになる。昭和八（一九三三）年に同協会から出された『國から癩を無くしませう』▼86は五ページほどの小冊子ではあるが、やはり国からのハンセン病根絶を訴えている。同書の体裁としては癩予防協会の発行だが、実際は外島保養院院長であった村田正太の筆によるものである。同書の「五萬の癩患者を救へ」という箇所では、昭和五（一九三〇）年の内務省の調査で国内には約一万四〇〇〇人のハンセン病患者がいたとされているが、潜伏している患者を含めるといまだに四、五万人にのぼるとの試算があることを指摘する。それにもかかわらず現在でも療養所入所者は四五〇〇人にすぎないとし、残る患者もすべて救われなければならないと訴えている。その部分を引用してみよう。

他の病氣と違つて癩は自宅では充分な治療の出來ないばかりでなく、治療は可なり長びきますし、それに癩とわかれば職業を失ひ生活の資源を断たれる今日、この僅か四千五百を除く數萬の癩患者はその日〻〻の生活に脅かされしかも現代醫術の恩恵に浴することも出來ず日に〻崩れ行く奥骸を抱いて死の到來を待つ悲惨な境遇に呻吟してゐます。

在宅治療が困難であることや、ハンセン病であると判明すれば生活が立ち行かなくなるという恐怖を前面に押し出すような警告を発するとともに、患者ではない人びとに対してもこのような状態を「袖手傍観」するようなことは「人道上の一大罪悪」であると迫っている。療養所未入所のハンセン病患者への警告であるばかりではなく、患者以外に対しても警告を発している。それも、ハンセン病政策に関与しないことは国民として人道上の罪であるというように、半ば脅迫するかのような筆致である。人道という言葉を盾に、国民をハンセン病政策の推進力の一部として動員するという意図が見えてくるだろう。

また、特徴的なのは次の「五百萬の癩血縁者を救へ」という部分である。まず注意しておきたい点は、癩予防協会はハンセン病が伝染病であるとの認識を持っており、その認識を普及させることに力を砕いているということである。そしてこの部分もその普及を意図している。というのも、当時でも依然としてハンセン病が家筋に伝わる遺伝病であるとの誤解が存在し、患者およびその家族との婚姻を避けるという事態がみられた。そのような「周囲からの差別待遇と迫害」の背景には、ハンセン病患者の血縁者自身もそのような遺伝説を信じ、患者を隔離すれば自身の感染も防げることを知らないという状況が存在しているというのである。その結果として「癩の血統と云はれてゐる人々」は「自分の體内には悪血が流れてゐて何時癩が發病して來ないとも限らないと、戦々恐々不安のうちにその日ゝゝゝを送り乍ら自分の運命を呪つて」いるという。また、癩予防協会の見立てではハンセン病患者には平均して約三〇人の血縁者がいるうえ、過去にハンセン病の血統であった者の数を加えると、五〇〇万人がハンセン病の血縁者が存在すると推測している。

この部分において癩予防協会は遺伝説という「迷信の打破」を訴えてはいるものの、その手法としてはかえって血統を強調してしまっているようにみえる。ハンセン病の根絶を第一の目標に置き、その政策に国民全体を動員するために血統という誤解を持ち出して遺伝病という誤認識の打破による人びとの認識の転化を図ってはいるが、裏を返せばそれは人びとに潜在的患者の存在を印象付ける結果となってしまったのではなかろうか。伝染病

＝遺伝はしない＝患者を隔離すれば家族への感染を防げるという等式が、はたしてすんなりと人びとに理解されたであろうか。むしろ、ハンセン病患者の背後には合計五〇〇万人もの血縁者、つまり潜在的患者がいるということを改めて人びとに突きつけてしまったのではないだろうか。患者を隔離すればその血縁者五〇〇万人が周囲の差別・偏見から解放されるという目論みは、裏目に出てしまっているように思えてならない。なぜならばその数は、明治三三（一九〇〇）年の『癩病血統及患者表』において「癩病の血統家系」を有する者とされた九九万九三〇〇人をはるかに上回っているからである。癩予防協会がハンセン病は伝染病であると強調するのは、遺伝病ではなく伝染病であるのだから、血縁者以外にも伝染するおそれがある。だからこそ、ハンセン病患者を徹底的に隔離しなければならない、という発想があったからである。しかしながら結果としては、人びとにはハンセン病の「血縁者」という存在を印象付け、なおかつ患者を厳しく隔離する方向に進むという、患者にも血縁者にも風当たりの強い状況を作り出してしまったといえよう。

この『國から癩を無くしませう』において、筆者はもう一点注意しておきたい箇所がある。同書は「癩患者に同情せられる方は必ずお讀みください」との文句から始まるが、その後はまず前章でも言及した光明皇后の救らい伝説を述べ、それから貞明皇后の「御仁慈」に言及して「五萬の癩患者を救へ」に続くのであるが、ここで光明皇后の伝説と貞明皇后の事績が重ね合わせて記されていることに注意したい。これ以降、癩予防協会は発行する冊子類などの冒頭で事ある毎に、貞明皇后の御仁慈を強調するようになる。このように皇恩を強調して絶対隔離を正当化していく手法が、藤野豊らに厳しく指摘されていることについては既述した。しかし、これは単に貞明皇后の援助を背景に強調したのではないように思える。同書で光明皇后の伝説と貞明皇后の事績が重ね合わされていることから、日本における救らい伝説の象徴的存在であった光明皇后を、癩予防協会設立の立役者である貞明皇后の先駆的存在として位置づけようとしている意図をみることができないだろうか。皇后という身分、そして救らいという事業を媒介として両皇后は時代的懸隔を越えて結び付けられた。そしてそれまで救らいの象徴であった光明皇后はその主役的立場を貞明皇后に譲っていく。癩予防協会の発行する冊子や事業報告のほとんどに、昭和七（一九三二）年に貞明皇后が「癩患者を慰めて」と題して詠んだ「つれづれの友となりても慰めよ行くことかたきわれにかはりて」という歌が引用されるのである。

昭和一〇（一九三五）年に癩予防協会から発行された『救癩』▼[87]でも、その御仁慈は強調される。同書の巻頭には「仰げ御仁慈救へ同胞　癩は遺傳病にあらず傳染病なり　癩は天刑病にあらず國辱病なり　國の爲めには癩をも救へ　救癩の人はこの世の生佛」という「救癩標語」がかかげられている。こうして御仁慈を強調しながら、「我國では結核は亡國病であり、癩は國辱病である」としてハンセン病の撲滅を訴えているのである。

こうして癩予防協会を中心として、ハンセン病政策を国民協同の義務に押し上げるような形で隔離政策強化は盛んに宣伝された。それは、伝染病患者を放置しておくことにより不特定多数の人にも感染の危険性が増えること、療養所以外で苦しい生活を送っている患者を放置することは人道上の罪であること、ハンセン病患者を多数抱えていることは「國威の發揚上誠に遺憾」▼[88]であること、ハンセン病政策には皇室の援助があること、などの理由によってその正当性が担保された。遺伝説の誤解を打破することもハンセン病患者の血縁者を差別・偏見の目から救うというよりも、血縁に関係なく伝染するために隔離が緊要である、ということを人びとに認知させるためであった。そこでは感染力の強弱は問題視されず、伝染病なのだから隔離するのは当然であるとでもいうかのような発想がまかり通っている。そして推進される絶対隔離も、ハンセン病患者の治療を最優先させているというよりも、全患者を隔離してハンセン病の自然消滅を待つ、つまり患者が死に絶えるのを待つという意図の方が強い。予防よりも根絶が第一目標となり、隔離も着実に「根絶させるための隔離」へと変貌していった。

この時期から次々に開設されるようになる国立療養所は、懲戒検束権を持った所長や刑務所さながらの監禁室を持ち、「治すための隔離」施設とは思えないものとして機能していくことになるのである。昭和一一（一九三六）年に内務省で開かれた官公立癩療養所長会議の際、自身が所長を務める長島愛生園で起きた患者のボイコット事件（「長島事件」）を受けて光田健輔は、「癩患者ト雖モ日本帝國臣民」であるため「法ノ制裁ヲ受クヘキコト一般臣民ト異ル所アルヘカラス」▼89と、患者に対する行刑政策の徹底を訴えたのである。ハンセン病患者は患者でない人びととは二元的に分離されながらも、司法上では「帝國臣民」として同じく処罰の対象とされたのである。

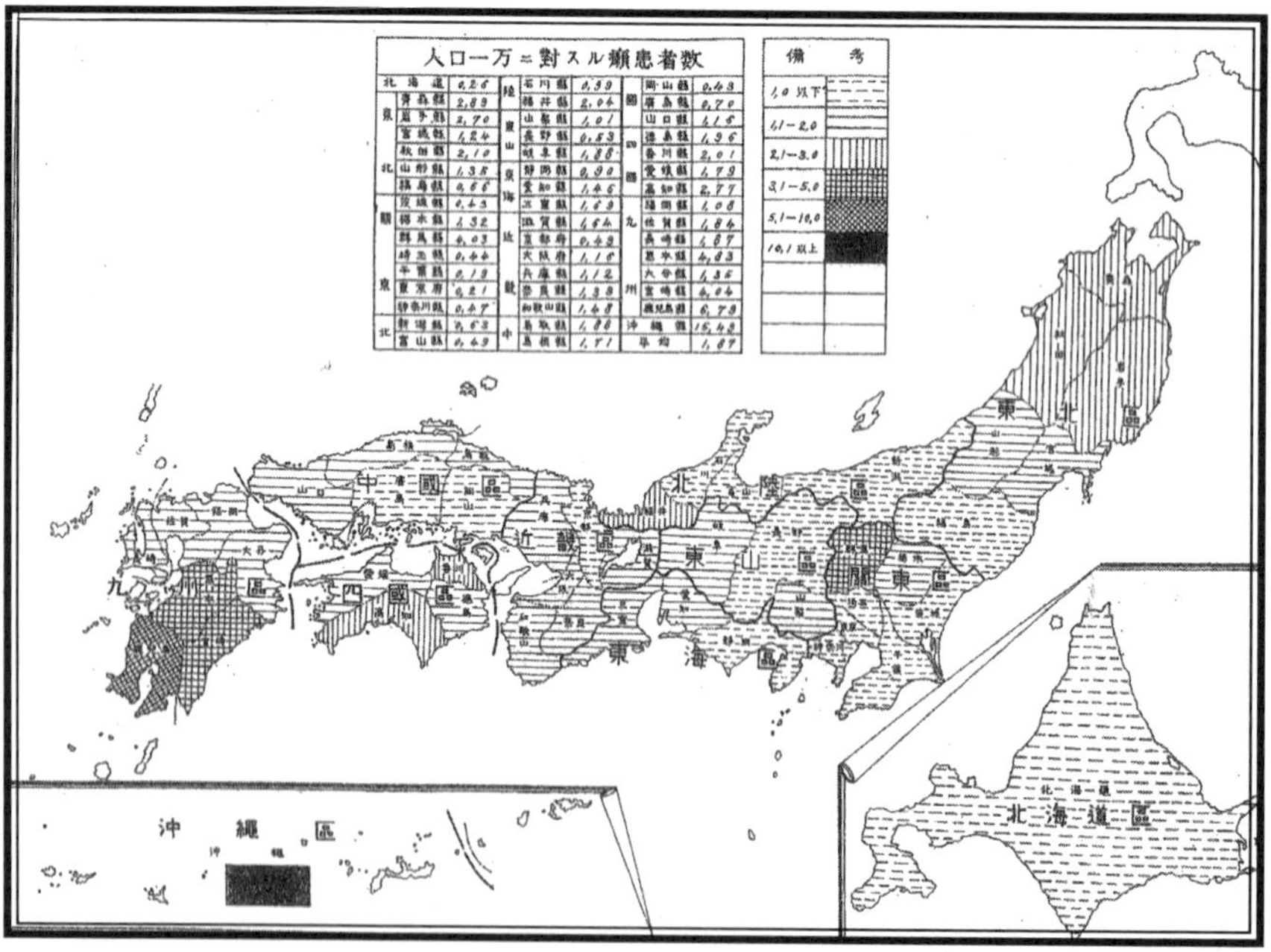

資料 4-2：「道府県別癩患者分布図」

財団法人癩予防協会「癩予防施設概観（昭和 10 年）」（『近現代日本ハンセン病問題資料集成（戦前編）第五巻』より転載）

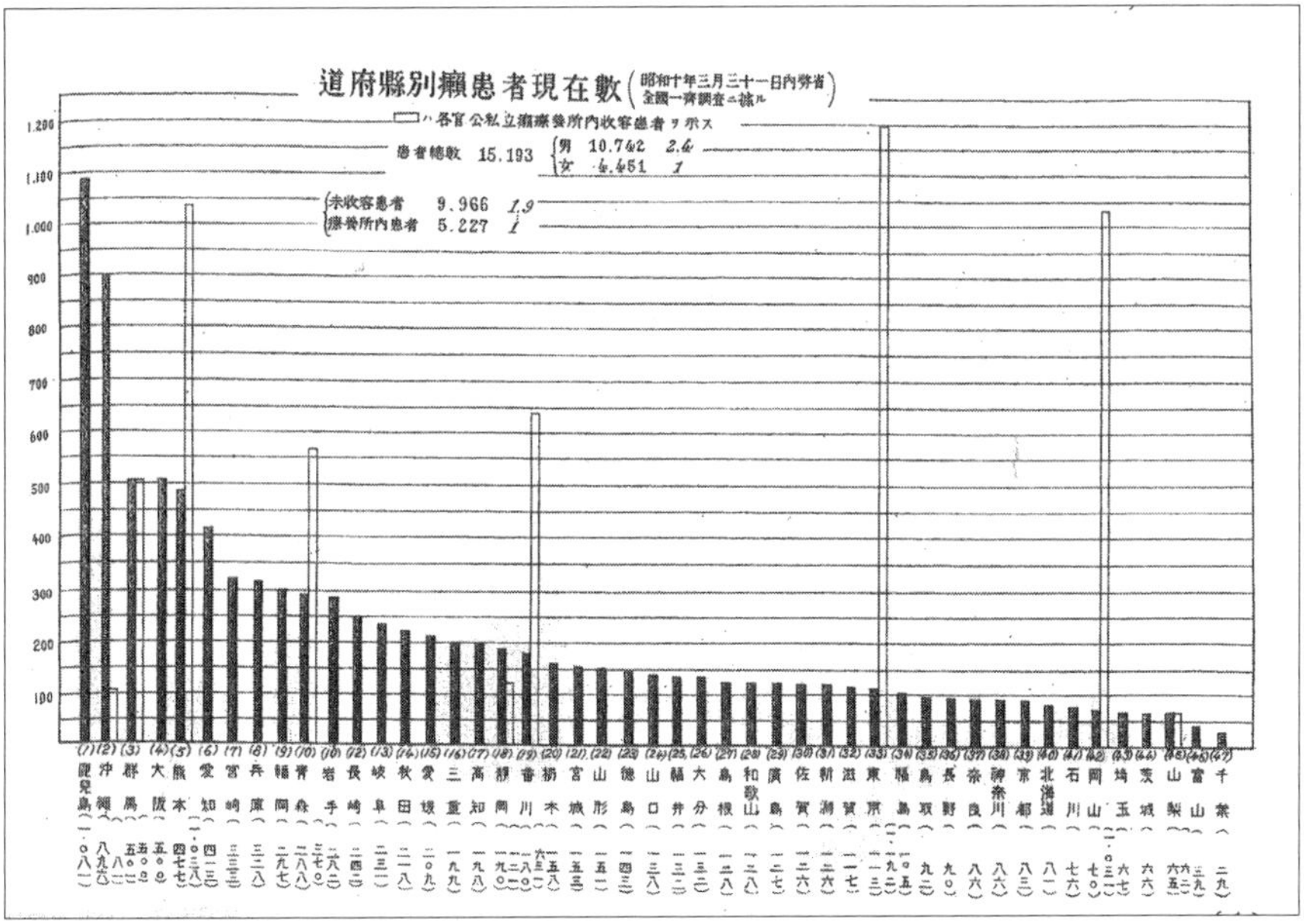

資料 4-3：「道府県別癩患者現在数」

財団法人癩予防協会「癩予防施設概観（昭和 10 年）」（『近現代日本ハンセン病問題資料集成（戦前編）第五巻』より転載）

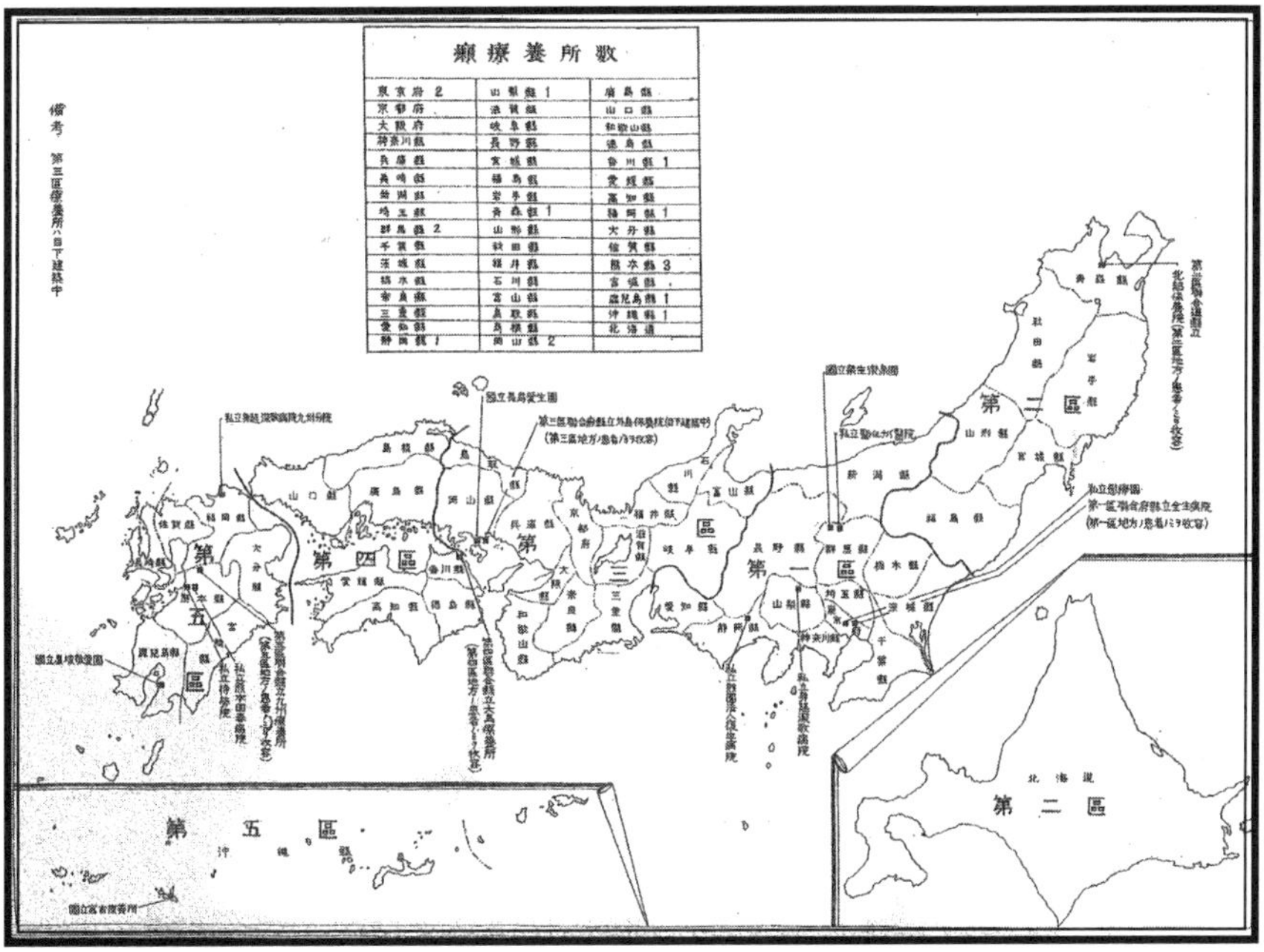

資料 4-4：「癩療養所ノ分布」

財団法人癩予防協会「癩予防施設概観（昭和 10 年）」（『近現代日本ハンセン病問題資料集成（戦前編）第五巻』より転載）

群馬県の国立療養所栗生楽泉園の敷地内に「特別病室」が設置されたのは、それから二年後の昭和一三（一九三八）年であった。鉄扉と鉄格子を持ち、暖房設備もない「特別病室」では、戦後廃止されるまでに一〇〇人近い患者が監禁され、二〇人近くが死亡した。病死ではなく、凍死や衰弱死である。

癩予防協会は前述した冊子類の頒布だけでなく、昭和一一（一九三六）年と翌一二（一九三七）年、各道府県の長官あてに「癩患家指導に關する件」という書面を送り、ハンセン病患者を抱える家庭を訪問し、伝染予防の指導および治療薬品の無料配布を依頼した。同協会は毎年六月二五日を「癩予防デー」として全国各地で講演会などを開いていたが、昭和一一年は講演会を東京のみに限定し、その代わりに各道府県ではこのような患家指導を行なったのである。その結果は翌年に『昭和十一年度　癩患家の指導』[90]としてまとめられた。癩予防協会は昭和一二年にも同様の活動を行ない、翌年には『昭和十二年度　癩患家の指導』[91]を発行している。昭和一一年度版の報告書は各道府県によって内容の精粗があるが、昭和一二年度版では三七道府県が患家所在地を示す地図を掲載している。

昭和一二年度版の報告書によれば、癩予防協会がこの活動を行なったのは昭和一五（一九四〇）年に実施される全国調査の際、「患者の収容上又調査上」[92]利用されることを見込んでいたからであった。前節でも触れたが、昭和五（一九三〇）年に内務省衛生局が提示した『癩の根絶策』では、二〇年、三〇年、五〇年のいずれかの期間中に一万人の収容を達成するとの計画が発表されていたが、昭和一一（一九三六）年には第一案の二〇年根絶計画が実行されたのである。それが、昭和一〇（一九三五）年における調査では、全国の患者総数一万五一九三人に対し、療養所入所済みの患者は五二二七人[93]（資料4－2、4－3、4－4）。未収容患者のほぼ半数であり、一万人にはまだ程遠い。また、次の調査実施予定である昭和一五年は、いわゆる紀元二千六百年にあたる年であった。光田健輔も「皇紀二千六百年を期して一万人収容、此の絶好の機会を逸す可からず」[94]との文章を長島愛生園発行の『愛生』に掲載している。昭和一五年は紀元二千六百年の記念とも相まって、収容患者一万人達成の目標となったのである。そして癩予防協会によるこれら患家の指導は、個別訪問によってハンセン病患者に療養所入所を勧めるとともに、未収容患者の所在地を確認してその後の収容活動に用立てる意味を持っていたと考えてよいだろう。

第二項　戦前の「無癩県運動」

こうして徐々に激化していったのが、「検証会議」によって「今も続くハンセン病患者・家族に対する差別・偏見の原点」と指摘された「無癩県運動」である。これは文字通り、各道府県からハンセン病患者を無くすことを目標とした運動である。「無癩県」という言葉自体はすでに昭和四（一九二九）年の段階で使用されている。それが「癩予防法」成立によってさらに広く使用されるようになり、昭和一一年の二〇年根絶計画以降、激化した。

本章ではこれまで、隔離政策の展開を追うことによって、このような「無癩県運動」つまりハンセン病患者を根絶しようとする風潮が国内に高まってくる様子を見てきた。「治すための隔離」から「うつさないための隔離」へ。そしてさらに「根絶させるための隔離」への変遷のなかで、ハンセン病患者とそうでない人びとは明確に二元論的に分断されていった。ハンセン病患者の隔離は当初、伝染病対策を主導した内務省衛生局によって担われてきたが、癩予防協会という半官半民ともいえる団体が誕生したことによって、その政策が国民に広く宣伝されるようになった。多くの冊子や講演会を通して、ハンセン病患者隔離の必要性と遺伝説の誤謬が訴えられた。そして個別訪問という手段を通して療養所への入所が勧められ、さらには全国的に患者の所在地が把握された。それは日本が十五年戦争に突入しようとしている頃であり、国威発揚の必要性は、訪日外国人の眼を気にしていた明治初期よりも大きかった。そして癩予防協会はその発足から皇室と関係しており、この時期には折しも紀元二千六百年を迎えようとしていた。昭和一〇年以前は、「癩予防法」成立によってハンセン病患者隔離の強化が盛んに訴えられたが、これ以降はいよいよ全患者の絶対隔離が本格化していくのである。筆者は近現代ハンセン病差別を考えるにあたって、この昭和一〇年前後を重要視している。それは常に予防という言葉を背負っていながらも、ハンセン病患者根絶の正当化が確固たるものになってきたからである。

では、「無癩県運動」とはいかなるものであったか。勘違いしやすいが、「無癩県運動」は在宅治療や放浪生活をしているハンセン病患者の強制連行ではない。「癩予防法」には、患者を本人の意思とは無関係に隔離してよいとの規定は存在しない。表向きは衛生担当者が患者を訪問し、療養所への入所を促すという形式を取った。

昭和一三年に出版され、後に映画化もされた小川正子の『小島の春』はハンセン病患者への訪問活動を記録した代表的なノンフィクションである。同書には瀬戸内海や高知県を舞台にし、長島愛生園の小川正子が未入所患者を説得する場面が何度も登場する。ハンセン病が遺伝病であると信じて疑わない者や、「貴女の病院に入ったらきっと治るというものでは無いでしょう。療養所へ入ったらどんな治療があるというのでしょう。只大楓子油を射してるだけで一生そこから出られない様にして置くというだけでしょう」▼[95]と言って入所を拒む患者に、小川は勤務先である愛生園のパンフレットを見せるなどして繰り返し入所を説得した。また、上映会を開いて訪問先の村民に愛生園の宣伝フィルムを見せるなどの啓蒙活動を行なったのである。

小川正子自身は自らの職務と師である光田健輔に忠実だっただけであるが、小川の感傷的な筆致や映画化された経緯などは、ハンセン病患者収容の正当性を国民に宣伝するのにじゅうぶんだった。収容活動は人助けの美談のように描かれたが、そのような光景ばかりだったはずはない。国内で最初に無癩県となった青森県での事例を紹介しよう。▼96

私は田の草取りをやっていた。自動車が付近で止まったかと思うと、消毒衣を着た五、六人の者がばらばらっと駈けてきて、野良着のまま否応なしに引き立てられて収容された（男性・昭和一六年収容）

夫が不在中、近所に頼む隙もなく、泣き叫ぶ幼児二人を残し、後髪を引かれる思いで強制収容された（女性・昭和一六年収容）

私は両眼を失い、身体も不自由なので床に臥していた。係官は有無をいわせず、汚物のように莚に包んで車のなかにほおりこまれた（男性・昭和一七年収容）

以上の三例において各患者は、小川の場合とは異なって説得もなく収容されたようである。収容の当事者の語る現実は、小川の筆になるそれとは大きく異なる。瀬戸内海の島で、ハンセン病患者がいるという集落を見にいく道の途中で小川は次のような思いにふける。

癩が伝染でなかったら――この儘にしてでもこの不幸がいつか世の中から自然と絶えるものであるならば―

私は何も云わないでもよかった、よいのだけれども──可哀相だけれども、済まないけれども、もっともっと大きな目的の為に、もっともっと正しく広い人類全体の幸福のためには私は病気の父親を妻から、子から、その愛着から奪って連れて行かねばならなかった。そうして次の時代にはもう二度と、こうして泣く人達の無い国を善い世界を皆が持つ事のできる為に、この辛い仕事をして歩くのが私の小さい使命であったのだ。▼97

美しくもあり物悲しくもある筆致であるが、青森県の事例を見る限り、「無癩県運動」がこのような美談でまとめられるものではないことは言をまたない。この時代でもハンセン病が感染力の弱い伝染病であることはすでに確認されており、感染力の強弱を考えれば全患者の隔離が不要だったことは明らかである。しかしながらそのようなことは問題視されず、とにかく全患者を隔離することが「大きな目的」であり「正しく広い人類全体の幸福」であり、「泣く人達の無い国を善い世界」を作るために必要な義務となったのである。

『小島の春』が映画化された昭和一五（一九四〇）年、熊本では国内最大規模の患者集落であった本妙寺集落が県と警察の手によって強制的に解体され、患者は九州療養所および長島愛生園、邑久光明園、星塚敬愛園、栗生楽泉園などに分散隔離された。またその翌年には、明治二〇（一八八七）年以来ハンセン病患者の自治的生活が行なわれていた群馬県草津の湯ノ沢部落にも県側から解散命令が発せられ、国内唯一のハンセン病患者による行政区は消滅した。

伝染病や人道などの言葉をまとった一方的な患者収容は、我々に明治初期のコレラ騒動における患家への印づけを思い起こさせる。講演会や上映会による啓蒙活動によって、人びとにもハンセン病が伝染病であるとの認識が広まったかもしれない。しかしながら、ハンセン病が伝染病だという“how”は教えられても、なぜ伝染してしまうのかという"why"は依然としてわからないままである。波平恵美子は「ハンセン氏病が遺伝病でも天刑病でもなく、感染症であることが理解されたことも、かえって差別観を強化」[98]したと述べた。感染力の強弱は関係なく、隔離を要する伝染病とされたことが差別観を強化したということであろう。また、頭では伝染病だと理解していても、という状況も考えられる。

そして一方的な患者収容はハンセン病患者およびその家族だけでなく、それ以外の人びとにも恐怖を与えずにはいなかっただろう。「無癩県運動」は各道府県が競り合うような形で展開されたため、勢いその方法も繊細ではなくなる。

昭和一一（一九三六）年の北條民雄による『いのちの初夜』は、療養所内の実態を世に広く知らしめた。それは「無癩県運動」による一方的な患者収容と相まって、ハンセン病に罹患すれば恐ろしい将来が待っていることを人びとに対して印象づけたことだろう。感染力の強弱にかかわらず、ハンセン病は伝染病であること自体が恐ろしいこととなった。さらには発症すれば周囲から偏見の目を投げかけられるだけでなく、不気味な療養所へと強制的に隔離されてしまう病気。そして戦争へと突入していく日本にとっては存在すること自体が恥である「國辱病」という病気。戦前戦中におけるハンセン病政策の展開は、このようなハンセン病観を国家全体に押し広げたのである。

こうして推進された「無癩県運動」によって、厚生省予防局[99]による昭和一五（一九四〇）年の調査では、国公私立一八療養所における入所者数が、男性六二七五人、女性二九一五人の合計九一九〇人となった。[100]目標としていた一万人には届かなかったものの、未収容患者数の六五七三人を上回っている。五年前の時点での収容患者数五二二七人から約四〇〇〇人をも追加収容した計算となり、「無癩県運動」が強烈に推し進められたことを証明している。また、日本統治下の台湾では昭和九（一九三四）年に勅令として「癩予防法施行規則」が制定されて楽生園へ、朝鮮半島においても昭和一〇（一九三五）年には「朝鮮癩予防令」が制定されて小鹿島（ソロクト）更生園への強制隔離が推進された。

第三項　継続される「無癩県運動」

ところが、一万人収容はハンセン病患者すべての隔離とは事情が異なる。アジア・太平洋戦争を挟んだ戦後も、ハンセン病患者すべてを隔離しようとする「無癩県運動」は継続されたのである。また、占領下にあっても患者の隔離は中断されることはなかった。むしろ、ハンセン病政策の関係者間では戦争中の混乱や戦後の引揚げなどによってハンセン病患者の雑居が増加したはずであるため、一斉調査をすべきであるという風潮も存在した。昭和二二（一九四七）年に厚生省医務局療養課と国立療養所の園長および庶務課長によってなされた「国立療養所（癩）所長庶務課長会議」の席でも、ハンセン病患者の一斉調査が議題にのぼっていたので次に引用しよう。

> 終戰後癩患者の異動は戰災に依る住宅の不足や生活、物資入手難等に起因する人口動態の變遷に伴ひ社會の各層に渉り雜居せるものと認められる状況にあり殊に海外から引揚げた中にも相當數の患者があるものと思はれるので此の際速かに癩患者一齋調査を斷行し癩根絶計画改□確立を期せられたい。[101]

ハンセン病患者調査は昭和二五（一九五〇）年に再開されたが、その時点では収容患者数は一万を超えているものの、未収容患者は二〇〇〇〇人以上存在した。[102]厚生省は癩予防協会との共編で『癩の診療指針』[103]（昭和二五年）を刊行するが、そこでは「災害は忘れた時におこる」と述べて、収容患者数が増えて海外から治療薬が入ってきたとはいうものの、ハンセン病対策の力を緩めるべきではないと警告する。そこでは「この災害を防止する様に國民一致協力して癩の絶滅を期して全國凡ての癩に悩む人を療養所に迎え入れて希望をもつて療養させる様に努力しなければならない」と、戦前と何ら変わりのない言葉で国民一丸となってのハンセン病対策を訴えているのである。「全國凡ての癩に悩む人」をすべて隔離することを「癩の對策の眞の本道であると信ずる」として疑わない厚生省と癩予防協会の姿勢により、全患者を対象とした隔離政策は、日本が主権を回復した後も続けられることになるのである。収容の担当は戦前の警察から各地方に新設された衛生部（保健所）へと変わったが、全患者を隔離しようという方針自体に変わりはなかったのである。

ここで、大阪、福島、愛知の一府二県の衛生部によって発行された小冊子を見てみよう。まずは大阪府衛生部による『癩豫防の栞』[104]（昭和二四年）である。ここではハンセン病があくまで伝染病であるという情報や、治療法についての説明がなされている。伝染病であるとの説明は戦前から何度もなされていたことだが、戦後のこのような冊子の特徴は、海外から入ってきた治療薬（プロミン）についての説明が加わったことである。プロミンの開発により、それまで大風子油に頼っていたハンセン病の治療は大きく前進することになったのである。ところがプロミンのような新薬の開発がなされたにもかかわらず、採るべき予防法とされたのはやはり患者の隔離であった。この『癩豫防の栞』でも「癩患者を凡て療養所に収容して治療せしむる事が、採るべき対策の唯一のものであつてこれ以外にはない」と、全患者の隔離の必要性が訴えられている。

福島県衛生部による『國から癩を無くしませう』[105]（昭和二五年）でもやはり、ハンセン病が伝染病であるという説明と病理学的な説明およびプロミンへの言及がなされている。とはいえそれでも採るべき策は患者の隔離であり、「本人の爲にも、世の中の爲にもよくないことであるから、進んで一日も早く、療養所え《ママ》入るようにせねばならぬ」として、患者の自主的な入所を促している。

愛知県衛生部の『癩の話』▼106（昭和二五年）では同県におけるそれまでの「無癩県運動」や今後の計画などが紹介されている。そこでも療養所内部の様子を「療養所長を中心として樂しい斗病生活に入り着々と治療の効果を擧げてゐる」と、患者のユートピアであるかの如き描写をすることによって療養所のイメージアップを図り、暗に患者の自主的入所を促進させようとしている。

戦後日本にも伝わってきたプロミンの開発は、元来慢性伝染病であり絶対隔離の必要性を持たなかったハンセン病に、なおさら隔離が不要であるという要素を付け加えた。しかしながらこれらの冊子では依然として全患者の隔離こそがハンセン病根絶に有効な手段であることが強調されている。そして「無癩県」を達成すべき理由も、戦前とは言い回しを若干変えながらも、やはり患者不在の立場から説明されるのである。『癩豫防の栞』では「戰後の新日本の第一の文化運動として、無癩日本の樹立を目標とする」ことが提唱された。『國から癩を無くしませう』では「人道上から見ても、保健衛生上から見ても、國家の體面上から見ても、棄て置くことの其來《ママ》ぬこの呪わしい病氣が、一日も速かに根絶されるよう、お互に協力しようではないか」と、ハンセン病根絶を訴える。そして『癩の話』ではハンセン病の根絶を「我々は新しい明るい日本を築き上げるべき大きな使命」であるとし、「日本の人を全部此の悲しい病氣から守る事の出來る様にお互に協力して戴く《ママ》様に希望する」と国民一丸となっての対策の必要性を訴えている。

戦前のハンセン病対策には国家の体面というものが大きな要素として作用し、主体となるべき患者不在のまま推進された。それは拡大を続ける戦前日本の姿と一致していた。しかし、敗戦を迎えてからもこのように国家の体面を重要視することは簡単には変わらなかったことがわかるだろう。しかもそれは戦前のような国威発揚とは少し異なり、敗戦を経て生まれかわった新しい日本としてなすべき責務であるかのような言い回しへと変遷しているのである。そして、ハンセン病対策が人道上のものであり、国民が「お互に協力」して進めるべきものであるとの認識は、戦前のそれと何ら変わりのないものであった。

こうして、新しい日本の目標とすること、患者に自主的入所を促すことと形を若干変えながらも、「無癩県運動」は戦後も継続されたのである。しかし、前述したように世界的に見ればハンセン病対策は変わりつつあった。プロミンの開発はそのひとつであった。すなわち、患者の治癒の可能性が増大し、治癒後の退所への道が開かれうる状況になったのである。プロミンは一九四三年にアメリカで開発されたが、日本でも昭和二四（一九四九）年以降、日本癩学会を中心にしてプロミンの有効性が報告され、その二年後にはプロミンが予算化された。またそれに先立つ昭和二一（一九四六）年には新憲法下、ハンセン病患者もついに選挙権を獲得したのである。

第四項　「癩予防法」の改正

このような情勢の変化の中で、「癩予防法」に対する疑義も呈されるようになる。昭和二七（一九五二）年の第一四回国会において、日本社会党の長谷川保は吉田茂内閣に対して「癩予防と治療に関する質問趣意書」▼107を提出する。それによると長谷川は「現行癩予防法は、その精神において人権を無視したきわめて非民主的なものと考えられ、且つ、現下の癩行政に適合しない法律として、多くの疑義がある」と指摘したことがわかる。質問題意書は全一五項目からなり、「癩予防法」が新憲法に抵触するか否か、現行法では患者の強制収容が可能か否か、療養所所長は懲戒検束権を行使できるか否か、入所者には適切な対応がなされているのか、現行法に患者の退所規定が明記されていないのはなぜか、ハンセン病の予防知識に関する啓蒙はどうしているのか、そして新憲法に則って現行の「癩予防法」を改正する意思があるのか、というように「癩予防法」の抱える問題点を衝くものであった。

この質問に対する政府側の答弁書の内容を概観してみよう。[108]まず、「癩予防法」が新憲法に抵触するか否かへの答弁は、否、であり抵触しないという。したがって患者の強制収容も現行法下では可能であり、頑迷に入所を拒否する患者に対して「癩病毒の伝播を防止し、公共の福祉を確保するため」に強制的に収容した例も存在すると回答した。ここでいう公共の福祉は懲戒検束権についても当てはまるようで、所内秩序を乱す患者を退所させることの方が公共の福祉の観点からは適切でないため、懲戒検束権は依然として必要であると述べられている。新憲法下にあっても、患者の強制収容と所長による懲戒検束権行使は政府側から明確に是認されたのである。

その一方、入所者やその家族への対応については「目下調査中」や「力を尽くしたい」、「常に強く指導している」など曖昧な表現が目立つ。治癒後の患者の退所規定については「当然のこと」であるために明記されていないとの見解を示している。しかし退所の判断を下すのは療養所サイドであるため、現行法に規定がないということは療養所サイドの恣意的な匙加減に左右されうることを意味していよう。

そして国民に向けての予防知識啓蒙は、今後も地方公共団体および財団法人藤楓協会（旧癩予防協会）[109]との協力下での予防知識および救癩思想の普及を徹底していく意思を表明している。それはつまり、地方と藤楓協会を政府側の窓口としてハンセン病政策を普及させるという、戦前からの構図の続行を意味している。最後に現行法の改正であるが、現時点で改正の必要性は認められないが「今後とも慎重に検討致したい」としたのである。

ところが、「癩予防法」は翌昭和二八（一九五三）年には早くもその改正が議論されるようになる。政府外ではそれに先立つ昭和二六（一九五一）年、国立療養所の入所者自治会が連合して「全国国立癩療養所患者協議会（全癩患協）」が結成され、入所者による人権闘争が開始された。彼らの目指す大きな目標のひとつが、強制隔離と懲戒検束を合法化している「癩予防法」の改正であった。[110]

しかし入所者たちの行動は、彼らと関係が深かった療養所所長らによって否定されることになる。それは現在では「三園長証言」と通称されているものである。全癩患協の度重なる請願で「癩予防法」改正の動きが起こったことを受けて、政府はハンセン病の専門家の意見を聞くために昭和二六（一九五一）年の参議院厚生委員会に、光田健輔（長島愛生園園長）、林芳信（多摩全生園園長）、宮崎松記（菊池恵楓園園長）の三園長を招いた。この席上、光田は未収容患者の収容をスムーズにするために「強制のもう少し強い法律にして頂かんと駄目だと思います」と発言した。また、患者の断種手術の徹底や、逃亡患者に対する処置の厳罰化の必要性を訴えたのである。同様に宮崎も現行法では患者の徹底した収容ができないため、「沈澱患者」を隔離するために「本人の意志に反して収容できるような法の改正」を要請したのである。[111]

「三園長証言」に衝撃を受けた全癩患協は予防法改正に向けての運動を開始し、長谷川保のように国会議員の中にもそれに同調するものが存在した。長谷川は全癩患協との協同による改正法案の議員立法を目指したが、それに反発した厚生省は昭和二八（一九五三）年、「らい予防法案」を第一五回国会に提出した。この法案は吉田茂内閣の解散によって審議未了となったが、続く第五次吉田内閣における第一六回国会で再提出された。全癩患協は「患者作業」と呼ばれる療養所内での実務作業の放棄やハンスト、街頭でのデモを通じて激しい「らい予防法闘争」を繰り広げた。しかしながら同年八月、戦前の「癩予防法」を改正した「らい予防法」は可決された。

この「らい予防法」は旧法を改正したものであるが、それは前述の「三園長証言」の影響を受けたものであり、当事者であるハンセン病患者にとっては改正ではなく改悪であった。療養所への入所を規定した第六条では「都道府県知事は、らいを伝染させるおそれがある患者について、らい予防上必要があると認められるときは、当該患者又はその保護者に対し、国が設置するらい療養所に入所し、又は入所させるよう勧奨することができる」となっているが、都道府県知事はハンセン病患者が勧奨に応じない場合は入所を命じることができ、さらにその命令に従わない場合あるいは「公衆衛生上らい療養所に入所させることが必要と認める患者」に命令するいとまがない場合には、その患者を国立療養所に入所させることができるとしている。ここでいう「らいを伝染させるおそれがある患者」というのは「癩予防法」における「癩患者ニシテ病毒伝播ノ虞アルモノ」の表現を変えただけであり、新法の対象者が旧法のそれと変わりないことを示している。また、入所に至るプロセスも、まずは患者に入所を勧奨するとあるが、それに従わない場合は入所させることができるとされていることも、ハンセン病患者はいずれにしても隔離されなければならないということを意味している。また、第七条では患者「接客業その他公衆にらいを伝染させるおそれがある業務」に就くことを禁じており、これも患者の生活力を奪って療養所への入所へ導こうとした旧法と同じ理論である。

旧「癩予防法」は療養所からの退所規定を持たない、事実上の終生隔離を認めた法律であった。しかしながら「らい予防法」でもハンセン病患者の退所規定は明記されなかった。患者の親族の危篤や死亡、罹災、または法令によって療養所外への出頭を要する場合で、なおかつ所長が「らい予防上重大な支障を来たすおそれがない」と認めたときにのみ一時的な外出が許可されただけであり、明確な退所規定はまたしても除外されている。そのうえ、療養所内の秩序維持のため、所長には紀律に違反した患者に戒告、三〇日以内の謹慎（所長が指定した室での静居）を行使する権限が認められた。すなわち、所長の懲戒検束権が再認されたのである。これ以外にも、新法制定に先立つ昭和二三（一九四八）年に制定された「優生保護法」によって、ハンセン病患者に対する断種・中絶手術も合法化されていたのである。

こうして一応にしても改正された「癩予防法」であるが、新法の「らい予防法」は患者たちの意見と反して、療養所への生涯にわたる隔離や所長の懲戒検束権などの既成事実を強引に維持・合法化したものであった。全国国立ハンゼン氏病療養所患者協議会（全患協）へと名を変えた全癩患協（現在は全国ハンセン病療養所入所者協議会―全療協）はその後も「らい予防法」の改正運動に取り組んできたが、廃止への方向転換がなされたのは平成六（一九九四）年になってからだった。それは、藤楓協会理事長であった大谷藤郎（元厚生省医務局長）が全患協との懇談会や日本らい学会で、「らい予防法は廃止し、一般衛生法規の中で他の感染症と一緒に取り扱われるべき」[112]と、改正ではなく廃止を主張したことによる。翌年には専門家、入所者代表、有識者からなる「らい予防法見直し検討会」が厚生省内に設置され、同年一二月に提出された報告書で現行法の廃止と療養所生活および医療条件の保障が明記された。

平成八（一九九六）年に「らい予防法」はついに廃止されるに至った。しかしながら長期間の療養生活を強いられた入所者たちの社会復帰を国がどのように補償・支援するかといった問題は残されていたほか、序章でも述べたように、入所者・回復者に対する差別・偏見はいまだに残されている。戦前から続くハンセン病政策は患者とそうでない人びとを二元論的に分断し、前者をその生涯にわたって隔離するという手段によってハンセン病の根絶を目指した。平成二五（二〇一三）年現在、国家による隔離政策が終了して一五年以上が経過したが、いまだに回復者とそうでない人びとの二元論的分断が解消されたとは言い難い状況である。

小括

本章は明治時代初頭にさかのぼって日本におけるハンセン病政策の展開を追い、ハンセン病患者に対する不当な扱いや差別が強化されていくプロセスをみていった。長年にわたる封建制度から脱却した明治新政府が目指したのは、欧米的な近代国家へと日本を押し上げることであった。そのような状況において、欧米ではすでにほとんど見られなくなったハンセン病患者がまだ日本国内に多数存在するという事実は、文明国家としての国辱であると受け止められた。日本におけるハンセン病政策は、路上などに放浪する患者を外国人の眼から見えなくするところから始まったといってよい。その際に国家が採った策は、コレラなどの急性伝染病の蔓延に際して行なわれた、患者の隔離や消毒といった措置であった。そこで新たな意味を付与された公衆衛生の名のもとに、警察力によって伝染病患者とそうでない人びとを分断して病気の蔓延を防ごうとした施策は、感染力が微弱なハンセン病にまで適用されたのである。しかも、隔離の対象は「癩予防ニ関スル件」における資力のない放浪・貧困患者から、時代を経るにしたがって病原菌の伝播のおそれがあるもの、つまりすべてのハンセン病患者にまで拡大されたのである。それらの政策は当事者であるハンセン病患者の存在を度外視した状態で議論され、患者は本人の意思を考慮されずに療養所へと入所させられ、医療施設としては不十分な中で制限された生活を送ることを余儀なくされた。

また、ハンセン病政策は癩予防協会など内務省とつながりを持つ民間団体を通じて世間に広く宣伝された。それらの団体はハンセン病の恐ろしさを過大に描写し、その根絶を人道上の観点から国民一丸となっての使命にまで高め、「無癩県運動」の強力な推進者として機能した。そのような強烈な「無癩県運動」は「検証会議」によって「今も続くハンセン病患者・家族に対する差別・偏見の原点」とされ、人びとはそれらの理論的指導を行なった専門家らの「独善的で非科学的な知見」に惑わされたと厳しく指摘された。[113]

先行研究では、ハンセン病政策の初期から大きな影響を与え続けた光田健輔が特に批判されており、「検証会議」の指摘もそれに概ね則ったものであった。確かにハンセン病政策の展開をみていけば、光田がどれだけ影響を与え、それがハンセン病患者にとって不利に働いてしまったかがわかる。しかしながら、筆者は光田に対する批判が結局のところ、ハンセン病差別問題が、強制隔離政策・無癩県運動とその背後に存在する国家・専門家の責任へと収斂していくように思えてならない。光田の誤謬とそれに基づく政策の問題構成はおおいに検証される必要があるが、武田徹が「たとえ一人の貢献が大きいように見えたとしても、それはその人を必要とした時代と、その活躍を許容した共同体の「質」あってのこと」[114]と述べるように、我々は光田の意見が広く是認されてしまった背景に目を向けなければならない。光田健輔は現在でも賛否両論わかれる人物であり、「検証会議」のような厳しい批判にさらされるとともに、ハンセン病政策に貢献したとして評価されてもいる。[115]筆者も以前、国立療養所内において光田が今でも「光田先生」と呼ばれているのを耳にした。それは、ハンセン病患者を非人道的に扱ったと批判される光田の印象とは幾分か異なったものであったことから記憶に残っている。

筆者が本章で指摘しようとしたのは、近現代のハンセン病政策が患者とそうでない人びとを二元論的に分断しようとしたことであった。前章で紹介したように、近代以前のハンセン病患者（らい者）は時代や地方によって、多様な生活を送っていた。彼らはらい者が卑賤視の対象になったことはあったが、らい者すべてを根絶するような動きはなかったのである。しかしながら、近現代のハンセン病政策は、第一にハンセン病患者とそうでない人びととを分けることに始まる。そこでは患者の多様な生活という歴史は顧慮されることなく、彼らは「癩患者」として一元的にまとめられてしまう。その一元的にまとめられた患者はそうでない人びとと二元論的に対置されるようになる。そして、国家（内務省衛生局や癩予防協会などのような団体）が後者に対して、人道上あるいは公衆衛生上の措置としてハンセン病患者を療養所に隔離することの必要性を訴えていく。そこに存在する論理は、後者を正当な国民とみなし、そこから外れる形になるハンセン病患者を排除しようとするものであった。ハンセン病患者の病気を「治すための隔離」であった隔離政策が、次第にハンセン病をそうでない人びとに「うつさないための隔離」へと変わり、さらには国内を健康者で純化するかのように、ハンセン病患者を「根絶させるための隔離」へと変貌していったのである。

ハンセン病政策における患者の絶対隔離は感染力の弱さからみても過剰なものであり、医学的に正当化されうるものではなかった。だが、そうであったとしても、我々は隔離政策を即座に悪とみなすわけにはいかないのではなかろうか。戦後、プロミンが開発されるまで、ハンセン病はまさしく不治の病であった。コレラなどの急性伝染病のように一時期に多量の死者を出すことはなかったが、効果的な治療法はなかった。そのような時代にあって、ハンセン病患者に対して集中的な治療を加えるのに最も効率的だったのが、多数の患者を一ヶ所に集めることであっただろう。効果的な治療法がなかった時代、患者を隔離することは採りうる最善の手段であったのかもしれない。隔離とそれを規定した法律の是非を云々するだけでは、ハンセン病差別の解消にはつながらないと思えてならない。日本におけるハンセン病差別問題は、敵（強制隔離政策を採った国家）の見えやすい事例であった。しかし、ハンセン病政策は患者に対して不利に働く差別的な法律の根拠となったが、差別を規定していたわけではない。法律が人を差別したのではなく、あくまで人が人を差別したのであり、考えるべきはハンセン病に対する差別の淵源をなしたところにあるものである。

それを筆者は本章において、ハンセン病政策の展開を追うことによって、国家がハンセン病患者とそうでない人びとを二元論的に分断したことであったと述べた。阿部安成は近代の衛生政策について次のように述べる。

不健康や病態や不潔が、非「衛生」であるがゆえに公や国の利益に反すると処断され、現実に法にもとづく処罰が科せられる時代を生きるひとびとにとって、わが身の健康が日本の富強につながると宣言されると、健康が選択される状態ではなく必須の課題となってゆく。[116]

近代以降の日本において、健康であることは当然のこととされた。本章第二節でも述べたように、健康が法律（刑法）の保護下に入り健康でないことは罪とみなされた。つまりハンセン病患者とそうでない人びとのように、病気と健康もまた二元論的に分断されたのである。すなわちハンセン病であることもまた、健康であることから外れることを意味した。衛生という概念のもと、病気観には大きな変化が生じた。病気であることは国家にとっての害であるとみなされる。前章で述べたが、近世以降、あくまで個人のものであったらいが、家筋などの概念によって家族親族にまで拡大した。衛生概念の登場は、病気を地域共同体や国家にまで影響を与えるものに押し上げる結果となったのである。

国辱、人道、公衆衛生などの語を通して国民の身体と国家を一元化し、さらに衛生政策のもとに病気と健康を二元論的に把握する。そしてハンセン病患者を国家の恥として他の人びとと二元論的に分断して隔離し、その根絶を目指したのが近現代政府におけるハンセン病観であり、その具現化であるハンセン病政策であった。それは、健康であることが国家のためになり、そもそも健康であることが当然であるという病気観に基づいたものであった。そしてこのような病気観は近代初期の強圧的なコレラ対策などで国民の前に示され、さらに強圧的なハンセン病政策によって人びとに浸透したのである。

本章ではハンセン病政策を実行する政府の立場としてその最終決定を表す法律を主な対象とし、議員個人の意見が強く反映される審議の過程を中心的な分析対象とはしなかった。それは患者を含めた国民に最も影響を与えるのは議員個人の意見ではなく、それらの最終的な妥結案として顕現したものともいえる法律であると考えるからである。

次章では筆者がハンセン病差別問題を読み解くために設定した国家の政策、医師の言説、民間伝承という三柱の内の、近代以降ハンセン病にかかわった医師たちの言説を分析する。

注

▼1　藤野豊「ハンセン病と近現代日本」沖浦和光・徳永進編『ハンセン病―排除・差別・隔離の歴史』岩波書店、二〇〇一年。また、厚生労働省による子ども向けのハンセン病問題啓発パンフレット『わたしたちにできること～ハンセン病を知り、偏見や差別をなくそう～』（二〇〇四年版、二〇〇七版ともに）でも、強制隔離政策の存在が差別・偏見を助長したと説明されている。

▼2　『読売新聞』二〇〇五年三月二日付朝刊の「国の宣伝、排除の社会生む　ハンセン病検証会議最終報告」でも「強制隔離政策が

▼3　継続された理由の一つは、それを批判すべき専門集団の無知や無理解にあった」と述べられており、メディアにも突きつけられた各界の責任について言及している。また、『朝日新聞』『毎日新聞』『読売新聞』の三紙のいずれも『最終報告書』について社説（同年三月二日付）で扱っているが、そこでも各界の責任についての箇所を重要視している向きが見られた。「ハンセン病検証会議最終報告　今も潜む差別・偏見」『読売新聞』二〇〇五年三月二日付朝刊

▼4　藤野豊、前掲注1

▼5　ハンセン病問題に関する検証会議編『ハンセン病問題に関する検証会議最終報告書』二〇〇五年、一七三頁

▼6　『最終報告書』七六七〜七六八頁

▼7　『最終報告書』七六八頁

▼8　二〇〇九年五月以降の、新型インフルエンザの世界的拡大に際してもそのような傾向は見られた。主にマスコミによって既に感染した患者の行動を徹底的に追跡するといった行動がなされ、日本国内最初の感染者を出した関西地方の学校には患者を中傷するような行ないもなされた。

▼9　『最終報告書』七七八頁

▼10　明治維新以降のコレラ流行とそれに基づく防疫行政の展開などについては小林丈広『近代日本と公衆衛生─都市社会史の試み─』（雄山閣、二〇〇一年）などに詳しい。

▼11　『週刊朝日百科　日本の歴史九七　コレラ騒動』朝日新聞社、一九八八年

▼12　『荘子』中の「衛生」の語は、病などの災いに対してはただ自然の道に従うという道家らしい発想のもとに用いられており、阿部安成が指摘しているように、現在の我々の通念にある病への対処法とは異なるものであった。（阿部安成「「衛生」という秩序」見市雅俊他編『疾病・開発・帝国医療─アジアにおける病気と医療の歴史学─』東京大学出版会、二〇〇一年）

▼13　なお、「医制」の公布は日本における西洋医学の優位性を確かなものにし、その一方でそれまで主流であった漢方医学の衰退を促進することにも結びついたのである。

▼14　阿部安成「「衛生」という秩序」見市雅俊他編『疾病・開発・帝国医療─アジアにおける病気と医療の歴史学─』東京大学出版会、二〇〇一年、一一九頁

▼15　阿部安成、前掲注14、一一九頁

▼16　新村拓編『日本医療史』吉川弘文館、二〇〇六年、二三一頁

▼17 波平恵美子『病気と治療の文化人類学』海鳴社、一九八四年、一二五頁
▼18 前掲注11、九―二六一頁
▼19 小林丈広『近代日本と公衆衛生―都市社会史の試み―』雄山閣、二〇〇一年、二一頁
▼20 これは前述した「養生法」とほぼ同じことを指している。
▼21 新村拓、前掲注16、二三三頁
▼22 近代衛生行政の基盤を作った長与専斎は住民自治による自治的衛生制度を望んでおり、警察主導に移行してしまった日本の実態を嘆いたという。
▼23 阿部安成、前掲注14、一一三頁
▼24 明治一三（一八八〇）年の刑法の第二編「公益ニ関スル重罪軽罪」第五章には「健康ヲ害スル罪」があり、その第二四八条では「伝染病流行ノ際、予防規則ニ違背シテ流行地ヨリ他処ニ出タル者」が犯罪者とされ、軽禁錮あるいは罰金の対象となった（阿部安成、前掲注14、一二五頁）。
▼25 大谷藤郎監修『ハンセン病医学　基礎と臨床』（東海大学出版、一九九七年）も、ハンセン病の医学者の立場としては、本節と同じ明治六年から筆を起すとしている。
▼26 大谷藤郎、前掲注25、三三三頁
▼27 小林廣『治癩新論』（一八八四年）、『近現代日本ハンセン病問題資料集成　補巻五』不二出版、二〇〇四年
▼28 松田源徳『治癩訓蒙』（一八八六年）、『近現代日本ハンセン病問題資料集成　補巻五』不二出版、二〇〇四年
▼29 『最終報告書』、五二頁
▼30 藤野豊『「いのち」の近代史　「民族浄化」の名のもとに迫害されたハンセン病患者』かもがわ出版、二〇〇一年、三八〜三九頁
▼31 『最終報告書』、五三頁
▼32 廣川和花は東京府病院に勤務したアメリカ人医師アシュミードの言説から、外国人宗教者による患者救済の背景に、帝国主義の拡大と移民の増加によって「未開」の国々から当時の先進国にハンセン病が拡散することへの危機感があったことを明らかにしている（廣川和花『近代日本のハンセン病問題と地域社会』大阪大学出版会、二〇一一年）。また、日本におけるアシュミードの経験がベルリン会議開催の背景にあり、明治の日本における疾病環境が国際的世論形成に関与したことを指摘した。
▼33 大谷藤郎、前掲注25、二八五頁

▼34 増田勇『癩病と社会問題』(一九〇七年)、『近現代日本ハンセン病問題資料集成(戦前編)第一巻』不二出版、二〇〇二年

▼35 藤野豊はこの『癩病血統及患者表』では「内務省はハンセン病を遺伝とする認識からまだ完全には解放されていなかった」(藤野豊「隔絶のなかのハンセン病患者」『歴史のなかの「癩者」』ゆみる出版、一九九六年、一五七頁)と論じているが、藤野の研究を大いに活用している『最終報告書』では血統の語について「これは内務省がまだハンセン病=遺伝病説に固執していたということではなく、家族に患者を抱えている戸数と家族の人口という意味である」(『最終報告書』五三頁)と異なる把握をしている。前述した内相西郷従道の答弁によると、政府はハンセン病を伝染病であると認識しており、政府の公式見解としては遺伝病という説は採っていない。この調査でいう血統の語を無批判に遺伝と結びつけるのは早計であると思われる。

▼36 光田健輔「癩病隔離所設立の必要に就て」『東京養育院月報』(一九〇二年)、藤楓協会『光田健輔と日本のらい予防事業―らい予防法五十周年記念―』藤楓協会、一九五八年、六頁

▼37 藤楓協会「附録 らい年表」『光田健輔と日本のらい予防事業―らい予防法五十周年記念―』藤楓協会、一九五八年、九頁

▼38 藤野豊、前掲注30、四三頁

▼39 内務省衛生局『癩患者概数表』(一九〇五年)、『近現代日本ハンセン病問題資料集成 補巻九』不二出版、二〇〇五年

▼40 「癩予防ニ関スル法律案」から「癩予防ニ関スル件」成立までの審議過程は『最終報告書』(五八~五九頁)に詳しい。

▼41 全国ハンセン氏病患者協議会『全患協運動史』一光社、一九七七年、二三〇頁

▼42 ただし、同法には療養所に収容された患者の退所規定が含まれていない。

▼43 このような不完全な実施の理由として藤野豊は、日露戦争後の財政赤字とさらなる軍拡への企図を原因としている(藤野豊、前掲注30、五一頁)。

▼44 全国ハンセン氏病患者協議会、前掲注41、一六頁

▼45 ドルワル・ド・レゼー『癩病予防法実施私見』(一九〇七年)、『近現代日本ハンセン病問題資料集成(戦前編)第一巻』不二出版、二〇〇二年

▼46 ドルワル・ド・レゼー、前掲注45、一〇八頁

▼47 増田勇、前掲注34

▼48 増田勇、前掲注34、一三九頁

▼49 前掲注11、九―二六七頁

▼50 光田健輔・渋沢栄一『癩病予防に就て』（一九一五年）、『近現代日本ハンセン病問題資料集成（戦前編）第一巻』不二出版、二〇〇二年
▼51 光田健輔、「上州草津及甲州身延に於ける癩患者の現況」『東京養育院月報』（一九〇二年）、藤楓協会『光田健輔と日本のらい予防事業―らい予防法五十周年記念―』藤楓協会、一九五八年
▼52 光田健輔、前掲注51、一五頁
▼53 光田健輔、前掲注36、六頁
▼54 菅井竹吉『癩の治療法　全』（一九一四年）、『近現代日本ハンセン病問題資料集成（戦前編）第一巻』不二出版、二〇〇二年
▼55 菅井竹吉、前掲注54、一九五頁
▼56 光田健輔「癩病患者に対する処置に就て」『東京養育院月報』（一九〇六年）、藤楓協会『光田健輔と日本のらい予防事業―らい予防法五十周年記念―』藤楓協会、一九五八年、二八頁
▼57 光田健輔「癩予防法改正に就ての私案」（一九一九年）、藤楓協会『光田健輔と日本のらい予防事業―らい予防法五十周年記念―』藤楓協会、一九五八年、三八頁
▼58 『最終報告書』、六〇頁
▼59 以後、各地の療養所には監禁室と呼ばれる施設が作られるようになり、昭和一三年に草津の栗生楽泉園に作られた特別病室はのちに「重監房」と呼ばれ、劣悪な環境のなか二〇人以上が死亡することになる。
▼60 内務省衛生局調査課『各地方ニ於ケル癩部落、癩集合地ニ関スル概況』（一九二〇年）、『近現代日本ハンセン病問題資料集成（戦前編）第二巻』不二出版、二〇〇二年
▼61 光田健輔「東京に浮浪する癩患者」内務省衛生局『癩予防に関する意見』（一九二一年）、『近現代日本ハンセン病問題資料集成（戦前編）第二巻』不二出版、二〇〇二年
▼62 天野誠齋編『體力衛生無病生活法』廣文堂、一九二一年
▼63 光田健輔「癩患者男女共同収容を可とする意見」（一九二〇年）、藤楓協会『光田健輔と日本のらい予防事業―らい予防法五十周年記念―』藤楓協会、一九五八年
▼64 光田健輔、前掲注63、五五～五六頁
▼65 光田健輔「男女分離収容に対する意見」（一九二〇年）、藤楓協会『光田健輔と日本のらい予防事業―らい予防法五十周年記念―』

▼66 藤楓協会、一九五八年、五九頁
▼67 藤野豊、前掲注30
▼68 内務省衛生局『癩患者の告白』三秀舎、一九二三年
▼69 藤野豊、前掲注30、六八頁
▼70 村田正太『日本に於ける癩病問題に関する私見』（一九二七年）、『近現代日本ハンセン病問題資料集成（戦前編）第二巻』不二出版、二〇〇二年
▼71 村田正太、前掲注69、三〇七〜三〇八頁
▼72 小林和三郎『癩病ト其ノ救済施設』（一九三〇年）、『近現代日本ハンセン病問題資料集成（戦前編）第二巻』不二出版、二〇〇二年
▼73 「明治四十年法律第十一号中改正法律案委員会議録」『近現代日本ハンセン病問題資料集成（戦前編）第八巻』不二出版、二〇〇二年、八八頁
▼74 前掲注72、八九頁
▼75 前掲注72、九一頁
▼76 内務省衛生局「癩予防ニ関スル法律中改正法律案参考資料」（一九三〇年）、『近現代日本ハンセン病問題資料集成（戦前編）、第八巻』不二出版、二〇〇二年、三四五頁
▼77 「明治四十年法律第十一号中改正法律案」『近現代日本ハンセン病問題資料集成（戦前編）第八巻』不二出版、二〇〇二年、一二七頁
▼78 藤野豊、前掲注30、一二九頁
▼79 前掲注76、一二七頁
廣川和花は「癩予防法」が直接的にハンセン病患者の絶対隔離をもたらしたのではなく、同法の求めた手続きを等閑にすることによって、自動的にすべてのハンセン病患者を療養所に送り込む余地を生じさせたと指摘している（『近代日本のハンセン病問題と地域社会』大阪大学出版会、二〇一一年）。そこでは同法をすべてのハンセン病患者が終身隔離対象となる法律ではなく、すべてのハンセン病患者が隔離の検討対象になる法律であったと規定されている。廣川の研究は「癩予防法」の成立により絶対隔離政策が完成したという見方に対する新しい見解である。

▼80 光田健輔、前掲注50、一二三三頁
▼81 藤野豊、前掲注30、一三四頁
▼82 『財團法人癩豫防協會趣意書』（一九三一年）、『近現代日本ハンセン病問題資料集成（戦前編）第二巻』不二出版、二〇〇二年
▼83 財団法人癩予防協会『癩の話』（一九三一年）、『近現代日本ハンセン病問題資料集成（戦前編）第二巻』不二出版、二〇〇二年
▼84 『最終報告書』一七一頁
▼85 癩病根絶期成同明会『祖國日本の名譽と恵まれざる人々のために』（一九三二年）、『近現代日本ハンセン病問題資料集成（戦前編）第三巻』不二出版、二〇〇二年
▼86 財団法人癩予防協会『國から癩を無くしませう』（一九三三年）、『近現代日本ハンセン病問題資料集成（戦前編）第二巻』不二出版、二〇〇二年
▼87 原田久作『救癩』財団法人癩予防協会（一九三五年）、『近現代日本ハンセン病問題資料集成（戦前編）第四巻』不二出版、二〇〇二年
▼88 原田久作、前掲注87、七一頁
▼89 「官公立癩療養所長會議」（一九三六年）、『近現代日本ハンセン病問題資料集成（戦前編）第五巻』不二出版、二〇〇二年、一八九頁
▼90 財団法人癩予防協会『昭和十一年度　癩患家の指導』（一九三七年）、『近現代日本ハンセン病問題資料集成（戦前編）第六巻』不二出版、二〇〇二年
▼91 財団法人癩予防協会『昭和十二年度　癩患家の指導』（一九三八年）、『近現代日本ハンセン病問題資料集成（戦前編）第六巻』不二出版、二〇〇二年
▼92 財団法人癩予防協会、前掲注91、一二三六頁
▼93 財団法人癩予防協会『癩豫防施設概觀（昭和十年）』（一九三六年）、『近現代日本ハンセン病問題資料集成（戦前編）第五巻』不二出版、二〇〇二年、一五六頁
▼94 光田健輔「皇紀二千六百年を期して一万人収容　此の絶好の機会を逸す可からず」（一九三六年）、藤楓協会『光田健輔と日本のらい予防事業―らい予防法五十周年記念―』藤楓協会、一九五八年
▼95 小川正子『新装　小島の春―ある女医の手記―』長崎出版、二〇〇三年、一四三頁

▼96 全国ハンセン氏病患者協議会、前掲注41、二六頁
▼97 小川正子、前掲注95、二一九頁
▼98 波平恵美子『病気と治療の文化人類学』海鳴社、一九八四年、一一一頁
▼99 昭和一三年に厚生省が誕生し、それまで内務省衛生局が担当していた保健衛生行政は、同省の衛生局、予防局、体力局の三局に引き継がれた。
▼100 厚生省予防局『昭和十五年十二月三十一日調査　癩患者ニ關スル統計』（一九四二年）、『近現代日本ハンセン病問題資料集成（戦前編）第七巻』不二出版、二〇〇二年
▼101 厚生省医務局療養課「国立療養所（癩）所長庶務課長会議」（一九四七年）、『近現代日本ハンセン病問題資料集成（戦後編）第四巻』不二出版、二〇〇三年、一二頁
▼102 厚生省医務局療養課「国立癩療養所の癩患者に関する資料」（一九五一年）、『近現代日本ハンセン病問題資料集成（戦後編）第四巻』不二出版、二〇〇三年、一六四頁
▼103 厚生省・癩予防協会『癩の診療指針』（一九五〇年）、『近現代日本ハンセン病問題資料集成（戦後編）第四巻』不二出版、二〇〇三年
▼104 大阪府衛生部予防課『癩豫防の栞』（一九四九年）、『近現代日本ハンセン病問題資料集成（戦後編）第四巻』不二出版、二〇〇三年
▼105 福島県衛生部『國から癩を無くしませう』（一九五〇年）、『近現代日本ハンセン病問題資料集成（戦後編）第四巻』不二出版、二〇〇三年
▼106 愛知県衛生部『癩の話』（一九五〇年）、『近現代日本ハンセン病問題資料集成（戦後編）第四巻』不二出版、二〇〇三年
▼107 「癩予防と治療に関する質問趣意書」（一九五二年）、『近現代日本ハンセン病問題資料集成（戦後編）第四巻』不二出版、二〇〇三年
▼108 「衆議院議員長谷川保君提出癩予防と治療に関する質問に対する答弁書」（一九五二年）、『近現代日本ハンセン病問題資料集成（戦後編）第四巻』不二出版、二〇〇三年
▼109 昭和二六年の貞明皇后の死去を受け、その翌年には高松宮宣仁親王を総裁とした財団法人藤楓協会が発足し、癩予防協会の事業を継承した。ちなみに「藤」は貞明皇后の、「楓」は昭憲皇太后の「御標」であり、癩予防デーであった六月二五日は「救癩の日」

に改称された。なお、藤楓協会も平成一五年をもって解散し、現在では社会福祉法人ふれあい福祉協会がその事業を継承している。

▼110 全癩患協の活動に関しては『全患協運動史』（前掲注41）に詳しい。

▼111 全国ハンセン氏病患者協議会、前掲注41、二三六頁

▼112 後藤悦子「法的差別撤廃に向けて」藤野豊編『歴史のなかの「癩者」』ゆみる出版、一九九六年、二四一頁

▼113 『最終報告書』、七六八頁

▼114 武田徹『「隔離」という病い　近代日本の医療空間』中公文庫、二〇〇五年、八八頁

▼115 光田は昭和二六年、柳田國男、西川正治、菊池正士、斎藤茂吉、武者小路実篤、初代中村吉衛門とともに文化勲章を受章している。

▼116 阿部安成、前掲注14、一一七頁

第五章　近現代ハンセン病医学とその影響

はじめに

ハンセン病が疾病である限り、その治療や対策に専門の医師がかかわることは当然である。たとえ法律で予防を促進させようとしても、現場で当事者であるハンセン病患者たちと直接的に接するのは医師や看護師たちである。ハンセン病を病理学的にどのように定義づけ、そしてどのような治療を施していくのか。国家がハンセン病政策の戦略を練るとすれば、第一線の現場でそのような戦術を練るのが医師たち専門家である。そして、立法行政の機能を持つ国家は公衆衛生政策の方針を決めることができるが、ハンセン病政策の根幹とするべき知見は彼ら専門の医師たちに頼らざるを得ない。医師たちの研究と理解は、衛生政策の担い手である国家、そして臨床の場におけるハンセン病患者およびさらに広い社会一般の人びとに多大な影響を及ぼす力を持っている。

前章では近現代政府によるハンセン病政策の展開を追うことにより、国家の衛生観念や、健康という概念と病気の二元論的把握から、多様な生活をしていたハンセン病患者を「癩患者」として一元的に把握し、さらに彼ら患者をそうでない人びとと二元論的に分断するような政策を推し進めていったことを述べた。だが、そのようなハンセン病政策推進にあたっては、現場の医師たちの研究成果および言説が陰に陽に関係していたのは疑いようがない。強制隔離政策を執拗に主張し、ハンセン病患者の人権への配慮を怠ったとして現在でも評価が賛否両論わかれる光田健輔もまた、医師であった。光田以外にも、戦前戦後のハンセン病療養所の所長らは医師であり、彼らは衛生行政の担い手である内務省に自身の意見を述べると同時に、一般へ向けた説明も行なっている。「無癩県運動」などのハンセン病政策が国民一丸となってのものと規定されたこともあり、ハンセン病に対する正しい理解の啓蒙は、癩予防協会などだけではなく医師たちによってもなされていた。彼ら医師たちがそもそもハンセン病をどのように理解していたのか。それを知ることはハンセン病政策に与えた彼らの影響を知るとともに、一般の人びとへ与えた影響をも知る術になる。

国家の政策、医師の言説、民間伝承という三柱から近現代のハンセン病差別の問題構成を読み解こうするのが本書の目的であるが、本章ではその二柱目にあたる、医師たちの言説について検討を加える。それにあたっては、ハンセン病がらい菌を原因とする伝染病であるとの認識が動かし難いものとなり、プロミンなど新薬の開発によって治療の目途が立った戦後ではなく、病気の性質や治療法がいまだ模索状態であった戦前の医師たちの言説を主に見て行きたい。そしてその第一歩として、らい菌の存在が確認されて伝染説が有力となった一九世紀末以降の海外における動向を述べ、順次国内の動向へと進めていく。

第一節　近代ハンセン病医療史の展開——世界のハンセン病医療

ハンセン病という病名がその病原菌であるらい菌の発見者、アルマウェル・ハンセンにちなむものであることは既に述べた。ハンセンはノルウェー人の医師であったが、近代医学におけるハンセン病医療史もまた、ハンセンを生んだ一九世紀後半のノルウェーに始まったといわれる。中世ヨーロッパで猛威を振るったハンセン病は、ペストなどその他の伝染病の大流行によりその絶対数を減少させていた。しかしながら、一九世紀初頭のナポレオン戦争で大きな被害を受けたノルウェーでは、社会の荒廃と飢饉によってハンセン病の再流行をみた。本書第二章でも既述したが、ハンセン病の原因であるらい菌は、伝染力も毒力もともに弱い細菌である。そのため、らい菌の感染とハンセン病の発症はイコールではない。その発症には様々な要因が関係するが、生活環境や栄養状態も発症に大きく作用する。一九世紀前半のノルウェーでハンセン病が流行したのは、飢饉などの社会的諸条件によるものであると判断してよいだろう。

第一項　らい菌の発見

そのノルウェーでは一八四九年にベルゲンにルンゲガーデン病院という、ハンセン病の専門病院が設置された。ハンセンは一八六八年に同病院に着任し、それから五年後の一八七三年にらい菌（Mycobacterium leprae）を発見した。日本でいえば明治六年にあたるこの年が、近現代ハンセン病医療史の画期となる年である。▼[1]同じヨーロッパでは一八七〇年にロンドンの医学アカデミーが、ハンセン病を遺伝病として報告していたのだが、▼[2]ハンセンの発見によってヨーロッパでのハンセン病医療は前進することになった。

ところが、らい菌の発見がすぐさまハンセン病の根絶につながるわけではない。ハンセン病の病理学や診断については進歩したものの、当時はらい菌の試験管培養ができず、動物への接種も成功しなかった。特に、効果的な治療薬はまだ存在しなかったため、治療面では他の伝染病に対して大きく出遅れることとなった。化学療法が用いられるまでは大風子（大楓子とも）から絞った油を筋肉に注射するという治療法が広く行なわれていたが、注射の際の激痛がひどく症状が再発することもあるなど、その有効性は不特定なものであった。[3]

治療法が確立されていないことから、ノルウェーで採られた手段はハンセン病患者の隔離だった。一八七七年にハンセンの進言を容れる形で隔離政策を開始し、一八八五年にはその強化を図った。この隔離政策は、一八九七年にベルリンで開かれた第一回国際癩会議でもその有用性が指摘された。さらに、一九〇九年にノルウェーのベルゲンで開催された第二回国際癩会議では、隔離政策の必要性が強調された。当時、ノルウェーのように患者を限定的に隔離する方法と、ハワイのようにすべての患者を隔離する方法とが存在していたが、この会議ではノルウェー方式が医学的に正しい隔離だと承認されたのである。このノルウェー方式では、ハンセン病の隔離は基本的に患者の故郷でなしうるとされており、それは必要に応じて居住地付近の病院内の隔離施設に、個人の任意で入院するというものであった。[4]それは、全国数ヶ所に大規模な療養所を設置した日本の隔離政策とは異なるものだったのである。

また、一九二三年にフランスのストラスブールで開催された第三回国際癩会議では、すべての患者の隔離は不必要であることが承認された。こうして国際的な流れとしては、ハンセン病患者の絶対隔離ではない方へと向かっていく。しかしながら、日本はこの後の昭和六(一九三一)年、「癩予防法」を制定してすべての患者を生涯にわたって隔離する方向へと舵を切っていったのである。

第二項　治療可能な疾病へ

湯浅洋は、第一回国際癩会議の明治三〇(一八九七)年から昭和一七(一九四二)年までを近代ハンセン病対策の第一期とし、治療剤開発以前のこの期間を「患者隔離以外に有効な対策はほとんどとられなかった」[5]時代であったと述べた。だが、アメリカのルイジアナ州カーヴィル療養所において、昭和一八（一九四三）年にスルフォン剤のひとつであるプロミンがハンセン病に対して有効であることが同療養所のファジェイ博士によって立証された。これは「カーヴィルの奇跡」[6]と呼ばれるほど画期的であり、これによりハンセン病は不治の病から「治し得る病気」へと変わり、医学的な近代ハンセン病対策は第二期に入ったのである。[7]日本でも昭和二一（一九四六）年に東大薬学教室の石館守三によってプロミンの合成は成功し、全生園と東大皮膚科で試用された。そして翌年、厚生省は各療養所に試薬品を配付して、臨床実験を続けることによってプロミンの効果を確かめた。[8]

とはいえ静脈注射であったプロミンは定期的な接種を必要としたため、長期にわたる通院ないしは入院が不可欠であった。そこで一九五〇年代前半には経口投与のダプソンが開発されたことにより、ハンセン病は在宅治療が可能な病気となった。また、この時期には患者の手足や顔面の形成手術がなされるようになり、多くのハンセン病患者が身体的機能における障害から回復できるようになった。

ダプソンの有効性は一九五三年のマドリードにおける第六回国際癩会議でも承認され、一九五六年にはローマにおいてマルタ騎士協会（L'Ordre de Malta）が「らい患者救済および社会復帰に関する国際会議」を開いた。ここではハンセン病患者の人間性回復の推進、在宅治療の促進、施設収容を最小限に限ることを推奨した「ローマ宣言」が採択されたのである。また、一九五八年の第七回国際癩会議では、隔離政策を直ちに破棄することが提唱された。この第七回会議の開催地は、「らい予防法」制定から数年しか経ていない東京であったことが象徴的である。これ以降、フィリピン、ハワイ、インドなど多くの患者を抱えていた国・地域が次々と隔離政策を放棄していくが、前述したように日本が隔離政策を放棄したのは、平成八（一九九六）年になってからである。

ハンセン病患者の在宅治療を可能にしたダプソンだが、それには数年から数十年にもわたる長期の服用が必要であったために治療不規則や不完了が多く、再発者を出すことが多かった。そのうえ耐性菌の発現が世界的に報告されるようになり、一九七〇年代にはダプソン単独使用による危険性が議論されるようになった。在宅治療が可能になったにもかかわらず、ハンセン病の完治には陰りが見え始めたのである。

しかし一九八一年にはＷＨＯの研究班により、ダプソン、リファンピシン、クロファジミンの併用による多剤併用療法（Multidrug Therapy= ＭＤＴ）が開発された。▼9 多剤併用療法は耐性菌を防ぎ高い治療効果を示すだけでなく、処方が単純化されて比較的短期間で終了するという利点があり、その開発以降、世界中で使用されるようになった。これにより一九八五年から二〇〇五年までに世界で一五〇〇万人がハンセン病から回復した。この治療法開発以降を、湯浅はハンセン病対策の第三期に位置づける。▼10

一九九一年にはＷＨＯ第四四回世界保健総会にて、二〇〇〇年末までのハンセン病制圧が決議され、二〇一〇年にはブラジル以外すべての国が公衆衛生上の制圧（人口一万人あたりに患者が一人以下）を達成した。しかし日本を含め、制圧を達成した国においても回復者の社会復帰難や、差別・偏見は根強く残っている。

本節ではこうしてハンセン病医療の国際的流れを追ってみた。ここで注目すべきことは、そもそも国際的に承認されたノルウェー方式の隔離政策は穏やかなものであったこと、そして戦後数年の内にはそのような穏健的隔離政策までも不必要であることが国際的潮流となっていたことである。また、「カーヴィルの奇跡」と呼ばれたプロミンは、終戦直後の日本にももたらされたことである。しかしながら、日本はプロミン導入後に「らい予防法」を制定したうえ、隔離政策が国際的に不要とされた後も四〇年にわたって続行していた。

近代ハンセン病医療が本節で述べたような展開をしたのは、まずその第一歩としてハンセン病を伝染病であると認めたことにある。それによって、強烈な隔離の必要性は消えるべきはずであった。しかしながら、日本では隔離政策が当然の対策として九〇年の長きにわたって続いたのである。それは、らい菌の発見や伝染説に対して、その当時の日本の医師たちが遅れていたからであろうか。伝染説が動かし難いものになりつつある二〇世紀初頭、日本においてハンセン病医療に携わっていた医師たちは、ハンセン病をどのように理解していたのであろうか。次節ではまず明治初期の医師の、主に治療法に対する言説に検討を加える。

第二節　明治初期のハンセン病治療——養生論と科学療法の併用

ハンセン病を治療しようとする試み自体は新しいことではない。第三章でも述べた近代以前の医師たちのように、その時代なりの解釈や治療法を以て患者の治療に取り組んできた。また、民間においても家伝薬や漢方薬などに頼ったり、[11]鶴の骨や肉を食べたり金粉を飲んだり[12]というような民間療法も伝えられている。特に前節でも言及した大風子も、正徳四（一七一四）年の『薬店手鑑　薬種重宝記　上』[13]では「カツタイグスリ」というようにハンセン病の治療薬として紹介されているほか、江戸後期の『妙薬調方記』には「らいびやうにのませてよきハたいふうし是より外に妙薬ハなし（傍点筆者、以下同じ）」[14]と書かれており、戦後プロミンが入るまでは大風子油がハンセン病治療のほぼ唯一の薬剤として用いられ続けた。

明治維新後には、東京にハンセン病の専門病院が設立される。明治五（一八七二）年に東京府の鳴子町、後に神田猿楽町に起廃病院を開いた後藤昌文は、近代ハンセン病医師の嚆矢といわれている。昌文の病院ではハンセン病患者が、「嚮の発する者已に一点余さず、拘攣する者已に屈伸を得、浮腫する者已に消して能く歩行し、腐爛する者已に乾浄して膿汁を見ず、其他各々皆験あり」[15]というように、効果的な治療を受けていた記録が残されている。また、昌文の息子である後藤昌直もまたハンセン病の治療に従事し、明治一五(一八八二)年には『難病自療』という書物を著す。これは昌文・昌直親子によるハンセン病理解を示したものであり、彼らの特徴は明治前期にはすでにハンセン病を病気として認識しており、医学的な治療を進めていたことである。

『難病自療』は、後藤昌文の発明になるというハンセン病の薬を扱う後藤売薬の製品に関する用法や、ハンセン病そのものに対する手引きの書といってよい。『難病自療』における後藤親子のハンセン病理解をみてみよう。まず、ハンセンによるらい菌の発見から一〇年近くは経過しているが、本書においてらい菌への言及はなされていない。その原因に関しては、伝染病であるとの見方を示している一方、遺伝病であるとの説も捨て切ってはいない。伝染、遺伝、どちらの場合も想定されているのである。

著者の昌直はハンセン病が伝染病か遺伝病かという議論には明確な回答をしていないが、父昌文の「血液病」という説をその後の記述につなげる説として重視する。これは伝染か遺伝かという議論とは若干異なっており、ハンセン病がそもそも皮膚病なのだろうかという疑問に発したものである。ハンセン病の症状は身体の外面に表れることが少なくなく、皮膚病であるとして外用薬や鍼灸などで治療しようという人がいるが、実際は体内の血液に含まれる病毒による「血液病」なのである、というのが昌文の主張だった。このように「血の不良」[16]を大きな病因とするため、治療法も血液の改良とそれに伴う身体の健康回復に向けられる。

さて、これだけでは「悪血」をハンセン病の原因であると説いた、近世の医師たちとなんら変わりない。後藤親子の特徴は、近世的病気観を持ちながらも、科学的療法との併用を心がけたところにある。『難病自療』におけるハンセン病の病理は、多くの臨床に基づいていることもあって現実的なものである。そして、後藤売薬の製品も、症状別の服用が勧められている。現代の尺度で測れば眉唾物ではあるが、らい菌発見から間もない当時としては、じゅうぶんに科学的な治療を施そうとしていたといってよかろう。

だが、後藤親子が最も近世的病気観の影響を受けていると思われることは、血液の改良と健康回復を目指したための「養生法」という発想である。『難病自療』は前述したようにハンセン病の手引書であるが、その大部分は養生法について頁が割かれており、さながら後藤親子の養生論のようでもある。

そもそも養生は道教の主要な思想のひとつであり、日本でも一〇世紀後半の『医心方』ですでに論じられてきたものである。養生論は近世に劇的な発展および普及を見せたが、その基本的原則は、生活欲求を可能な限り抑制して生活行為を慎重に自己統制する「節欲慎身」であった。▼[17]後藤親子が薬剤療法の次に重視したのが、このような養生法なのである。

『難病自療』における養生論では第一に風土、つまり寒冷を避けるなど生活環境についての言及がなされているが、風土以上に重要なものが「養生法中の最大良法」▼[18]という、食物に関する注意であった。それは単なる節食ではなく、食物の良し悪しに言及したものであった。次に、昌直がハンセン病にとって良い食物、悪い食物と分類した主な食物を見てみよう。

良

鶏、七面鳥、鳩、小鳥、牛、羊、兎、鯛、鯉、鮒、鯰、鰌、鱸、サヨリ、サワラ、ヒラメ、海鰻《アナゴ》、ハゼ、鮎、米、麦、

豆、萵苣《ちさ》、葱、若菜、大根、蕪青《かぶら》、人参、茄子、ほうれん草、蕃椒《とうがらし》、蜀椒《こしょう》、山椒、紫蘇、ワサビ、陳皮等

悪

鳶、鴉、鷹、雁、猪、鹿、豚、犬、猫、狐、狸、烏賊、蛸、鮭、鯖、松魚《かつお》、鮪《まぐろ》、貝類、蕨、薇《ぜんまい》、海苔、昆布、ヒジキ、若布、茸類、塩辛類、塩魚、カズノコ、雲丹、海鼠腸、餅団子、塩漬、糠漬、酢漬、香の物、酒等

ここで挙げられた食物は全てが常に良い悪いというのではなく、あくまでハンセン病に対して良いか悪いかである。それらの多くは消化の良し悪しや滋養効果の多少が判断基準となっているが、明確な差異はあまりないといってよい。あえて言えば、肉類や魚類（特に白身魚）を最良とし、それに穀類が続くとしているくらいである。これらは「〜を食べるとハンセン病になる」というような食物禁忌とは異なり、養生法の上でよくないものを食べると消化不良などから身体のバランスが崩れ、結果としてハンセン病に罹患する危険性が増すというものである。

このようにハンセン病に対する食物の良し悪しは、すでに江戸時代から言及されている。『家内重宝記』[19]（元禄二年）と『世界万調法記』[20]（元禄九年）はいずれも元禄年間に出版されたものであるが、どちらも「らいふうによきもの」「癩風宜」と「同きんもつ」「禁物」を載せている。出版年も近いことから両者には共通する項目も見られるため、両者を総合して次に挙げてみよう。

良

きび、粟（『世界万調法記』のみ）、大むぎ、くろまめ、あづき、大こん、たんぽぽ、すべりひゆ、ごぼう、うど、ちや（茶）、こんぶ、ごま、山のいも、わかめ、ところ、ちさ、いちご、青のり、はす、あざみ、たにし、うなぎ、うめ（『家内重宝記』のみ）

悪

生にく、生うを（『世界万調法記』のみ）、生くはし（菓子）、むぎのこ、くるみ、山せう（山椒）、なすび、めんるい、しやうが（生姜）、わらび、そバ、もち、ふな、しやけ（鮭）、鯛（『世界万調法記』のみ）、房事

昌直の養生論と元禄期の重宝記との大きな違いは、前者は肉食を重要視しており後者はそれを禁物にしていることであるが、「肉食流行の世」▼21となりつつある昌直の時代を考慮すればさほど不思議はない。両者とも主食である米麦の摂取は可としており、細かな品目の違いはあれども、大きく異なってはいないといえよう。ただし、昌直の養生論では酒や塩辛などの嗜好品が禁物とされている。昌直は食物以外にも睡眠や房事などへの注意を喚起しており、いずれにしても身体的、精神的疲労を避けることを勧めているため、身体のバランスを崩しかねない嗜好品を禁じたと考えられる。ただしそれは、「癩病ハ其毒の爲に血の不良となりしより起る病に相違なき証據にハ之を治療するに専ら血を改良し病毒を驅除するの薬劑を用ひ身體を強壮にするの滋養物を用ひて」というように、養生一辺倒ではなくあくまで薬剤療法との併用であった。

『難病自療』から見えることは、ハンセン病を身体の内部から発するものと規定し、食物や生活環境への注意（養生）によって罹患しないようにする、という理論である。それは「弱き人を強壮となし短き命も長壽となし六ヶ

敷難病も早く平癒せしめ怖ろしき疫病も傳染せざる様に前以て之を予防する」[22]という昌直の言葉からも明らかであろう。近世来の養生論の影響を強く受けてはいるものの、ハンセン病を神罰などではなくあくまで病気であると認識しており、予防や治療に積極的な姿勢を見せていた。

ハンセン病の治療に際して食物を重視する医師は後藤親子だけに限らず、特に明治前半にはしばしば見られた。宮古島の医師松田源徳の『治癩訓蒙』[23]（明治一九年）でも、「滋養物」として食物が重要視されている。松田も後藤親子と同様、臨床経験を通じてハンセン病が慢性疾患であることは理解していた。後藤親子の場合からもわかるように、当時はすでにらい菌が発見されているものの、ハンセン病が伝染病であるとの認識まではあまり普及しておらず、依然として伝染病か遺伝病かという議論がなされていた。このように諸説紛々としている現状において松田は、以前から日本で説かれていた風土や肉食を原因とする意見には懐疑的であった。しかし実際の臨床経験から、風土や食物が発症の誘引となることには「堅ク信シテ疑ハサル所ナリ」と述べている。

このように風土や食物がハンセン病の発症に影響を与えると理解していた松田は、その治療法にも食物、つまり滋養物の摂取を重視している。ただし、「滋養物ハ抑モ本患ノ主治薬ノ次ニ列シ」というように、松田も後藤親子のように、あくまで薬剤治療を第一に据えて食物での養生は副次的なものとしていた。松田や後藤親子や重宝記のように、食物の良し悪しについて述べることはしなかった。その代わりに、動物性、植物性、無機性という三種の滋養物を列挙したので次に主なものを挙げてみる。

第一　動物性滋養物

牛乳、鶏卵、諸肉類（鶏、鳩、雉、雀、鶉、雁、鷹、鴨、鵞鳥、牛、羊、兎、猪、狸、熊、鱒、鮪、鰯、鯵、

鯛、鮒、鰹、鯉、鰻、鰌等）

第二　植物性滋養物

穀類（大麦、小麦、米、蜀黍等）、莢豆類（豌豆、大角、豆、蚕豆等）、馬鈴薯、糖類

第三　無機性滋養物

水、食塩、鉱泉療法（曹達泉、食塩泉、硫黄泉）、温泉（摂氏三五度以上の熱浴を最良の地位に置く）、薬物療法

一見すると後藤親子の養生論と同じように見えるが、品目はやはり異なっている。『難病自療』では肉類や魚類も良し悪しが分けられていたが、『治癩訓蒙』では馬肉と豚肉以外は押しなべて滋養物とされている。また、鉱泉療法や薬剤療法も重視され、後者は特に「諸療法中最モ信スヘク且ツ賞スヘキ」という程に重視されている。松田の療法の要点は、滋養物の摂取と鉱泉療法で身体を整え、薬剤（治癩丸）を投薬することである。また、暴飲暴食、乱淫、労働、冷水浴などを禁じたように、身体を強壮にすることで薬剤による治療の効果を高めようとしていたことがわかるだろう。ここにも後藤昌文・昌直親子のように、近世的養生論と近代的医学の接続が見られるのである。

一方で、養生や滋養によるハンセン病治療を目指しながらも、肉食には否定的だった医師も存在した。皮膚科医で『癩病病理弁妄』▼24（明治二四年）を記した小田耕作は、人類は肉食を嗜好することによって「血液ノ不良ヲ来タシ」、そのような血液は子孫にも累積するとの考えを抱いていた。そしてハンセン病を完全に遺伝病と

して理解していた小田は、「血液不良ノ原因ハ肉食ノ結果其半バヲ占メ終ニ黴菌ヲ發生シテ内外ヲ腐蝕スル至大ノ病患タル癩毒其者ヲ醸生スルニ至ラシム」というほど、肉食による滋養強壮には否定的な立場を取った。小田は肉食を勧める医師たちに対しても、「惟フニ肉食ヲ以テ最上ノ滋養ト爲シ頻リニ之ヲ稱スル者ハ蓋シ世ノ風潮ヲ逐ヒ時ノ嗜好ニ投シ以テ患家ノ歓心ヲ買ント欲スルニ過ギザルベシ」と、批判している。小田からすれば肉食は健常者には滋養物となりえても、過度の摂取は血の停滞を招き、病気を引き起こすのだという。

それでも、小田もまた食物への言及をしている。それでは、小田が主にどのような食物ならばよく、肉以外ではどのような食物を禁物としたのかを見てみよう。

病中食シテ害ナキ物

粳、大麦、小麦、乾鰹、昆布、わかめ、乾海苔、馬鈴薯、乾大根、赤小豆、慈姑《くわい》、独活、芹、百合、冬瓜、越瓜《しろうり》、紫蘇、楊梅《やまもも》、胡頽《ぐみ》、蜜柑、林檎、葡萄、梨子、柿、茶、麺包《パン》、黍こがし、葛粉、砂糖、水松、胡蘿蔔《にんじん》、薇《ぜんまい》、菊花、甘藷、寒天等

病中禁シテ食スベカラザル物

魚類、薤《にら》、獣類、真桑瓜、麺類、餅類、栗、味噌類、菌類、蒜、鳥類、酢の類、南瓜、銀杏、豆腐、茄子、蒟蒻、玉蜀黍、貝類、葱、筍、豆類、胡瓜、湯婆、寒晒白玉粉等

米麦と野菜以外、主要な食物はほとんどが禁物とされていることがわかるだろう。特に「鳥獣及ヒ魚肉ノ如キ

ハ徒ダニ之ニ触レシムル」ことを厳禁しており、実に厳しい。肉食を病毒の原因とする小田の治療法は、肉食を断つことによって病毒の源を防ぎ、薬剤と生活の摂生によって治療すべきというものであった。

明治前期、ノルウェーではらい菌が発見されてハンセン病が伝染病であるということは動かし難くなった。とはいえ画期的な治療法は世界的にみてもまだ確立してはおらず、それは日本でも同じだった。そのような中で、当時の医師たちは新来の西洋医学的な知識を用いつつ、養生など近世来の医学を加味した治療を志していた。明治七（一八七四）年以降、漢方医の数は漸減していき、明治一六（一八八三）年には医師免許規則および医師開業試験規則が制定されて、漢方の診療も西洋医学の免許を持った医師にしか許されないことになった。

本節に登場した医師たちは、そのような過渡期に活動していた医師たちであった。彼らはおそらく養生法や漢方の知識とともに、蘭方や近代的西洋医学にも触れていただろう。薬剤療法と養生法の混交というハンセン病医療は、このような過渡期の医師たちによってなされたものであった。そこではハンセン病の原因についての議論よりも、それをいかにして予防し、治療するかに主眼が置かれている。医学的にはまだ不治の病であったが、彼らはハンセン病を予防しうる病気であり、なおかつ治しうる病気であると確信していたことは間違いないだろう。次節では治療法ではなく、当時の医師たちがどのようにハンセン病の原因を認識していたのかに触れる。

第三節　病因に関する言説――遺伝説と伝染説の揺らぎ

前節では主として明治前期の医師たちのなかでも、養生論と科学的療法の併用でハンセン病の治療を行なっていた例を紹介した。続く本節では、そもそも当時の医師たちがハンセン病をどのように理解していたのかを探っていきたい。明治初期にはすでにノルウェーにおいてらい菌が発見されていたが、ハンセン病が伝染病であるという認識が日本でどの程度にまで認知されていたのか、また、認知されていてもそれが素直に受容されたか否かを見ていこう。

第一項　遺伝説と伝染説との間の揺らぎ

まずは前節でも紹介した、後藤昌文・昌直親子である。明治一六（一八八三）年に彼らの起廃病院で作成された『起癈病院醫事日誌』▼25は、患者の質問に対する院長の回答を載せるという問答形式の小冊子である。同誌の冒頭における三質問は、いずれもハンセン病の性質についてである。第一はハンセン病が天刑病と呼ばれる理由、第二は血統による病気という説明の真偽、第三は伝染病であるか否かである。第一の天刑病という呼称については、これはそもそもハンセン病に対する効果的な治療法がないために、あたかもハンセン病が天から与えられた罰のように解釈されていたが、それは単に医学が未発達だったからであり、起廃病院で発明された薬剤を用いれば平癒するため、天刑病だなどと恥じることはないと回答している。後藤売薬の効果について確かなことはわからないが、後藤親子はすでに天刑病・業病という病気観を単なる迷信とみなしていたことがわかるだろう。

第二と第三の質問が本節では最も重要なものであるが、遺伝病であるのか伝染病であるのかという質問に対しては、ここでは暗にどちらの可能性をも認めている。血統に関しては「決して左様限るものも非ず」と言いながらも、「先天より遺傳すると我身より自發するの二様あり」と説明している。このように遺伝病か伝染病かという質問に対してはどちらの可能性をも認めてはいるのだが、重要なことは「吾邦に於てハ容易に傳染するものに非ざるが如し」と、後の強制隔離政策のように伝染性を過大に言い立てるようなことはしていないところにある。ハンセン病が伝染病であるという認識には到達していないものの、当時猛威を振るったコレラなどの急性伝染病と同じような、隔離をもって対処するという主張はしていない。あくまで、入院による治療を主張しているのである。遺伝病である可能性もあるが、伝染病である可能性もある。しかし、怖れるほどの伝染はしない。そのような認識ならば強制的な隔離を主張しないのも当然である。それにもかかわらず、後にハンセン病政策は該病を慢性伝染病と認識していながら、皮肉にも患者の終生隔離という方向へと舵を切ることになったのである。

医学士である小林廣の『治癩新論』▼26（明治一七年）は同時代の書物であるが、ここでもやはりハンセン病の原因は遺伝と伝染の両方とも存在すると理解されている。小林は「夫レ癩ハ傳染性ヲ有シ、遺傳性ヲ兼ネ、常ニ地方病トナリ（後略）」というように、ハンセン病に伝染性と遺伝性の双方があることを認めている。また、当時広く論じられていた地方病という説にも言及しているが、これには各地方内における分布の地域的偏差が小さいことから疑問視している。

ここで注意しておきたいことは、小林がすでにハンセンによるらい菌の発見を知っていることである。同書ではハンセンのらい菌発見や海外での研究例をいくつか紹介しているほか、巻頭にも「本篇載スル所ハ、概ネ泰西醫家ノ論説ヲ以て根據トス」とあるように、小林が当時ハンセン病医療の世界的動向に目を向けていたのは確かである。彼はらい菌の存在を知っておりながらも、「癩ニ遺伝性アルコトハ余信ジテ之を疑ハズ」として断定はせず、ファジーな結論を述べるにとどめている。

このようなファジーな結論は小林のハンセン病医療論にも表れているため、それにも触れておく必要があるだろう。小林はハンセン病の療法として、予防法と治療法の二点を挙げている。ここでいう予防法とは、前章でも触れたいわゆる公衆衛生の考えであり、そもそも医学とは疾病を治療するだけでなく、「富國強兵ノ元素タル國民ヲシテ其健康ヲ保タシム」ことも重要だという認識を小林は抱いていた。後藤昌直の『難病自療』でも養生法を「只其人一身の幸福のみならす家を富まし國を強うして以て世を繁昌になすの道」▼[27]と評しており、国民の身体と国家を接合させるような考え方は、近代公衆衛生の特徴的な点である。後藤親子も苛烈な強制隔離を主張することはなかったが、時代性を鑑みればこのような公衆衛生の考え方を持っていたとしても不思議ではなく、それは小林廣もまた然りであろう。

小林はハンセン病の医学的治療法として、グルユン油・大風子油の使用のほか、肉・魚・卵などの滋養物や肝油・キニーネなど強壮薬の服用、あるいは温泉浴などの水浴を挙げている。しかし、彼の主眼は治療法というよりも予防法に注がれていた。そしてその予防法を見てみると、小林の頭には実のところ遺伝説の方が大きな位置を占めていたことがわかる。小林は、婚姻によるハンセン病の蔓延を憂慮していたのである。詳しくは後述するが、筆者はハンセン病差別の最大のもののひとつが、ハンセン病患者やその家族が婚姻の際に被る忌避であると考えている。そして、ハンセン病患者を持つ家、あるいはその家筋とみなされた家との婚姻は、多くが忌避の対象となった。小林にとってもハンセン病患者あるいはその家族との婚姻は、ハンセン病蔓延の重大な要素のひとつだったのである。

「以テ本病ノ滅耗ヲ計画シ、務メテ其病母タル血統ヲ明較ニシ、以テ世人ヲシテ内外ヲ問ハズ、深ク悪縁ヲ避ケ、汎ク良縁ヲ得セシメントスルノ婆心」▼[28]を抱く小林が主張した予防策は、「體質心性最良」で「智慮周洽」な「白哲《（ママ）》人種」つまり外国人との結婚を広めることであった。ここでいう「白哲《（ママ）》人種」は明らかに西洋人のことを示しており、この主張はつまるところ、結婚による人種改良によってハンセン病を漸減させようというものである。これは単にハンセン病の家との婚姻を忌避するのではなく、日本人よりも優秀な外国人の血を入れてしまうという主張である。小林がハンセン病には人種というファクターが強く介在するとの認識を抱いていたことがわかる。そこには前提条件として、西洋人と日本人との間に人種的優劣関係が設定されている。

　こうして小林はハンセン病の予防法として「白哲《（ママ）》人種」との婚姻を最良の策としたが、その実行は容易でないため、より施行しやすい方法も挙げている。小林はハンセン病の徴候ある者や発病者を隔離する島を設けることや、適宜な地方を選んでそれらの人びとを集団移住させるなどの、後のハンセン病政策の基本理念となる思想、すなわちハンセン病患者とそうでない人びとを分断する隔離政策を現実的な予防法として挙げているのである。

　またその他にも、後に内務省衛生局が行ない、社会にハンセン病の蔓延を印象づけた『癩病血統及患者表』（明治三三年）を彷彿とさせるような調査の必要性を訴えている。それは全国的に設置した「癩病院」にハンセン病患者の調査をさせ、その結果から患者の家族を、病気の徴候がある者およびハンセン病で死亡した届出のある者を有する家（甲）と、現在はいなくても過去に患者がいたことの確実な家（乙）の二種に分類し、それぞれの戸籍に登記させるというものである。そして乙部の家に患者が出た場合、その家は甲部に編入させる。つまり、乙部の家数は漸減するが、甲部の家数が減ることはない。甲乙の家は同部中での婚姻は認めるが、「他健人」との結婚は不許可とする計画である。このような厳しい婚姻規制が実際に徹底されることはなかったが、後の『癩病血統及患者表』では小林の主張のように、実際の患者だけでなくハンセン病の血統を有するとみなされた家までもが計上されたのである。小林はらい菌の存在を認知していたものの、その予防法は明らかに遺伝説に規定されたものであった。後藤親子にせよ小林にせよ、第一線の医師でもハンセン病の性質については定まった見解が得られていない状況をうかがい知ることができよう。

しかし後藤親子が治療法を重視したのに対し、一方の小林廣は同時代人でありながら予防法に重点を置いていた。一体その差は何であるか。筆者はそれを実際の臨床経験であると考えている。起廃病院を設置して実地経験を積んだ後藤親子にとって、薬剤で治せる（とされる）うえに感染力も強くないハンセン病に、徹底した婚姻忌避や隔離は必要でなかった。一方、小林は海外の研究動向には精通していたようだが、その予防法はあまり実践的とはいえずむしろ理想論に近い。「白哲《ママ》人種」との婚姻も隔離も医学的見地に立った根拠を持つものではなく、あくまで予防法であり実際の患者をいかに治療するかではない。それよりもコレラなどの急性伝染病対策のように、いかにして他者に感染させないかに重点が置かれている。治療重視か予防重視か、両者の差異はこのような臨床という観点に立脚していたと考える。

ハンセン病が遺伝病か伝染病かという揺らぎは、他の医師たちも同じように抱いていたようである。前節で紹介した松田源徳もまた、ハンセン病が遺伝病なのか伝染病なのかという疑問に確たる答えを与えられなかった。松田も後藤親子のようにハンセン病患者の臨床経験を積んでいたが、『治癩訓蒙』（明治一九年）では自らの臨床例の内、三分の二が突発的なものであり、残りの三分の一が遺伝によるものであったと述べている。松田本人は「癩菌ハ即チ癩病ノ原因」というように、ハンセン病がらい菌を原因とした伝染病であるとの認識を有していた。また、臨床例の三分の一の遺伝も、現在の遺伝学的なものではなく、母胎内でのらい菌の感染をいっているようである。前節で述べたように、松田も後藤親子と同様、近世的養生論の影響下にあると思われる人物である。そのため身体のバランスが崩れることなどの誘因により、体内のらい菌が活性化してハンセン病を発症するととらえていた。松田は伝染説に傾いてはいるものの養生論の影響から、親から子へ、祖父母から孫へという遺伝的な伝染にも言及している。松田の認識は当時としては比較的真理に近いものであったが、近代医学論と近世養生論が混交するような複雑な記述は、読者が遺伝説と伝染説の間の揺らぎから脱することを助けるまでには至らなかったのではなかろうか。

荒井作は東京駒込のハンセン病専門病院である衆済病院の院長であり、ハンセン病治療の専門家として欧米諸国における該病の治療法を実見した人物であった。その荒井が山形県最上郡の某温泉で行なった調査によると、当地におけるハンセン病患者の内「十中ノ四分」は、先祖を当地に持つ出身者ではなく、ハンセン病のために当地へ移住した者であると語ったという。荒井は、その某温泉は古来ハンセン病患者の集まる所であり、そこを目指して多くの患者が移住したと推測したうえ、最上郡にハンセン病の血統が多いのを、「其遺傳ヲ以テ同近方ニ蔓延シタル原因」であったと述べた。つまり、多くのハンセン病患者が集住した結果としてそこに患者集落のようなものが誕生し、その集落で作られた患者の家族を通して当時もなお多くのハンセン病患者を発生させているということであろう。また荒井は、多くの患者が医師の診察を受けようとしない原因を遺伝説から説明している。

同県下ノ人民ハ癩病患者ノ多キガ故ナルカ該病者ヲ嫌悪スルコト他邦ニ勝レリ　爲メニ病者モ亦其身ヲ隠閉

スルノミナラズ未發ノ者ト雖ドモ其祖先ニ於テ癩病者アルトキハ後世ノ家族ニ至リテモ若シ他ノ病毒及ビ疥癬皮膚腫物等の類發生シタルトキハ決シテ医士ノ診斷ヲ乞ハズ私ニ姑息ノ療法ヲ施スヨリ遂ニ無名ノ悪種毒ニ変シテ癩病ニ陥イル者多シ　其心理ヲ尋ヌルニ曰ク自己ノ親ニシテ嘗テ癩病ニ罹リシコト有ルガ為メニ若シ自己モ医士ノ診斷ヲ受ケタル爲ニ癩病ト認メラレタルトキハ愈々以テ掩フヘカラザルガ爲ナリ云々ト答フ▼29

ここからは、実際の患者がハンセン病を家筋に伝わる遺伝病であると誤解していた様子が看取できるだろう。そしてハンセン病患者がいなくても祖先に患者がいた家は、たとえ家族が何らかの皮膚病に罹患した場合でも、ハンセン病の血統であることが露見するのを怖れて、医師の診断を受けようとしないというのである。これは第一線の医師だけでなく、当事者であるハンセン病患者たちの間でも血統という遺伝説が有力な原因として語られていたことがわかる聞き書きである。荒井本人は自身の臨床経験からハンセン病が遺伝病とはいえないが、伝染病とも言い切れないと述べる。彼もまた、医師として遺伝説と伝染説との間の揺らぎを抱えていたのである。

荒井作は同年の『治癩経験説』▼30（明治二三年）でも、遺伝説と伝染説との間の揺らぎを見せている。同書において確かに彼はハンセン病の伝染説の可能性を認めてはいるものの、「今余カ實験ニ因テ認ムルニ血統ト特發ト其數各半ノモノニシテ特發ノ原因ハ打身損傷切傷皮膚病黴毒ノ固治ヨリ起ルモノ（後略）」というように、遺伝説を否定するまでには至っていない。遺伝病だと言い切れない理由は、必ずしも祖先にハンセン病患者を持たない者が少なくないことであり、伝染病だと言い切れない理由は、他でもない医師たちに感染が見られないからである。これは、ハンセン病の感染力の弱さが、伝染説を確固たるものにするのを妨げたといってよいだろう。

ハンセン病治療の最前線である専門医たちの間にも、病気の原因をめぐってこのような混乱が見られるのである。一般の人びとが正しい知識を得るのには、更なる時間を要したとしても不思議はない。

第二項　遺伝説の受容

それでは次に、ハンセン病に関して、伝染説ではなく完全に遺伝説を受容していた医師の言説を見てみよう。小田耕作は「頑癬専門大家」として「東京十大醫」のひとりとされた皮膚科医である。『癩病論演説筆記』▼31（明治二四年）は、彼がハンセン病について語った演説をテキスト化したものであるが、この演説における小田の主要な意見は三種に分類しうるので、それらを見ることによって彼のハンセン病認識が見えてくるだろう。

第一に、小田はハンセン病が天刑病でもなければ不治の病でもないことを主張する。当時の医師たちは天刑病や業病というような、ハンセン病を神仏に対する罪によるものであるとする迷信的な病気観を、徹底して払拭しようとしている。また、不治の病だという説に対しても、それは最近の医師にはハンセン病を治療できない者が多いからだと分析する。前述したように、明治前期の医師たちは押しなべてハンセン病が治療しうる病気であるとの認識を抱いていた。小田もまた、その例外ではなかった。当時の医師たちの間には、ハンセン病が不治の病であるとの認識はほとんどなかったといって間違いない。ただし、そもそもハンセン病の原因は何であるのか、またいかにして予防し治療するのかという意見の統一性は欠けていた。

第二はその、ハンセン病の原因についてである。この演説において小田は、らい菌の存在についての言及をしていない。彼の聴衆に対する説明では、ハンセン病の原因は、祖先を含めた歴代人物の中にいる「悪食」を好む者による、一種の「組成毒」によるというものであるとされる。「組成毒」の存在によって血液の循環不良が起こり、ハンセン病の発症に至るというのである。小田がらい菌の存在を知らなかったのか、それとも意図的に言及を避けたのかは、この演説からでは判断できない。しかし、彼が血液にハンセン病の原因を求めようとしていることは確かである。

そして第三こそが、ハンセン病が遺伝病であるか伝染病であるかという問題についてである。小田はハンセン病が遺伝であっても伝染であっても、そうともいえるし、そうではないともいえるとし、むしろ「自發」するものであるとの見解を述べる。第二の原因のところにあるような「組成毒」は個人の血中に含まれているため、遺伝でもなく伝染でもないというのである。しかしながら小田は、そのような「組成毒」を持っていてもその個人に発症せず、その子や孫に発症する場合もあるという。そして、本人に発症しない原因は、疱瘡に罹患した経験の有無であると説明した。小田は「組成毒」のような遺毒の多い者は疱瘡が重症化し、少ない者は軽症で済むという。それは、疱瘡がその遺毒を駆逐するため、「遺傳すると然らざるとは病に非ずして疱瘡の軽重如何に有り」という言葉からもわかる。そして「遺傳すると申すもの、子も孫も充分疱瘡を煩つて遺毒を取盡しましたなら最早其家筋に癩病の止まる事は決して有ません」とあるように、ハンセン病の原因となりうる先天的な「組成毒」も疱瘡に罹患することによって取り除かれるが、種痘では症状が軽すぎるために「組成毒」が残ってしまい、ハンセン病や肺結核として露顕するという理論である。

小田の言説は今までに取り上げた医師たちのそれとかなり異なるが、我々はこれをどのように理解するべきだろうか。小田はハンセン病の原因を疱瘡と関係させるなど独特な理論を展開したが、そもそも彼はハンセン病が伝染病であるという言説には否定的であった。彼は夫婦間の感染例であってもそれはらい菌の伝染ではなく、どちらか一方がハンセン病に罹患しうる素因、つまりここでいう「組成毒」を先天的に持っていたからだと説明している。それは明らかに伝染説の否定であり、なおかつ遺毒という血液不良や疱瘡に関する理論も、結論からいえばそれは家筋による遺伝の肯定であろう。

前節で紹介した『癩病病理弁妄』（明治二四年）でもまた、小田は以上のようなハンセン病認識を提示している。同書でも「遺傳毒」や「胎毒」という語が用いられているほか、「癩病ハ遺傳毒（即チ胎毒）ニ係リ決シテ傳染病ニ非ザルハ昭々然トシテ明カナリ」[32]との表現が用いられているように、小田が完全に血液による遺伝病という解釈を抱いていることがわかる。このようなハンセン病認識を抱いていた小田の治療法は、前節で既述したように肉食などを禁じた養生法であった。

このように血液に原因を求める言説は、何も小田に限った話ではない。東京でハンセン病の特効薬なるものを販売した調剤士、大木幸太郎はその宣伝書でもある『列布羅治圓　癩病特効薬養生書』[33]（明治二五年）においても「此病は遺傳のミにあらずして傳染或は他病に續發し或は自發するものなり」と、やはり遺伝と伝染の双方を認めている。しかしその原因については小田耕作と同じように、「癩病は其毒の爲めに血の不良となりしより起る病に相違なき（後略）」と、血液に求めている。そして治療には薬剤で病毒を排出し、滋養物で健康な身体にすることが重要であると述べる。肉食の奨励は小田と異なる主張であるが、血液に原因を求めていることに変わりはない。また、房事や手淫を禁じる既述は小田の文章と酷似している。大木が皮膚病専門医である小田の著作を参考にした可能性はきわめて高いが、大木が血液病という説を受容したことは確かである。

大木幸太郎はこの三年後の明治二八（一八九五）年に、『癩病自療諭言』[34]として前著『列布羅治圓　癩病特効薬養生書』に外国の研究をも若干加味し、改訂・出版した。ここで大木はハンセンによるらい菌の発見に言及し、それを原因とする説を「今哉確定不動の高説」と評価している。しかし養生法など前著の文章はほぼそのまま残されており、「癩病は其毒の爲めに血の不良となりしより起る病」という一節もそのままである。結局は血液に焦点を当てた見解であり、大木はハンセンによるらい菌の発見を認知してはいたものの、らい菌の移動によってハンセン病が伝染すると理解するまでには至っていない。

以上、明治前期にハンセン病医療に取り組んだ医師たちを中心に、彼らがハンセン病の原因をどのように認識していたのかを、彼らの著作物を通して分析した。それらから浮かび上がってくることは、遺伝説と伝染説との間の揺らぎの存在である。当時、すでにハンセンによってらい菌が発見され、ハンセン病は遺伝的素因によるものではなく病原菌によるものであることが明らかとなっていた。日本の専門家の中にもらい菌の存在を認知し、ハンセン病が伝染病であるという理解に肯定的な見解を持つ者も存在した。しかしその一方で、依然として遺伝病であるとの見解を主張する専門家も少なからずいた。また、たとえ伝染説に傾く医師であっても遺伝説を全否定するまでには至っておらず、伝染説の骨子である感染経路については確固たる説を持っていなかった。そのため、らい菌と「病毒」という語が同じような理解をされ、さらに胎毒や悪血など、近世の医師たちが抱いていたようなハンセン病観も持ち出された。そのうえ、治療法も薬剤療法とともに身体を強壮にする養生法が極めて重要視されたのである。

このように、ハンセン病の原因に対する彼ら医師たちの言説には遺伝説と伝染説との間の揺らぎが見られたが、その揺らぎは彼らの著述という形で専門家でない人びとに対しても伝えられた。本節で紹介した著述は必ずしも医学論文というものではなく、一般の人びとに対する啓蒙の意味が込められたものが多い。遺伝病ともいわれているが、伝染病ともいわれている。明治前期のハンセン病は、遺伝説と伝染説との間の揺らぎによってこのような二重の認識を人びとに持たれていたことは間違いないだろう。そしてその二重の認識が、本節で取り上げたような著述によって拡大した可能性は決して過小評価すべきものではないと考える。彼ら専門家の抱いていた揺らぎは、人びとが正しい認識を得るのを妨げたといえよう。

とはいえ、本節および前節で取り上げた明治前期までの医師たちの間では、その病気観はどうあれ、ハンセン病患者を「治療する」あるいはハンセン病を「予防する」ことに重点が置かれていることを見落としてはならない。どのようにしてハンセン病に罹るのかという"how"に関する言説には揺らぎが見られたが、彼ら医師たちは一貫してハンセン病が不治の病ではなく、適切な医療を受ければ治るということを常に主張していた。それは、ハンセン病患者であれば無条件に隔離処置を取るという、後のハンセン病政策とは異なるものだったのである。

第四節　治療から隔離へ転換する医師たちの言説——患者の治療から病気の根絶へ

遺伝説と伝染説の間で言説の揺らぎを見せていた明治前期の医師たちであるが、明治後期に入るとハンセン病がらい菌を原因とした伝染病であるとの認識が広まることになる。その契機となったのは、明治三〇（一八九七）年にベルリンで開催された第一回国際癩会議である。この会議にはヨーロッパ各国のほか、南米諸国、アメリカなどから一〇〇名近くが参加し、日本からも北里柴三郎、土肥慶蔵が出席した。▼35ハンセンによるらい菌の発見から二四年後になるこの会議が、ハンセン病がらい菌による伝染病であることを世界的に広める契機となったことは疑いない。事実、ハンセン本人もこの会議には参加しているのである。

第一項　伝染説の受容

この第一回国際癩会議を契機として、日本の政府内においてもハンセン病対策が議論されるようになったことは前章で述べたとおりである。明治三二（一八九九）年の第一三回帝国議会衆議院では武市庫太・根本正・持田直ら三議員によって「癩病患者及乞食取締ニ關スル質問」が提出され、翌三三（一九〇〇）年には内務省衛生局によってハンセン病患者の調査が行なわれ、その結果は『癩病血統及患者表』に反映された。このような世界的動向の中にあって、ハンセン病の原因について遺伝説と伝染説との間の揺らぎを抱えていた医師たちの間においても、科学的に証明された伝染説が有力な説と認識されるようになってくる。本節ではこの明治後期以降の医師たちの言説を見ていく。

東京の増田皮膚病院院長である増田勇は、明治四〇（一九〇七）年の『癩予防ニ関スル件』成立の同年、『癩病と社會問題』において、ハンセン病の原因がらい菌であることを肯定している。彼は同書において次のように述べる。

今其の進歩せる學術程度に於て吾人は癩病は一の特種なる黴菌に依りて來る黴菌病なりと信ず　夫然り既に黴菌を以て癩病の原因と信ずると同時に吾人は一千八百八十年諾威の一名醫アルマエル、バウゼン氏の發見せる癩桿菌を以て本病の原因とするの學説を是認するものなり（中略）癩病の起原因は本菌なりと斷定するは聊か早計の嫌なき能はず　然りと雖ども今日の學術程度に於ては所謂バウゼン氏菌を諸多の關係より癩病

の病原體と見做すを得べき理由ありと信ずるものなり[35]

増田がハンセンによるらい菌の発見を知っており、さらにらい菌がハンセン病の動かし難い病因であることを認識していたのがわかるだろう。彼は同様に「癩病を稱して癩桿菌に依りて發生せる傳染病なりと斷言するものなり」とも述べ、伝染説に賛意を示している。前節で紹介した医師たちの中にもハンセン病の伝染性を認める者は存在したが、らい菌を絶対的な原因として遺伝説を完全に否定した者はなかった。増田は当時の医学界において、ハンセン病を遺伝病であるとみなす医師や、遺伝と伝染を兼有するものとみなす医師がいることを指摘したが、自身は第一回国際癩会議でのらい菌承認を知っており、遺伝説と伝染説との間で揺らぐことはなかったのである。

増田は、当時の医学界で遺伝説の証拠とされていた説明を次に挙げる三タイプに分類し、それぞれを批判的に検討していった。まずは、増田による三タイプの分類を見てみよう。

（イ） 癩病は必ず癩病患者の血統中より發生す　故に遺傳病なりと

（ロ） 父母或は祖先に於て癩病に罹れりとせば其の父方なると母方なるとを問はず一代二代或は數代を經過して子女或は子孫に癩病患者を發生することあり　之れ遺傳病たるの好例なりと

（ハ） 癩病の所謂系統者は血色鮮明にして且つ艶麗なり　之れ癩病血統の遺傳せるに依り特種なる状態を有するものなりと

続いて、これらの説明に対する増田の反論を見てみよう。まずは（イ）への反論である。増田はある血統の中にハンセン病患者が発生する事例は確かにあると認めるものの、だからといってハンセン病を遺伝病と断定することには否定的である。彼は遺伝説を証明する極端な方法として、ハンセン病の血統とされる者とそうでない者を実際の患者とともに非衛生的な環境に同居させ、発症の有無を確かめるしかないという。これは極論であり、彼自身は「比較的非血統中に多數の癩患者を發生せざるは個人的生活制の結果癩菌に觸接すること稀れなればなり」と、ハンセン病の発症には生活環境が左右するとの見解を持っていた。また、諸外国における発症例を挙げ、血族的関係になくても発症することを明示した。そして、つまるところ（イ）の証明は「學術的一定の方法にて多數の實驗をなせる上に於てせざるべからず」というような、多数のデータによる科学的裏づけが欠かせないというのである。

次に（ロ）に対する反論である。この説明に対して増田は、今でいう感染経路に最大の疑問が存在するという。この説明では親子間やさらに広い血族間において、ハンセン病の原因がどのように移動するのかという感染経路の説明がない。つまり、らい菌であれ何であれ、遺伝的素因の移動経路への言及が欠けているのである。このような説明に対して増田は、たとえ性交を通じて伝染するとしても、「癩病菌の迷入せる精子または精卵」が問題なく胎児を形成するとは言い切れないし、そもそも生理学上無理があるとして否定した。また、最後の（ハ）の説明であるが、これに対してはハンセン病患者の血統者に特殊な徴候など見られず非血統者と何ら変わりはなく、「實に嗤ふべき現象なりと云ふべし」と言下に切り捨てた。

遺伝説と伝染説の揺らぎを抱えていた明治前期の医師たちと比較すれば、増田の伝染説はハンセンのらい菌発見や諸外国の例などに補強されて説得力のあるものとなっている。その要因となったのは、やはり一〇年前の第一回国際癩会議の開催であろう。当の会議に出席した北里柴三郎も、『癩病と社會問題』の同時期に、ハンセン病がらい菌を原因とする伝染病であるとの学説を紹介している。

> 先年迄は癩病の研究が不十分であつた爲め、其患者は親から毒を受け繼いで居る様に考へられ、其上治療の困難な處から天の刑罰であるかの如くに思はれて居たのである　處が今より二十五年前ハンセンと云ふ人が、癩病患者の病氣の附いて居る處から一種の黴菌を發見し、ナイセル其他の有名な學者が研究した結果、其黴菌が正しく癩病の原菌であることを確定せられ、癩病は患者の鼻液や皮膚の壊はれた所から、四方に飛散して健康者の鼻腔に入り此所から身體の内部に侵入し、遂に固有の癩病を惹き起すので、癩病の系統と云ふても、別に遺傳するのでなく、親子兄弟同居するよりして黴菌の感染を受けるので、唯だ身體に浸入してから病気の起る迄の間が長いので、遺傳したやうに見ゆるのである▼[37]

「癩病に就て」と題されたこの短文は『衛生新報』誌上に掲載された後、中村鉄太郎がハンセン病専門家の意見を編纂した『癩病最新治療書』に転載された。北里はハンセンによるらい菌の発見に言及し、そして家族間感染が遺伝病との誤解を受けた原因であるということを指摘している。

第一回国際癩会議を境にして、日本においてもハンセン病医療が理論的に進歩したことがわかる。当時の医師たちは遺伝説と伝染説との間の揺らぎを抱くのではなく、明確に遺伝説を否定するように変化してきたのである。前章で述べたように、戦後日本のハンセン病政策が絶対隔離の継続という、国際的潮流とは異なる歩みを見せたのとは対照的であるといえよう。それだけではなく、遺伝説の誤謬を一般に向けて説明しようとしていたことも押さえておく必要があろう。

第一回国際癩会議はハンセン病が伝染病であることを世界的にアピールしただけでなく、その予防に患者の隔離が適当であることも主張された。その隔離政策は、ノルウェー方式と呼ばれるような穏健的隔離と、ハワイのモロカイ島で採られた強制的隔離の二種があった。後に日本はハワイ的な強制隔離を行なうようになるのだが、増田勇はそれに先駆けてすでにこの時代に、ハワイ的な強制隔離政策の問題点を指摘している。日本では明治四〇（一九〇七）年に「癩予防ニ関スル件」が成立しただけで、放浪・貧困患者の隔離はまだ始まっていなかった。増田は日本よりも先に隔離政策を採っていた各国のハンセン病政策を通覧し、それが人道上患者にとっての不幸であると主張する。

此の豫防政策は如何なる結果を癩病患者に與へるべきかを見よ　即ち不幸なる患者は之れに依りて自由を束縛せられ且つ天與の幸福を害はれ遂に前途に一道の光明だも認むる無く只終生怨みを呑んで死を待つより外術無きの境遇に陥入るものたるなり　吾人は之れを以て同情ある人類の美徳の反影なりと認む▼38

「世界に生存せる凡ての人は皆な人類なり　而して共に皆な同胞なるなり」という増田の言葉を見ると、あたかも国の強制隔離政策に先んじてその非人道的行為を批判したように見える。しかし、増田は単純に隔離政策を否定したのではなかった。次に引用するように、ハンセン病政策は患者を闇雲に隔離するのではなく、「人道的豫防政策」であるべきというのである。

一の完全なる國定離隔病院或は國定離隔癩村を設置し而して斯道専門の士に治癩問題の解決を命じ以て一面

には癩菌の健康者に傳染するを防ぎ一面には患者其のものを病苦の内より救済するの政策なりとす▼39

いま少し説明を加えれば、増田にとっては健康者も患者も同じ国民であるため、国家はどちらも保護しなければならない存在であった。そして、特定の場所に患者を集めることにより、健康者への伝染も防げるうえ、専門家による治療効果も高まるということである。つまり増田はハンセン病が不治の病ではないと認識していたため、患者を完治させるために隔離すべきだと主張したのである。

このように、「癩予防ニ関スル件」が成立した時代から隔離政策を人道問題と結びつけて警告する医師は存在した。しかしながら増田の言説からは、患者すべての絶対隔離ではなく、治療のための隔離は必ずしも反対されていたわけではなかったことが見えてくる。隔離という言葉は同じであっても、なぜ隔離するのかという、隔離の論理は後年の絶対隔離のように患者を徹底的に隔離してハンセン病の拡散を防ぐとともにその根絶も目指すという、患者不在の議論から生じた隔離ではなく、あくまで治療のためという患者主体の隔離であったといってよいだろう。筆者は前章において、日本のハンセン病政策が「治すための隔離」から、「うつさないための隔離」そして「根絶させるための隔離」へという変遷をたどったと指摘した。増田の主張した隔離は「うつさないための隔離」という性格を帯びながらも、第一とされたのは「治すための隔離」という性格だったのである。

第二項　社会に残る揺らぎ

このように、明治後期になるとらい菌の発見という科学的裏づけによって、伝染説はハンセン病医療の世界で主流になっていく。とはいえ、遺伝説が社会から完全に払拭されたわけではなかった。医学博士菅井竹吉はハンセン病の原因がらい菌であることは知っていたものの、「癩は先祖から之に罹り易い體質を遺傳されるものであるし、又癩菌が胎盤を通して母親から胎児の體内に移行することが屡々ある」[40]というように、遺伝と伝染の双方を認めている。

また、大正一三（一九二四）年の『家庭に必要なる諸病の衛生』[41]という書物でも、遺伝説と伝染説の双方が説かれている。同書は一般の人びとから寄せられた質問に対し、専門の医師たちが回答するという形式である。その中にはハンセン病についての質問もあり、東京至誠病院院長の吉岡彌生が回答している。「癩病の遺傳は何代ぐらゐ」という質問とそれに対する回答を見てみよう。まず、質問はこうである。

癩病は傳染病ですか、または遺傳病ですか。もし遺傳するものとすれば何代くらゐまで遺傳しますか、患者のあつた家の子孫が、數代善良な血統の者と結婚をし、その間血族の誰にも悪疾らしい形跡を見ない場合、その子孫は純良でせうか。

伝染説が医師たちの間で主流となってから久しいが、一般レベルでは依然として遺伝説が根強いことがわかる質問である。この質問に対する吉岡の回答は、次のようであった。

癩病は傳染もしますし遺傳もします。但し遺傳といったところで、その病氣に罹り易い體質を遺傳するので、その期間は隔世遺傳がありますから、まづ四代くらゐはかゝりませう。その間に正しい血統の人と結婚すれば打消されます。

このように吉岡はハンセン病に遺伝と伝染の双方を認めているが、遺伝は四代ほど続くといい、質問者には正しい血統の人物との結婚を薦めている。「罹り易い體質を遺傳」という部分は前述した菅井の文章と酷似していることから、吉岡がそれを参照した可能性はきわめて高い。だが、菅井は断種手術とハンセン病患者の隔離こそ主張したものの、「罹り易い體質」が四代続くということや、正しい血統との結婚の主張はしていない。これは他の研究者ないしは吉岡の個人的見解であろう。▼42 伝染説が主流になってはいるものの、依然としてこのように遺伝説を保持する医師も存在したのである。

また、重要なことは同書が文体および構成からして一般向けに著されたものだということである。医師という医療の最前線の存在から発せられる言葉を、当時の人びとがどれだけ批判的に受け止めたかはわからない。ただし、何らかの影響を与えられずにはいられなかったことは疑いないだろう。後に小松茂治は、戦前のハンセン病研究における白眉とも言い得る『癩の社會的影響』（昭和一二年）を著したが、そこで「有名なる醫家に於ても、特殊の素因を有する癩病系の存在を信ずる者があり、遺傳説の勢力は容易に除去すべからざる状態にある」▼43と、医学界においても遺伝説がなかなか払拭されない状況を指摘している。

しかし大正期以降になると、このように遺伝説を受容する医師はあくまで少数派にとどまり、社会に対して積極的に発信する医師たちの多くは、揺らぎを克服して伝染説を受容している。前章で紹介した光田健輔も大正初年には「私は癩は傳染病であつて決して純正なる遺傳と目すべきものでないことを申述べ（後略）」▼44と、遺伝説を明確に否定して伝染説の側に立っている。▼45 医学界の趨勢としては、ハンセン病の伝染説を受容する方向にシフトしていたのである。

だが、光田などのような専門家が公立療養所職員などとして国家のハンセン病政策に深く関わるようになってくると、彼ら医師の社会的影響力はさらに増してくるようになる。ハンセン病が伝染病であることが動かし難くなると、今度はそれを予防するための議論が政府と専門家らによって一段と活発になされるようになる。ハンセン病患者の治療にあたる医師の経験などから、患者と濃厚接触する医師および看護師らにはあまり感染がみられず、その感染力が急性伝染病のように強烈なものでなく、むしろ微弱なものであることは少しずつ報告されてきていた。しかし、「伝染病」という語はどうしても疱瘡や明治初期のコレラ、そして国民病と呼ばれるほど多くの患者を出すようになっていた結核を想起させずにはいられないものであったのだろう。遺伝病であればハンセン病患者とその家族周辺に限った事柄であり、解決すべき問題は治療のための資力を持たない放浪・貧困患者の処遇であった。明治四〇（一九〇七）年の「癩予防ニ関スル件」も、放浪・貧困患者を療養所へ入所させるものであった。

しかしながら伝染病であるという事実が動かし難いものになると、解決すべき問題はハンセン病をいかに拡大させないようにするのか、というものになる。たとえハンセン病の感染力が微弱であったとしても。前章ですでに述べたように、明治初期に猛威を振るったコレラなどの急性伝染病は、患者の隔離や感染家屋の消毒などの徹底した方法である程度の蔓延が防がれていた。伝染病に分類される病気に対して、隔離という手段が効力を発揮するということを、日本は身をもって体験していたのである。社会に対しても、伝染病＝隔離を要する怖ろしい病気という印象を与えずにはいられなかっただろう。また、明治三〇（一八九七）年にベルリンで開催された第一回国際癩会議でも、ハンセン病対策として患者隔離の有効性が指摘されていた。そして内務省衛生局の調査による『癩部落概況』（大正九年）は、日本各地にいわゆる「癩部落」や患者の集住地が存在することを明らかにした。

この事実は光田ら専門家に対して、大都市へのハンセン病患者流入とそれに伴う感染の拡大への危機感を抱かせた。光田が「公衆社會に及ぼす害悪は想像以上」[46]と述べているように、伝染病であるという事実がその蔓延の持つ危険性を増大させたのである。ハンセン病が伝染病であることが動かし難いものになると、感染力の強弱にかかわらず、それを隔離することの正当性は担保されたのである。

日本における衛生行政の生みの親である長与専斎を父に持つ長与又郎は、癌研究の第一人者であり後に帝大総長にまでなる病理学者であった。彼が「癩予防法」成立前夜の昭和五（一九三〇）年に著した、「癩」というタイトルの論文を見てみよう。同論文はハンセン病の歴史と世界における当時の分布について述べた後、内務省衛生局によって明治期以降数度実施された国内におけるハンセン病の調査結果からみる現状に言及する。そこでは公立の五療養所における入所者数と調査結果からみる患者総数との差から、自宅療養する患者の多いことを指摘し、そのような状況が「最も危険なる傳染の機會を與へてゐる」[47]と述べている。そして、この一文からもわかるように、長与はハンセン病が結核のような慢性伝染病であって決して遺伝病ではないことを繰り返し主張する。彼はハンセン病の原因がらい菌によるものであり、遺伝病と誤解されていた理由も家族感染の誤認であると指摘している。長与もまた、遺伝説と伝染説との揺らぎを克服し、伝染説を受容しているのである。

それでは長与は、伝染病であるハンセン病への対策をどのように考えていたのであろうか。彼はハンセン病が結核と「姉妹病」の関係にあるため、初期症状の内に治療を施せば、もはや不治の病ではないと述べる。しかしながら特効薬を謳う薬が多いのはむしろ本当の特効薬のないことを物語っているとし、当時最有力であった大風子油の有効性はある程度認めながらも、その「薬治作用も癩の根治的作用を有するや否やは今日尚疑問」であるとして、慎重な姿勢を示した。

このように、不治の病ではないながらも、完全な治療がいまだに期待できないハンセン病に対する最も適当な方法として長与が主張したのは、「患者の隔離と、傳染圏内にあるもの、健康診斷の勵行」であった。そこで長与が述べたのが、急性伝染病と慢性伝染病であるハンセン病を伝染病として同列に扱うという考えである。彼はらい菌の存在とその感染力の弱さも明確に認知していた。それにもかかわらず、どちらも伝染のおそれが日常生活にあるため、「コレラも癩も全く同じである」とし、「癩患者の隔離の必要は自明の理である」と述べるに至ったのである。また、この隔離の論理も「人は自分の健康の爲めに、患者は自らの幸福と人の健康の爲めに、相互の理解を以て各自々發的に是非隔離の實行を期し度い」というものであり、それは「治すための隔離」ではなく「うつさないための隔離」としての性格が強く押し出されていることがわかる。それだけではない。「癩國日本は正に官民一致の協力を以て徹底的に隔離を斷行すべきであつて、隔離さへ徹底的に實行し得れば癩の豫防延いてはその撲滅期して待つべき」という言葉は、ハンセン病患者を国内から「根絶させるための隔離」を志向していたといっても過言ではない。

「治すための隔離」から「うつさないための隔離」、さらには「根絶させるための隔離」への変遷は、明治初期の急性伝染病対策を経験した近代国家の衛生行政が国民の身体と国家を接合させて健康と病気を二元論的に把握し、健康であることが国家のためになり、さらには健康であることを当然のこととみなす病気観によって引き起こされた。そのような病気観のなかで、ハンセン病も他者に感染しうる伝染病であるために隔離が強化される方向にむかった。この時代、各地に放浪・集住する患者たちだけでなく、軍隊に入営する際の検査でハンセン病が判明する例も多くみられ、軍隊という集団生活を通じてのさらなる伝染拡大が懸念されたのである。▼48

この長与の論文の翌年にハンセン病患者すべての隔離を目指す「癩予防法」（昭和六年）が成立し、それに光田健輔ら療養所など現場の専門家による言説が強い影響力を与えたことは前章で述べた。ハンセン病の専門家である医師たちは、明治前期の医師たちが抱えていた遺伝説と伝染説との間の揺らぎを克服し、例外はあったものの彼らの間には医学的に正しい認識が着実に浸透していた。しかしながら、ハンセン病の感染力が微弱であるにもかかわらず、彼らはハンセン病患者に対する隔離の必要性を予防の第一義的なものとして主張するようになる。医師として、ハンセン病を治療することよりも、いかにして他者への伝染を予防し、さらに「國辱病」[49]とまでいわれたハンセン病を国土から根絶させるかを優先させるようになってしまったのである。

患者の治療という視点がまったく失われてしまったわけではないが、ハンセン病政策の対象は患者よりも、そうでない人びとへとシフトしたのである。したがって、隔離政策に関する議論も当事者であるハンセン病患者たちが主体的にかかわることもなく進行した。それだけではない。患者ではない人びともまた、政策議論の場からは遠ざけられていた。全生病院の建設予定地である東村山の住民運動を通して、彼ら住民が療養所や隔離をどのように受け取ったかを論じた石居人也は、明治末期の隔離政策を「地域社会を場として実践されていながらも、地域社会が十全にそれと向きあうことができない構造をもったがゆえに、かえって強固に支えられた」[50]と結論づけた。当事者であるハンセン病患者にとってもそうでない人びとにとっても、隔離政策などのハンセン病政策議論は彼らとはかけ離れたところで議論され、決定されていたのである。

『最終報告書』は、彼ら医師たちはらい菌の存在は知っていたものの、その感染と発症の関連性などの疫学的視点には欠けており、「間違った情報を国民に流し、国民がハンセン病を恐怖し、社会から排除するようにし向けた」[51]と痛烈に批判した。ハンセン病の医学的情報が、隔離こそを正当な予防法とみなす医師や政府によって恣意的に歪められて国民に伝達されたということである。明治前期から、社会はいくつものハンセン病の原因、つまり"how"を提示されてきた。それは遺伝病であったり血液病であったり、そして伝染病であった。医師たちですら確固たる認識が持てなかった時代には、社会もまた遺伝説と伝染説との間の揺らぎを抱えていたといえる。時代は少しずれるが、『家庭に必要なる諸病の衛生』に寄せられた質問にもそれは表れている。だが、医師たちが伝染説を確信した頃、社会に示されたのは、ハンセン病が伝染病であるという事実だけでなく、予防法としてその患者を隔離しなければならないという事実であった。それは一般社会に向けられた医師たちの著述や、「癩予防法」成立と時を同じくして発足した財団法人癩予防協会の出版物を通じて拡大した。そこではハンセン病の感染力が微弱であることは重要視されず、ハンセン病は伝染病であると同時に隔離しなければならない恐ろしい病気であるという言説が宣伝されたのである。

政策議論において科学はその政策の正当性を担保するための議論に用いられることがある。そしてもしその科学的知見が政策の目指すところと合致しない場合は、無視の対象となるか、不確実な部分が強調されてその結果として説得力を失うことになりがちであると『最終報告書』は述べる。[52]ハンセン病が恐ろしい伝染病であるという誤謬は、ハンセン病の根絶を期す政策立案側にとってはむしろ好都合な誤謬であった。この場合、感染力が微弱であるという科学的知見はほとんど無視され、「伝染病」という部分が強調された。慢性伝染病であるハンセン病はコレラのような急性伝染病とはまったく異なっているにもかかわらず、である。病気に対する認識は不確実でありながらも、ハンセン病は不治の病ではない、適切な治療を施せば完治できると主張していた明治前期の医師たちとは異なり、明治後期以降の医師たちの言説は、医学的には正しい認識であったものの、その対処法は治療ではなく隔離が第一へと転換してしまっていたのである。彼らの言説は、ハンセン病患者の絶対隔離という「根絶させるための隔離」に対して科学的根拠を与えてしまったのである。また、医師ではない一般社会においては遺伝説が完全に払拭されたわけではなかった。そもそも、すべての人びとが遺伝と伝染の違いを明確に理解できるほど、医師たちの言説も明瞭なものではなかった。ハンセン病の専門家ではない人びとは依然として、遺伝説と伝染説との間の揺らぎを抱えていたといってよい。それにもかかわらず、彼らはとにかくハンセン病は恐ろしい伝染病であり、国家のためにもその患者は官民一致して隔離しなければならないと吹き込まれたのである。

第五節　治療への努力とその実態——隔離への反対と療養所における医療

前節では伝染説を受容した医師たちの言説が、ハンセン病の治療から患者の隔離へと展開していく様を見た。とはいえ、すべての医師たちが隔離を推進したわけではなく、中には徹底した隔離を批判する医師も存在したのである。ここではそのような、ハンセン病患者の隔離に反対意見を唱えた医師の主張をみていこう。

第一項　隔離への反対

前節で紹介した増田勇など、明治末期から隔離政策の非人道性を批判していた者もいる。また、京都帝大皮膚科特別研究室でハンセン病の研究を行なった小笠原登は、当時の医師たちの多くに欠如していたという疫学的・細菌学的根拠から絶対隔離を批判し、当時の日本癩学会に波紋を及ぼした。▼53

小笠原のように、学会内部にあってもハンセン病の絶対隔離を批判する専門家は存在した。昭和六（一九三一）年の「癩予防法」成立と同時期に発足した財団法人癩予防協会は、刊行物の執筆者に所長など療養所勤務の医師たちを充てることが多かった。それらの多くは前章でも述べたように、強制隔離を肯定するような筆致になりがちであった。しかし、北部保養院院長の中條資俊は、離島など人里離れた療養所にハンセン病患者を隔離するような方針には懐疑的な姿勢を示していた。中條による『癩傳染の徑路』[54]（昭和一〇年）は、はじめ北部保養院の院内誌に掲載されたものだが、後に癩予防協会によって出版された。

ここで中條は、ハンセン病は家族感染が多いために遺伝病と誤解されたこと、そして実際の原因はらい菌による伝染病であり、その感染力も微弱なことを指摘している。中條は隔離政策に対して完全に反対の立場を取ったわけではないが、離島や山奥などへの極端な隔離の不必要なことを認めていた。それは次のような言葉にも表れている。

要するに癩の隔離は本病豫防上甚だ重要事ではあるが、之を人道上また處理の便宜上、將又傳染力の微弱な病氣なるに鑑み、徒に遠島的計畫を樹つるを避け寧ろ開放的ならしむるを合理的と云ふに歸するのである。

中條自身、ハンセン病患者の隔離の有効性は認めているが、社会から隔絶した場所に隔離する必要性までは認めていない。そしてその根拠となったのは、らい菌の感染力が微弱であるという事実である。ハンセン病が隔離を要する恐ろしい伝染病であるという面ばかりが強調されていく当時にあっては、らい菌の感染力を冷静に見極めた言説であるといってよいだろう。

後にハンセン病研究の大家となる医師であり文学者でもあった木下杢太郎（太田正雄）もまた、「癩予防法」

成立以降にそのような政策を批判した。▼55 木下は政府による「癩豫防―或ハ根絶ノ重要ナ方法ノ一タル隔離法」について、「我國ノ専門家モ當局ノ官憲モ専ラ之ヲ以テ唯一ノ方法デアルガ如ク考ヘラレル傾向」があると、隔離を唯一の予防法であるかのように考える傾向のあることを指摘する。さらに実践的なハンセン病患者の調査から、すべての患者を隔離するという対策自体、「是レハマコトニムヅカシイ事」と述べた。その理由は、患者の多くがしばしば一家の家計を支える立場にあり、もしもその患者を療養所へと隔離してしまうと、残された家族が「糊口ニ窮スル」結果を招きうるからである。ハンセン病患者は、入所以前はそれぞれの家庭を持っており、家計の担い手として働く者も多かった。しかし前章第五節でも述べたように、「癩予防法」成立以降、多くの患者が説得もなしに収容されていた。それは家族の成員の喪失でもあり、家計の担い手の喪失ともなり得た。木下は「一人ノ患者ヲ隔離シタダケデ事ガ決スルノデハナク、ソノアトニナホ一定ノ社會問題ガ續イテ來ル」と、そのような強制隔離が惹起する問題に目をつけた。そして「疫學上ノ調査ヲ精確ニシテ、イロイロノ條件ヲ尋ネ、隔離法一點張主義ニ幾多ノ變易ヲ行ハセナケレバナラヌ」と、隔離一辺倒になっている政府のハンセン病政策を批判したのである。彼は隔離に一定の有効性を認めていた中條資俊とは異なり、ハンセン病患者の隔離によって引き起こされる社会問題に目をつけたのである。

木下の批判は増田勇のような人道上の批判や、小笠原登のような細菌学上の批判とも少し異なっている。しかしそれは、徹底した隔離によって多くの働き手を失うという、家族および集落の視線に立った社会経済上の批判であり、当事者であるハンセン病患者やその家族にとっては、最も重要な問題であったといえる。木下のいう「隔離法一點張主義」とはまさに、患者の治療よりも強制隔離による病気の根絶を第一とするに至ったハンセン病政策に対する痛烈な皮肉であるといえよう。

このように、戦前の医師の中にも強制隔離政策には懐疑的な見解を持つ者が存在した。しかし彼らはあくまで少数派であり、学界内の多数派は光田健輔らのように隔離政策の推進を望む者たちであった。彼ら少数派の言説は多数派によって推進された隔離政策を止めることはできず、結局のところ日本における隔離政策は二〇世紀末期まで存続することになってしまったのである。光田らが内務省衛生局と協同して隔離政策を推進することができた要因を、成田稔は、当時の医学界における自己防衛に求めた。つまり、戦前の医学界の大半が、ハンセン病患者を療養所などの専門機関に送致して自ら手を下すことをしなかったため、光田らの独走状態を招いてしまったということである。▼56

そして、隔離推進に関係した医師たちは「癩予防法」成立と同時期に発足した癩予防協会の出版物などを通して彼らの言説を巷間に流布していった。それは、ハンセン病が患者の隔離を要するような伝染病であること、そしてハンセン病の根絶は文明国として官民一体となって推進されねばならないことであった。医師たちの言説は法律を通じて具現化するとともに、癩予防協会の出版物によって一般社会に対して可視化されたのである。そのような状況で隔離に懐疑的であった医師たちの言説は少数意見となってしまい、内務省とそれと関係の深い癩予防協会といった強力なバックボーンに支えられた隔離肯定派の言説の裏に隠れてしまったことはいうまでもない。初めは内地雑居を許された外国人の眼から放浪・貧困患者を隠す目的で始められた近代日本のハンセン病政策であったが、それは次第に文明国としてハンセン病の存在自体の根絶を目指すように変化していった。その主務官庁だった内務省衛生局ひいては国家の思惑は、隔離を是とする医師たちの言説によって与えられた科学的根拠によって支えられたのであった。ハンセン病の治療および予防に刻苦した医師たちは、皮肉にもハンセン病患者すべてを療養所へと隔離する政策の一翼を担うまでに至ってしまったのである。

病因の説明に対する揺らぎやその後の政策との関係から、戦前の医師たちがハンセン病差別にも科学的根拠を与えてしまったことは否めない。彼らの多くはハンセン病が特定の家筋に伝わる遺伝病であるという誤謬を徹底して払拭し、らい菌による伝染病であるとの知識を普及させようとした。しかしながら遺伝説はそう簡単には払拭されず、新たに登場した伝染説は人びとにコレラなどの急性伝染病や結核などを想起させ、家筋以外にもうつる病気であるとの認識を新たに植えつけることになった。戦後も根強く語られる婚姻忌避は遺伝説に依拠したものであるし、平成一五（二〇〇三）年に熊本で起きた宿泊拒否事件の際に療養所へと送られた非難文書も、伝染説に依拠したものであった。医師たちの揺らぎやその後の政策は、人びとに新たなるハンセン病観を形成させたのである。いってみれば、それは前近代以上に苛烈なものであった。ほとんどのハンセン病患者が療養所へと隔離されるようになり、患者の楽園であるかのように宣伝される療養所は、その宣伝に反して一般の人びとに不気味なイメージを与えた。[57]ハンセン病患者とそうでない人びとは、完全に二元論的に分断されてしまったのである。その一方が、療養所という「一小社会」[58]に押し込められることによって、である。

第二項　国立療養所におけるハンセン病医療

それでは、そのような患者の「一小社会」とされたハンセン病療養所ではどのような治療努力がなされたのであろうか。本節では国立療養所におけるハンセン病医療に言及することで、本章の結びとしたい。

明治四〇（一九〇七）年の「癩予防ニ関スル件」成立に際して公立のハンセン病療養所が設置された。そして昭和六（一九三一）年の「癩予防法」と前後して各地に国立療養所が開設し、既存の公立療養所も国立へと移管された。そして昭和一一（一九三六）年以降激化した「無癩県運動」とも連動して、各地のハンセン病患者は全国の国立療養所へと隔離されることになる。それら国立療養所は医療施設であったが、プロミンが開発されるまでは決定的な特効薬もなかったため、医療水準としては対症療法を施すことで精一杯というのが実情であった。

広大な面積を持つ療養所はおおむね、居住施設と医療施設、および管理棟や礼拝堂、納骨堂、火葬場などその他の施設から成っており、現在もその構成は大きく変わってはいない。居住施設（軽症寮や不自由寮、重症病棟などにわけられる）にて起居する入所者は、治療棟および病棟において診断や治療を受ける。ただし、繰り返し述べるように、プロミン開発以前に決定的な特効薬は存在せず、治療は専ら大風子油の注射であった。大風子油は常温では半凝固の状態のため、温度を上げて液状になったものを注射器で筋肉に注射した。大風子油の注射には激痛が伴い、それは「腹に力を入れていないと腰が抜けてしまうほど」▼59の痛みだったという。

そのうえ大風子油は気休めといってもよく、後に症状が再発することも稀ではない。加えて、療養所内の生活環境も、必ずしも治療に適したものではなかった。まず、療養所の医師や看護師が不足していた。入所者は隔離政策の強化によって増加する一方であったが、それに比して職員の数は少なかったため、比較的軽症な入所者が重症患者の世話や、治療助手として動員されていたのである。また、入所者の治療にとってマイナス要素となったもののひとつは、「患者作業」と通称されるハンセン病療養所独特の労働システムであった。

明治四二（一九〇九）年、東京の全生病院では汚物処理にかかる費用の節約のため、園内での農耕を開始した。園内で発生した汚物を、野菜や果樹などへの施肥で処理してしまおうという意図であったが、その農耕活動には園内の入所者が動員されたのである。それから大正、昭和と時代を下るごとに療養所における入所者の作業従事は一般化し、定着していった。だが、そのような患者作業を規定するような法律は存在しなかったため、細かい規則は各療養所で独自に設定されていた。その内に患者作業は義務的なものとみなされるようになり、重症患者や肢体不自由者の世話や治療助手にまで動員され、療養所運営に不可欠な要素となったのである。[60]また、太平洋戦争が激化すると、食糧の調達だけでなく薪、炭、塩などの生活必需品の自己調達や防空壕の掘削までが患者作業として課せられたのである。

しかし、そのような患者作業は危険を伴うものであった。そもそも、たとえ軽症であったとしてもハンセン病は末梢神経を冒す病気である。神経の麻痺のため作業中に負った傷や火傷に気づかず、最悪の場合は手足の切断などに至った入所者も多かった。また、過酷な労働は園内の劣悪な環境と相まって入所者の体力を消耗させ、結果的にハンセン病を悪化させることにもつながった。ハンセン病は人を死に至らしめるような病気ではないが、このような患者作業などによってさらに健康を損ない、傷の重症化や結核などその他の病気の感染によって、多くの重傷者や死者を出したのである。そして入所者には断種手術や堕胎手術が施されるようになり、多くの胎児や嬰児が療養所内で殺害されたことも忘れてはならない。ハンセン病は遺伝病ではないと確認された後も、そのような悲劇は続けられたのである。

そのうえ、入所者たちはハンセン病の治療だけ受けていればよいわけではなかった。持病や、患者作業で患った病気や怪我の治療もまた、療養所で必要とされた機能であった。療養所にはハンセン病の基本的な治療だけでなく、外科や内科、眼科も設置されていた。とはいえ入所者数に対して担当医の数はじゅうぶんではなく、各科に一名ないし兼務というのが実情であり、診療日には診察を待つ入所者の行列ができていたほどだったという。[61]そして、そのような状況は戦後しばらくも続いた。入所者には特別な場合を除いて退所が認められていなかったために、療養所外の医療機関で診察を受けることはできなかった。それ以前に、患者は療養所に入所する際、逃走防止の

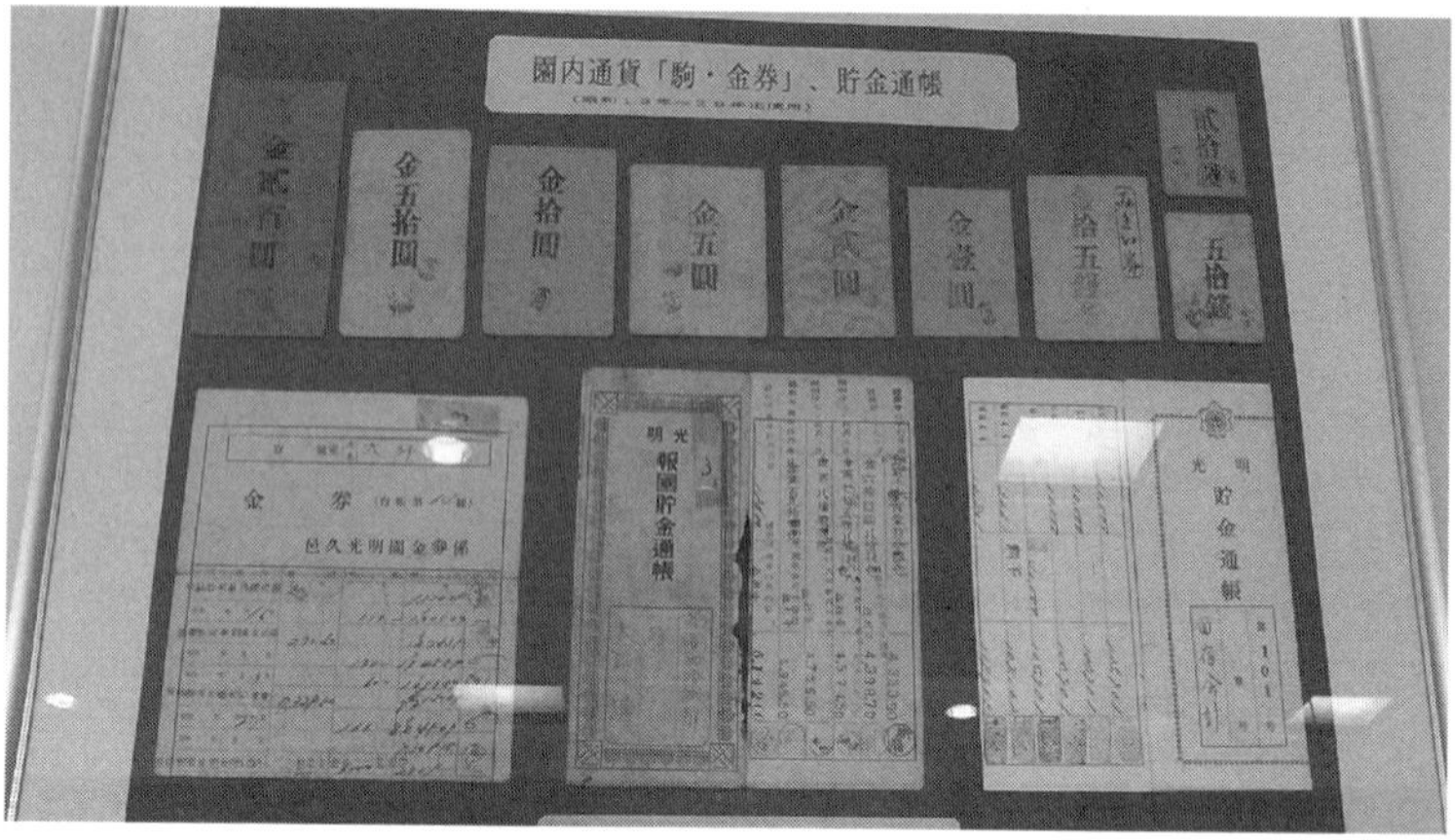

資料5-1：国内通用券（上段）

ために所持金をすべて取り上げられ、園券や金券と呼ばれる「園内通用券」と交換された（資料5－1）。これは文字通り各療養所内でのみ通用する擬似貨幣であり、当然ながら園外で使うことなどできなかった。入所者は経済的にも、療養所から離れられないようにされていたのである。

昭和二一（一九四六）年にようやく日本でもプロミンの合成が成功したが、入所者がすぐさまその恩恵に与ることができたわけではなかった。プロミンの効果は大風子油とは比べ物にならないものであったが、一年を越す長期間の服用が必要とされたうえ、一ヶ月間に二〇〇〇円（当時）の支出が入所者らに重くのしかかったのである。入所者の多くはすでに家族との関係を絶たれており、経済力の面でもプロミンによる治療のもたらす負担は小さくないものであった。特に経済的な事情が許さない入所者らによって、「誰にもプロミンを」という運動が始まったものの、依然として大風子油に依存する医師たちの反論に遭うこともあった。入所者の言葉を借りれば、そのような医師たちは「治す気も、治す能力も持たず、隔離撲滅政策に「安心して」依存してきた者たち」▼[62]であった。東京の国立療養所多磨全生園では昭和二三

（一九四八）年に入所者らによって「プロミン獲得促進委員会」が結成され、ハンストや国会陳情などの直接的手段を通して、プロミン治療のための予算獲得に成功した。このプロミン獲得運動から見えてくることは、たとえプロミンの合成が医師の手によってなされたとはいえ、療養所関係の医師たちの中にはプロミンの効果を過小評価するものもおり、その普及までにはある程度の時間を要したということである。そしてプロミン獲得は、最終的には医師たちの努力よりも、使用者となる入所者組織の手によってなされた。彼らの「隔離撲滅政策に「安心して」依存してきた者たち」という言葉の重みは計り知れない。

第三項　戦後の啓蒙活動

戦後になると医師たちの間からは、完全に遺伝説は消えたといってよい。財団法人癩予防協会の後継組織である藤楓協会も癩予防協会の頃と同じく、その出版物では遺伝説払拭のための文章を掲載し続けている。しかし、前章で述べたように、「無癩県運動」は戦後も継続された。藤楓協会や療養所関係の医師たちは引き続き、ハンセン病患者の隔離こそ根絶のために必要な手段であるとの言説を繰り返している。

昭和二九（一九五四）年に藤楓協会が出版した『らいについて』という冊子では、もちろん遺伝説は否定されており、ハンセン病が慢性伝染病であるうえにプロミンが効果的であることも言及されている。それにもかかわらず、藤楓協会が目指すところはすべてのハンセン病患者の完治よりも、「日本から、この不幸な病気をなくすることに最大の努力」[63]を傾けている。藤楓協会の主な活動であるハンセン病に関する知識の啓蒙もまた、この方針に則ってなされていたのである。

大阪大学、北部保養院、長島愛生園などでハンセン病の研究を重ねた医師、桜井方策は昭和三五（一九六〇）年に大阪救癩協会から『〃らい〃への理解』という小冊子を発行した。当然ながら桜井もまた、ハンセン病が感染力の弱い慢性伝染病であることを認識しており、同冊子でもその事実について頁を割いている。それでもやはり、主眼はハンセン病の根絶に置かれている。「無らい国への歩み」という節を見てみよう。

わが国を無らい国にしよう。これは冒頭に述べた国家の方針である。このためには在宅患者でしかも活動性の者は何んとか療養所に入所隔離し加療とともに伝搬を防止する。幸に早期発見者なら早期治療も行ない快癒の線に持ちこす。これが第一で次はともに前述の隣邦である。ここにも手をのばして対岸の火災を消す。こうして始めて国民は〃らい〃から浄化された安堵の時が来るであろう。療養所はこの使命の先端に立つものである。

この主張は終戦から一五年も経過した時期に著されたのにもかかわらず、かつて内務省衛生局や財団法人癩予防協会によって繰り返し唱えられたものと大差ない。「療養所に入所隔離し加療とともに伝搬を防止する」という言説は、ハンセン病の感染力が微弱である事実とは矛盾する。感染力が微弱であるならば、隔離を強行する必要などないからである。

藤楓協会やハンセン病専門の医師たちによる言説は、戦後も一般社会にある程度の影響を及ぼさずにはいなかった。昭和二九（一九五四）年に国立栃木療養所（元は傷痍軍人病院栃木療養所）が関東近県の一般人を対象に行なったアンケートによると、ハンセン病に関心を寄せている人の理由として「おそろしい伝染病だから」という回答が三七％で最高となり、原因についての質問でも「遺伝病と思っている」の五一％が、「慢性の伝染病であると思っている」の三四％を上回っている。▼64同調査は標本数が一一六三人と少ないが、それでも戦後の人びとの持つハンセン病認識の一端がうかがわれよう。

これら藤楓協会および医師たちによる啓蒙は、ハンセン病の遺伝説の払拭にはまだ時間を要したことを明白に物語っている。その反面、ハンセン病が恐ろしい病気であるとの認識は着実に広まっていた。しかしながらそれは戦後になって始まったことではなく、すでに戦前からなされていたものである。ハンセン病治療のための組織的活動を続けていた入所者組織とは異なり、藤楓協会および医師たち、ひいては政府は、ハンセン病患者の隔離に固執し続けていたのである。ハンセン病療養所という限られた地から上げられる入所者の声と、出版物などを通して精力的に広められる隔離推進側の声。それらのどちらが一般社会により大きな影響を与えただろうか。たとえ医師たちの多くがハンセン病に対する正しい認識を抱いていたとしても、彼ら専門の医師たちが現在にまで残るハンセン病に対する差別・偏見や、患者およびその家族が受けた人権侵害について負う責任は決して小さなものではない。

小括

本章のねらいはハンセン病治療や隔離にかかわった医師たちの言説から、彼らのハンセン病認識を探ろうとしたものであった。前章で明らかにしたように、近代以降のハンセン病政策は国民の身体と国家を接合させて健康と病気を二元論的に把握する健康観に基づいて、ハンセン病患者を国家の恥と位置づけて他の国民と二元論的に分断し、隔離し、根絶しようとしたものであった。そのような政策は強大な警察力を背景にした内務省衛生局や、癩予防協会などによって推進されたてきた。そして、そのような政策に、望むと望まざるとにかかわらず、科学的根拠を与えてしまったのが、ハンセン病の専門家、つまりは医師たちの研究成果であり言説だったのである。

そのために本章では、ハンセン病政策の必要性が高まった戦前の医師たちの言説を中心として取り上げた。第一に明らかとなったのは、明治前期の医師たちがハンセン病の原因に関しては遺伝説と伝染説との間の揺らぎを抱えていたものの、概してハンセン病が可治の病であると確信し、いかにして予防して治療するかに関心を寄せていたことである。その予防法および治療法には近世の養生論の域を出ないものも多く、医学的効果には疑問を呈せざるをえないものも少なくない。しかし、その後のハンセン病政策史を見れば、彼らの努力が比較的にハンセン病患者本位の立場に立ったものであったことがわかる。なぜなら、その後の医師たちは治療ではなく隔離に主眼を移していったからである。

第二の点は、遺伝説と伝染説との間の揺らぎが一般社会の人びとに対して、二重のハンセン病認識を持たせるに至ったということである。遺伝説が社会から完全に払拭されない内に伝染説が優位となり、人びとの間にも遺伝説と伝染説との間の揺らぎは残った。遺伝説を払拭しようとする発言や記述が戦後になっても続けられるのは、そのような二重のハンセン病認識が人びとの間に根強く残ったままだったことを如実に示している。

第三の点もまた、このような遺伝説と伝染説との間の揺らぎに発する。時代が下るに従って医師たちの中ではそのような揺らぎは次第に克服されるようになってきた。しかし、伝染説の優位は隔離政策の強化を引き起こした。つまり、伝染病という語のもとにハンセン病はコレラなどの急性伝染病と同一視され、隔離が必要な恐ろしい病気であるかのように宣伝されるようになったのである。明治後期以降の医師たちも、治療から隔離へとその主眼を移す者が多くなる。そして、光田健輔らのようにハンセン病政策の中枢に深くかかわった医師たちの言説は、国家による隔離政策の強化に大きな影響を与えた。伝染説は医学的には正しいものであったが、彼らの伝染説はハンセン病政策を「治すための隔離」から「うつさないための隔離」、そして「根絶させるための隔離」への変遷に科学的根拠を与える結果となったのである。このように科学的根拠を与えられたハンセン病政策は、内務省衛生局の後継組織となった厚生省と、同じく癩予防協会の後継組織である藤楓協会によって社会に向けて発信され続けた。組織の名称などは戦前とは変わったものの、ハンセン病政策としては戦前の体制を強く受け継いだものとして戦後も継続されたのである。それは他国のハンセン病政策と乖離しており、医学界もそのような誤謬を糾弾することはしなかった。そして治療よりも隔離が最優先事項になり、ハンセン病患者に治療を施す施設であった国立療養所は、入所者の人権に対する配慮を欠いた施設として数々の問題を生んだ。プロミン獲得運動のように、ハンセン病治療のための努力が、医師たちではなく療養所入所者たち自身によって主導されたことは象徴的である。

『最終報告書』は医学・医療界が強制隔離政策に果した責任を次のように追及した。

わが国のハンセン病医学は、独善と非科学性に満ちており、論理に一貫性を欠き、絶対隔離政策のためには、患者・家族に背を向けて、その場限りの論理を平然と持ち出して恥じない行政の道具に成り下がっていた。こうした中で専門家が犯した過ちは、日本の社会に古くから存在していたハンセン病に対する偏見や差別意識を、近代医学の進歩によってもたらされる科学的知識によって解消するのではなく、医学的に誤ったハンセン病観を普及することによって拡大再生産し、取り返しのつかない悲劇を招いたことである。▼65

この追及は専門家全体に寄せられたものであるが、その先には明確に光田健輔が存在している。従来のハンセン病研究においては、強制隔離政策に固執して患者の人権を蹂躙した日本におけるハンセン病政策の大立者として、光田健輔を手厳しく批判するものが多数を占めている。『最終報告書』もまた、そのような論調を基底としていることに疑いはない。

しかしながら、前章小括でも述べたように、光田のみにすべての責任を押し付けるわけにはいかない。光田の責任は決して小さいものではないが、かといって光田ばかりをハンセン病問題の敵とみなしてその責任追及に終始してしまうと、他に存在する諸事情を見逃してしまう危険性がある。検証すべきことは、なぜ光田の言説が社会に広く是認されてしまったか、ではなかろうか。我々は現在でも、医師たちの言葉を盲目的に信じ込み、それによって行動が規定されることはじゅうぶんにあり得る。光田の独走だけを批判することも、当時の人びとの無知を批判することも適当ではない。必要なのは、なぜ彼ら医師たちの言説が是認され、そしてその認識がどのような結果をもたらしたのかを、客観的に分析することであろう。

国家のハンセン病政策と医師たちの言説が、ハンセン病差別に大きな影響を与えたことは議論の余地もないほど明白である。だがそれは、まったくの無地なキャンバスの上に描かれたものだったのであろうか。曖昧ではあるが確かな基準として存在し、その絵を確かなものとした下絵のようなものは存在していなかったのであろうか。ハンセン病に対する差別・偏見のすべてが国家や専門家によって創出されたわけではない。筆者はそれら国家の政策と医師たちの言説は、人びとが抱いていたハンセン病に対する観念を絶対的な差別・偏見の方向へと後押ししたと理解している。したがって、近現代のハンセン病差別のあり方を読み解くために、国家の政策、医師の言説の二者に民間伝承という要素を加え、それら三柱から分析を加えるという方法を採った。第七章ではそのようなハンセン病に関係する民間伝承の分析を通して、ハンセン病差別の背後に横たわっていると思われる文化的要因に目を向けてみたい。そのような立脚点は従来のハンセン病差別研究では等閑視されてきた部分であるが、筆者は前述の理由から民間伝承をも重要な要素としてとらえたいと考えている。

▼注

▼1 大谷藤郎監修『ハンセン病医学　基礎と臨床』東海大学出版、一九九七年、二八三頁

▼2 ハンセン病問題に関する検証会議編『ハンセン病問題に関する検証会議最終報告書』二〇〇五年、二一五頁

▼3 日本において大風子油は江戸時代から用いられていたが、単独投与ではなく他の漢方薬と混合して服用されていた。(原田禹雄「大風子の来た道」『この世の外れ　琉球往還私記』筑摩書房、一九九二年)

▼4 『最終報告書』二一六頁

▼5 大谷藤郎、前掲注1、三二五頁

▼6 財団法人笹川記念保健協力財団『世界のハンセン病』二〇〇七年、八頁

▼7 大谷藤郎、前掲注1、三二六頁

▼8 全国ハンセン氏病患者協議会『全患協運動史』一光社、一九七七年、三五頁

▼9 財団法人笹川記念保健協力財団、前掲注6、六頁

▼10 大谷藤郎、前掲注1、三三〇頁

▼11 富山県下新川郡宇奈月町愛場家所蔵の「秘伝妙薬いろは歌」には、「らいびやうもかるきは、いてう、とうしんをせんじてのめば、治るものなり」(伊藤曙覧「富山県の民間療法」『中部の民間療法』明玄書房、一九七六年、一五七頁)とあるように、実際の薬

効は明らかではないものの、ハンセン病に効くとされた漢方薬の調合は活発になされていた。
▼12 日向野徳久「栃木県の民間療法」『関東の民間療法』明玄書房、一九七六年、六五頁
▼13 『薬店手鑑　薬種重宝記　上』（一七一四年）、長友千代治編『重宝記資料集成　第二六巻　医方・薬方四』臨川書店、二〇〇六年、五六頁
▼14 『妙薬調方記』（江戸後期）、長友千代治編『重宝記資料集成　第二六巻　医方・薬方四』臨川書店、二〇〇六年、一九六頁
▼15 『書抜新聞　明治七年三月　第十三号』群馬県史編さん委員会『群馬県史　資料編一九　近代現代三』群馬県、一九七九年、八八頁
▼16 後藤昌直『難病自療』（一八八二年）、『近現代日本ハンセン病問題資料集成（戦前編）第一巻』不二出版、二〇〇二年、五四頁
▼17 瀧澤利行『健康文化論』大修館書店、一九九八年
▼18 後藤昌直、前掲注16、七三頁
▼19 『家内重宝記』（一六八九年）、長友千代治編『重宝記資料集成　第一巻　日用事典一』臨川書店、二〇〇四年
▼20 『世界万調法記』（一六九六年）、長友千代治編『重宝記資料集成　第四巻　日用事典四』臨川書店、二〇〇五年
▼21 後藤昌直、前掲注16、七四頁
▼22 後藤昌直、前掲注16、六八頁
▼23 松田源徳『治癩訓蒙』（一八八六年）、『近現代日本ハンセン病問題資料集成　補巻五』不二出版、二〇〇四年
▼24 小田耕作『癩病病理弁妄』（一八九一年）、『近現代日本ハンセン病問題資料集成　補巻五』不二出版、二〇〇四年
▼25 起廃病院『起廢病院醫事日誌』（一八八三年）、『近現代日本ハンセン病問題資料集成（戦前編）第一巻』不二出版、二〇〇二年
▼26 小林廣『治癩新論』（一八八四年）、『近現代日本ハンセン病問題資料集成　補巻五』不二出版、二〇〇四年
▼27 後藤昌直、前掲注16、六八頁
▼28 小林廣、前掲注26、二一六頁
▼29 荒井作『癩病蔓延ノ豫防及ビ癩病家ノ注意書』（一八九〇年）、『近現代日本ハンセン病問題資料集成（戦前編）第一巻』不二出版、二〇〇二年、九四頁
▼30 荒井作『治癩経験説』（一八九〇年）、『近現代日本ハンセン病問題資料集成　補巻五』不二出版、二〇〇四年
▼31 小田耕作『癩病論演説筆記』（一八九一年）、『近現代日本ハンセン病問題資料集成（戦前編）第一巻』不二出版、二〇〇二年

▼32 小田耕作、前掲注24、二八四頁
▼33 大木幸太郎『列布羅治圓　癩病特効薬養生書』（一八九二年）、『近現代日本ハンセン病問題資料集成　補巻五』不二出版、二〇〇四年
▼34 大木幸太郎『癩病自療諭言』（一八九五年）、『近現代日本ハンセン病問題資料集成　補巻五』不二出版、二〇〇四年
▼35 大谷藤郎監修『ハンセン病医学、基礎と臨床』東海大学出版、一九九七年、三三三頁
▼36 増田勇『癩病と社會問題』（一九〇七年）、『近現代日本ハンセン病問題資料集成（戦前編）第一巻』不二出版、二〇〇二年、一三三頁
▼37 中村鐵太郎編『癩病最新治療書』（一九〇八年）、『近現代日本ハンセン病問題資料集成（戦前編）第一巻』不二出版、二〇〇二年、一五三頁
▼38 増田勇、前掲注36、一三九頁
▼39 増田勇、前掲注36、一三九頁
▼40 菅井竹吉『癩の治療法　全』（一九一四年）、『近現代日本ハンセン病問題資料集成（戦前編）第一巻』不二出版、二〇〇二年、一九四頁
▼41 川添正道他『家庭叢書　第一編　家庭に必要なる諸病の衛生』家庭之友社、一九二四年
▼42 吉岡はハンセン病以外にも、脳溢血、中風、糖尿病、腋臭、鮫肌に対しても遺伝性を認める回答をしている。
▼43 小松茂治『癩の社會的影響』診療社、一九三七年、四五頁
▼44 光田健輔・渋沢栄一『癩病予防に就て』（一九一五年）、『近現代日本ハンセン病問題資料集成（戦前編）第一巻』不二出版、二〇〇二年、二二四頁
▼45 ちなみに、光田健輔はすでに明治三五年の「癩病隔離所設立の必要に就て」（藤楓協会『光田健輔と日本のらい予防事業―らい予防法五十周年記念―』藤楓協会、一九五八年）という文章において、らい菌の存在と伝染説に言及している。
▼46 光田健輔「東京に浮浪する癩患者」内務省衛生局『癩予防に関する意見』（一九二一年）、『近現代日本ハンセン病問題資料集成（戦前編）第二巻』不二出版、二〇〇二年
▼47 長与又郎「癩」三田定則他編『健康増進叢書　保健篇』春陽堂、一九三〇年
▼48 長与又郎、前掲注47、一二三頁

▼49　原田久作『救癩』財団法人癩予防協会（一九三五年）、『近現代日本ハンセン病問題資料集成（戦前編）第四巻』不二出版、二〇〇二年、七一頁
▼50　石居人也「明治末期における『隔離医療』と地域社会　ハンセン病療養所全生病院の創設と多摩」松尾正人編『近代日本の形成と地域社会　多摩の政治と文化』岩田書院、二〇〇六年、二四〇～二四一頁
▼51　『最終報告書』、二八六頁
▼52　『最終報告書』、七七一頁
▼53　小笠原登の議論については藤野豊『「いのち」の近代史』（かもがわ出版、二〇〇一年）に詳しい。
▼54　中條資俊『癩傳染の徑路』（一九三五年）、『近現代日本ハンセン病問題資料集成（戦前編）第四巻』不二出版、二〇〇二年
▼55　木下杢太郎「癩研究ノ現況」（一九三七年）、『木下杢太郎全集　第二二巻』岩波書店、一九八三年
▼56　成田稔「わが国の癩（らい）対策における隔離の時代的変遷」『歴史評論　六五六号』歴史科学協議会、二〇〇四年、八頁
▼57　『小島の春』では小川正子の入所の勧めを患者が断る描写が見られるが、そこには患者を含めた人びとの、療養所への不信感が存在した。癩予防協会や療養所の宣伝とは裏腹に、療養所のイメージは決して明るいものではなかったのである。
▼58　光田健輔「癩患者男女共同収容を可とする意見」（一九二〇年）、藤楓協会『光田健輔と日本のらい予防事業―らい予防法五十周年記念―』藤楓協会、一九五八年、五五頁
▼59　畑谷史代『差別とハンセン病「柊の垣根」は今も』平凡社新書、二〇〇六年、五四頁
▼60　全国ハンセン氏病患者協議会、前掲注8、一四九頁
▼61　全国ハンセン氏病患者協議会、前掲注8、六九頁
▼62　全国ハンセン氏病患者協議会、前掲注8、三五頁
▼63　財団法人藤楓協会『らいについて』（一九五四年）、『近現代日本ハンセン病問題資料集成（戦後編）第四巻』不二出版、二〇〇三年、二六八頁
▼64　国立栃木療養所「らい（ハンセン氏病）に対するアンケートの結果報告」（一九五四年）、『近現代日本ハンセン病問題資料集成（戦後編）第四巻』不二出版、二〇〇三年
▼65　『最終報告書』、二九八頁

第六章　ハンセン病問題の新局面

はじめに

序章において筆者は平成二〇（二〇〇八）年六月一八日制定の法律第八二号「ハンセン病問題基本法」（「ハンセン病問題の解決の促進に関する法律」）の成立に至るまでの、今世紀に入ってからのハンセン病問題の動向を概観した。「基本法」の成立は「らい予防法」の廃止および国賠訴訟の勝訴と並ぶ、近年のハンセン病問題におけるエポックメイキング的な出来事とも位置付けられるものであり、国立療養所入所者への待遇改善や援助、社会復帰の支援や療養所の開放、そして差別・偏見の解消をねらったものであった。しかしながら、現実的には同法の成立がハンセン病問題の終結と結びついているとはいい難い。同法の成立はゴールではなく、強制隔離政策の終了と国側の敗訴を経て突入した新たな局面に過ぎず、いまだにハンセン病問題の終わりは見えてきていないのである。

本章では依然として現在進行形であるハンセン病問題について、「基本法」成立以降、盛んに議論されるようになった諸問題を紹介することによって、本研究の進むべき将来的な道について考える一助としたい。

第一節　「ハンセン病問題基本法」制定の背景

本節ではまず、近年のハンセン病問題の中核となっている「ハンセン病問題基本法」について、その成立の経緯と理念に触れておく。▼1平成八（一九九六）年、五七年間にわたってハンセン病患者に対する隔離の法的根拠となっていた「らい予防法」が廃止され、平成一三（二〇〇一）年の同法違憲国賠訴訟では原告団が勝訴を勝ち取ることに成功し、日本におけるハンセン病問題もその解決が近づいたかに見えた。しかしながら、これらのプロセスはハンセン病問題の終結を早めるまでには至らず、全国ハンセン病療養所入所者協議会（全療協）をはじめとし、全国の回復者やその支援者は、国家による強制隔離政策の被害者たちの人間性回復を求め続けることになった。今世紀に入ってからも全国一三ヶ所の国立療養所では高齢化に伴う入所者数の減少が続いておりながら、政府は各療養所の将来に対する具体的な展望を示すことはなく、かえって職員の削減や予算の縮小が図られていたほどである。療養所入所者はすでに回復者であり、もはやらい菌の保菌者（患者）ではない。しかしながら、長年にわたる療養所での隔離生活や自身の高齢化、また家族関係の断絶は入所者の社会復帰を著しく困難なものにしており、療養所が彼らにとっての「終の住処」となることが期待されている。しかし平成二五（二〇一三）年三月末の時点では全国一三ヶ所の国立療養所における入所者数は一九九三人であり、毎年一〇〇人以上が亡くなっている。▼2厚生労働省は入所者数が五〇人になると療養所の運営が困難になることを以前から示しており、療養所を今後どのように維持していくのかという将来構想は喫緊の課題であり続けていたのである。

こうした国立療養所における将来構想の緊迫化を背景に、全療協は平成一八（二〇〇六）年一二月に「ハンセン病療養所の未来をつくる」というシンポジウムを主催し、その席で「らい予防法の廃止に関する法律」（「廃止法」）廃止の必要性をはじめて公表した。ここではのちの「基本法」制定とその実現のための署名運動の必要性が提起され、翌月には「ハンセン病療養所の将来構想をすすめる会」が結成されるに至った。翌年にはすすめる会の構成団体である弁護団により「ハンセン病問題基本法要綱案」が作成され、平成二〇（二〇〇八）年一月に「ハンセン病問題基本法案」が確定した。全国的規模で展開された国会請願署名運動は一年足らずで九二万人分に達し、「基本法」制定の後押しをしたのである。そして平成二〇（二〇〇八）年六月に衆参両院での全会一致により「ハンセン病問題基本法」（「ハンセン病問題の解決の促進に関する法律」）として結実した。

同法はその前文において、国家による強制隔離政策が、回復者等の「ハンセン病の患者であった者等が地域社会において平穏に生活することを妨げられ、身体及び財産に係る被害その他社会生活全般にわたる人権上の制限、差別等を受けた（後略）」要因であったことを改めて認めている。そのうえで平成一三（二〇〇一）年制定の「ハンセン病療養所入所者等に対する補償金の支給等に関する法律」は「ハンセン病の患者であった者等の精神的苦痛に対する慰謝と補償の問題は解決しつつあり、名誉の回復及び福祉の増進等に関しても一定の施策が講ぜられている」と一定の評価を下しつつも、依然として彼らの受けた「人生被害」の回復には未解決の問題が多く残されており、特に「ハンセン病の患者であった者等が、地域社会から孤立することなく、良好かつ平穏な生活を営むことができるようにするための基盤整備」が喫緊の課題であり、それが「基本法」制定に起因したことを示している。

この前文からはハンセン病回復者における社会復帰が困難であることが看取できよう。療養所入所者に限れば平成二五（二〇一三）年三月末時点の平均年齢は八三歳を超えており、社会復帰が現実的には不可能な人も少なくない。前述したように療養所を「終の住処」として望む声の多いことはこれと無関係ではないのである。このような現実を背景に、「地域社会から孤立することなく、良好かつ平穏な生活を営むことができる」ために求められたことが、ハンセン病療養所の将来構想問題なのである。「らい予防法」の廃止はハンセン病患者の隔離に終止符を打つものであった一方、隔離先としてのハンセン病療養所の存在意義を揺るがすものであった。「廃止法」では「国立ハンセン病療養所は入所者のために必要な療養を行う（傍点筆者）」と規定されており、「らい予防法」廃止後の療養所存続を認めたものであるが、その反面、入所者以外の人びとの療養所利用は許されないとの解釈も可能とされたのである。すでに述べたように、療養所はかつて入所者が日常生活のすべてを送る場であり、現在でも広大な敷地と療養体制を備えている。高齢者の受け入れや広大な敷地を活用した保育施設の設置など療養所の果たし得る役割は多く考えられたものの、「廃止法」は「療養所自体の社会復帰」に対する阻害要因にもなっていた。したがって、この「廃止法」を廃止して新たな法律を制定することが必要とされており、その結果が「基本法」だったのである。

すすめる会作成の『ハンセン病問題基本法手びき』では「基本法」の意義として次の三点を挙げている。

第一はハンセン病問題解決の基本理念を隔離政策による被害の回復を旨とすることを規定したことであり、その明文化は「廃止法」下における施策からの根本的転換を意味した。「基本法」のいう「ハンセン病問題」とは「隔離政策に起因して生じた問題」であり「ハンセン病の患者であった者等の福祉の増進、名誉の回復等に関し現在もなお存在するもの」（第一章第一条）の総称である。その具体例として同法では療養所の将来構想を含む療養及び生活保障、退所者、▼3非入所者▼4の社会生活の援助、名誉回復及び死没者の追悼、親族に対する援護などが含まれている。

第二は以上の基本理念のもと、国および地方公共団体に医師、看護師、介護員の確保義務などを定めたことである。前述したように療養所の職員不足は深刻であり、医療従事者の不足も例外ではない。基本法が職員不足解消を国および地方公共団体に義務付けた意義は大きいのである。

第三は療養所の地域への開放を可能にしたことである。「基本法」以前から入所者以外の者が療養所を訪問することが禁じられていたわけではないが、「基本法」によって入所者が求めれば、療養所の人員および設備を地域住民が利用できるようになったのである。この規定は各療養所の多目的利用を可能にしたのにとどまらず、退所者が再入所という形ではなく、健康保険利用で入院する退所者入院制度を可能とするものでもあったのである。

このようにハンセン病回復者の受けた被害の回復と療養所の将来構想推進に法的根拠を与えた「基本法」であったが、結論からいえば、同法はいまだに有効活用されているとは言い難く、むしろ「立ち枯れ」しつつあるともいわれている。次節以降は「基本法」制定前後から顕在化した諸問題について、関連する新聞記事や筆者が参加したシンポジウム等の記録などから概観する。

第二節　ハンセン病療養所の将来構想

前節において「ハンセン病問題基本法」の制定に至る背景とその意義について述べたのを受け、本節では「基本法」制定の主因であった、ハンセン病療養所の将来構想についていくつか紹介したい。

国家によるハンセン病患者の強制隔離政策の舞台となった国立ハンセン病療養所が全国に設置された経緯はすでに述べた。患者を外界から隔離して日常生活の全てを送らせる場であった療養所であるが、隔離政策が廃止されハンセン病も治癒が可能となった現在、療養所には新規発病者を受け入れる役割はもはやなくなった。その一方、高齢や後遺症、長年にわたる社会との隔絶などから療養所に残らざるをえない入所者の数も年々減少を続け、全療協が結成された昭和二六（一九五一）年の一万一〇五七人も、▼5平成二四（二〇一二）年には二〇〇〇人強にまで減少している。入所者数の最も少ない奄美和光園で四二人、最多の菊池恵楓園でも三五九人である。▼6入所者の減少が続くなか、最後の一人となるまで療養所がはたして医療機関として存続するのか、「療養所は今後どうなっていくのか」という問題が現実味を帯びてきているのである。事実、入所者が少なくなるにつれ医師が療養所へ配属されなくなることもあるという。▼7また「廃止法」では再入所者の在園が保障されていたが、退所者の療養所入院に対する規定はなく、退所者入院制度も課題のひとつであった。さらに医療機関としての役割以外にも、広大な敷地の有効利用や、強制隔離という過去を抱える歴史遺産としての価値も療養所の将来構想を策定するうえでの選択肢だったのである。

平成二一（二〇〇九）年四月の「基本法」施行を控え、全療協は各療養所自治会に同年三月までに将来構想案をまとめるよう指示していた。これを受けて全国一三ヶ所の国立療養所の内、六ヶ所が将来構想案を提示した（資料6－1）。

その後も各園が将来構想案をまとめた。静岡県御殿場市の駿河療養所の将来構想検討委員会は、入所者の生活環境保障を大前提に、市民が受診できる医療施設、高齢者・障害者向けリハビリ施設、介護付きケアハウス、体験滞在型交流施設などの具体案のほか、医師増員、アクセス改善、交流啓発などの短期的措置も提示した。▼8

療養所名	所在地	将来構想案
東北新生園	宮城県登米市	入所者居住棟の新設による集約化と園内遊休地の活用
栗生楽泉園	群馬県吾妻郡草津町	園内の温泉を活用したアトピー性皮膚炎治療施設併設
多磨全生園	東京都東村山市	園内の３万本の木と旧居住者棟など歴史的建造物を生かした「人権の森」づくり
大島青松園	香川県高松市	離島で施設の併設などが困難であり、国の責任で将来構想を作るよう求める
沖縄愛楽園	沖縄県名護市	園内の自然海浜を生かした長期滞在型健康保養施設の併設など
宮古南静園	沖縄県宮古島市	リハビリ部門の障碍者・高齢者への一般開放や老人保健施設の併設など

資料6-1：各療養所の将来構想案
2009年2月1日時点
『毎日新聞』2009年4月17日付

青森県青森市の松丘保養園の入所者自治会のまとめた将来構想には、ステージや音響設備を持つ「松丘会館」と屋内球技場を地域に開放するとともにホールや会議室も市民が利用できるようにし、旧独身寮跡地に屋内ゲートボール場や野球場を新設して一般への貸し出しをすることが含まれた。また、青森市の要望を受け、虐待を受けるなどの事情を持った高齢者の一時的シェルターとして使用できる部屋を三室準備したのである。▼[9]

岡山県瀬戸内市にある長島愛生園と邑久光明園の二園における将来構想は「ハンセン病療養所の将来構想をすすめる会・岡山」によって主導され、長島愛生園ではハンセン病の歴史を語り継ぐものとして、歴史館として使用されている旧事務本館、園長官舎などの建造物を人権学習のための回廊として結ぶ案を示した。一方、邑久光明園は高性能CTや骨密度測定機器など最新医療機器を地域の医療機関と共同利用することや、地域ニーズに応じた福祉施設の誘致を掲げた。▼[10]二園はいずれも同市長島にあるが、前者は歴史遺産として、後者は医療施設としての点を強調した将来構想を示したといえる。

熊本県合志市の菊池恵楓園では、市を事務局にして入所者自治会、園、住民代表からなる将来構想検討委員会を発足させ、「啓発」「介護・医療」「社会化」の三点に重点を置いた将来構想を進めた。具体的には、「啓発」は園内の社会交流館への学芸員配置や、旧医療刑務所跡地の人権学習拠点施設としての整備、「介護・医療」は入所者が安心して療養できる人員体制の確保と退所者の入院制度整備、「社会化」は保育所や高齢者・障害者施設の誘致である。[11]

多磨全生園もまた「人権の森」構想に加え、菊池恵楓園と同様に保育園の誘致を決めた。平成二四（二〇一二）年二月には民間保育所「かえでの森こども園」が菊池恵楓園内に開所した。同園は旧付属看護学校の建物を改修し、保育室や調理室だけでなく地域住民や入所者に開放する交流室を設けたものであり、将来構想に基づく保育所開設の第一号となった。[12]続いて同年七月には多磨全生園内に認可保育所「花さき保育園」が開所した。「花さき保育園」は完全な新設開所ではなく園舎の老朽化により移転してきた形である。[13]

このように将来構想のいくつかはすでに実現されている。しかしながら「花さき保育園」開所に至るまでは国立療養所内の敷地にかかる国有財産法に基づく借地料の値下げ折衝があるなど、法律の壁ともいうべき障害が立ちはだかりもした。また、園内へのゴミの不法投棄や窃盗犯の侵入も起こるようになるなど、地域開放が進んだことに起因するマイナスの効果をもたらした一面もある。[14]

また、そもそも隔離施設として始まったため、療養所は市街地から離れたところに開かれたという経緯がある。今でこそ東村山市の多磨全生園のように都市の拡大によって都市域に包含された療養所もあるが、現在でもいくつかの療養所は島嶼部や山間部といった、市街地から距離のある場所に位置している。このような地理的要因も療養所の社会化の妨げとなっている。

東日本大震災発生から二ヶ月後の平成二三（二〇一一）年五月一二日、全療協は療養所への被災者受け入れを厚労省に申し出ることを決定した。療養所は医療・介護設備を有するだけでなく、園内には仮設住宅建設に供するに十分なスペースもある点が大きいが、それ以上に、「病気による差別や偏見に苦しんできた立場から、原発事故に伴う福島県民への差別問題も看過できない」[15]ことが受け入れ要請の後押しをした。しかしその後厚労省からの具体的な連絡はなく、どの療養所にも入居した被災者はいないという。[16]

療養所の社会化を目指す将来構想にはこのような法律や政策の壁だけでなく、依然として存続する差別・偏見という心の壁をも乗り越える必要がある。青森市の松丘保養園の将来構想には保険診療の導入が含まれているが、津軽全域における医師不足という課題のみならず、入所者の中には彼らと一般入院患者の間に差別感情が再燃するのではないかという恐れが存在するために、園の社会化は啓発活動とともになされるべきであるという意見もある。[17]療養所の将来構想には国および地方公共団体はもちろん、地域住民の参加・協力が不可欠な地域社会の問題でもある。また将来構想には「療養所自体の社会復帰」[18]という一面もあるため、地域社会に対する園の開放に止まらず、入所者・回復者及びその家族に対する差別・偏見の解消が究極的に求められる。むしろ、それがなされない限り、ハンセン病問題が終息することはないといえるだろう。

第三節　療養所退所者の問題

本節では将来構想とも深く関係する療養所退所者をめぐる問題について触れていきたい。退所者とはハンセン病療養所への入所経験を持ちながら、現在では園を退所して外部で生活を営む回復者を指す語である。退所者をめぐる問題の第一は医療問題であった。退所者が病気などを理由にかつて入所していた療養所で外来診療を受診することは可能だが、入院は入所者に限られており、国民健康保険での療養所への入院を求めた場合でも再入所しなければならなかった。またその場合支給される退所者給与金[19]が入所者給与金として減額されるなどの経済的不利益を被る場合があった。「基本法」の施行は退所者入院制度を可能にし、沖縄愛楽園では平成二三（二〇一一）年四月から保険入院医療機関に指定されて退所者の入院が可能になっている。退所者入院制度がすべての療養所で適用されているわけではないが、退所者が健康保険で療養所を一般の医療機関のように利用できるようになったのは大きな変化である。

だが、この退所者入院制度の背景には、退所者が療養所への入院を希望せざるをえないという現状が存在していることを見逃してはならない。もはや強制隔離政策はなく、退所者が療養所で受診しなければならないという規定は存在しない。それにもかかわらず、退所者にとって一般医療機関での受診は容易でないのである。そこに退所者をめぐる問題の一端を見ることができる。

退所者の中には、子どもや配偶者にも自身がハンセン病に罹患していた事実を打ち明けられないまま生活を送る人がいる。一般医療機関での受診は、身体に後遺症を持つ退所者にとってハンセン病の罹患歴の露見という不安が常につきまとう。彼らがかつて入所していた療養所での受診を望む理由はここにある。つまり、退所者が必ずしも完全な社会復帰を実現しているとはいい難いのである。平成一三（二〇〇一）年のハンセン病国賠訴訟熊本地裁判決以後、各地の退所者間の相互連絡や国との交渉を円滑にすべく「全国退所者連絡会」が結成されたが、連絡会へ参加していない退所者もおり連絡先等の把握が困難な事例が多い。[20]これは退所者同士であっても自身の病歴を明かすことを望まない人のいることを示している。このように、退所者が療養所の外で社会復帰を目指しても、ハンセン病に対する差別・偏見を恐れて満足のいく生活が送れない、退所者であることをカミングアウトできないという境遇に置かれてしまいがちなのである。たとえハンセン病由来の病気や障害でなくても、ハンセン病再発が発覚するかもしれないとの恐れから病院での受診を避けるようになり、結果として他の障害の進行を許してしまうこともある。そして場合によっては加齢や病気によって、療養所への再入所を選択せざるをえない退所者もいるのである。療養所を出ても、社会に残る差別・偏見とそれに起因する「心の後遺症」によって、「真の社会復帰」[21]ができないのが退所者の現在なのである。

一方、ハンセン病の罹患歴があるものの、在宅での外来治療を選択し療養所への入所経験のない非入所者は、退所者以上にその実態の把握が困難である。特に米軍統治下において本土よりも早く外来治療の始まった沖縄県内においてその数は多いとされているが、彼らの多くが国からの給与金を受給していない。[22]その背景には給与金制度自体の存在を知らないこと以外に、給与金や国からの和解一時金を受け取ることによりハンセン病の罹患歴が発覚することに対する恐れがあるとみられている。

このように退所者・非入所者をめぐる問題には経済的側面と医療・介護に関する側面があるが、両者に共通してみられるのは多くの退所者・非入所者が地域社会に戻ってもなお、自身の罹患歴を隠し身を潜めながら生活を送らねばならないということである。いずれもハンセン病に対する差別・偏見から生じる諸問題―それらは家族の婚姻や就職の際に顕在化する―がいまだに根強いことに起因している。ハンセン病患者に対する強制隔離政策は当時の患者だけでなく、彼らを取り巻く家族・親族にもまた人生被害を与えた。[23]退所イコール社会復帰とはいい難い現状はハンセン病問題が今なお現在的なものであると同時に、それらは回復者だけでなく彼らの家族・

親族にまで影響を与え続けているのである。療養所の開放によって退所者・非入所者が安心して医療・介護を受けられる環境を整備することが将来構想のひとつとして急がれているが、それと同時に社会に残る差別・偏見をどのように解消していくのかということも、回復者および療養所の「真の社会復帰」のためには欠かすことのできない課題であろう。

第四節　「ハンセン病問題基本法」をめぐる問題

「ハンセン病問題基本法」においてハンセン病問題に対する施策には三つの基本理念が定められている。第一は、ハンセン病問題対策は回復者の被害回復として行なわれるべきであるということ。第二は、療養所における生活環境は地域社会から孤立することなく、安心して豊かな生活を営むことができるように配慮されなければならないということ。第三は、国民に対して何人もハンセン病患者であったことや罹患を理由とした差別やその他の権利利益の侵害をしてはならないということである。▼24このような理念のもと、療養所の医療・介護環境の充実や地域社会への開放といった将来構想の推進が期待されたが、現実にはその「基本法」の「立ち枯れ」が進行しつつある。本章では「基本法」成立以降盛んに議論されるようになった諸問題について述べているが、本節ではその「基本法」自体をめぐる問題について触れたい。

平成二二（二〇一〇）年一〇月、全療協は東京において「ハンセン病問題基本法の完全実施を要求する東京集会」▼25

を主催し、その一年半前に施行された「基本法」が満足に機能していないことを告発した。回復者やその家族・親族が受けたハンセン病差別による人生被害回復への礎石として期待されていた「基本法」であったが、それが現実には回復者や支援者たちの抱いた期待を裏切りつつある現状を、四ヶ所の療養所の各自治会長が各地の事例から訴えたのである。

この集会では療養所の今後に影を落としている不安が三点に分類された。

第一の不安は「立ち枯れ政策」の進行である。国賠訴訟における勝訴やアカデミズムの枠を超えたハンセン病市民学会の結成、そして「基本法」制定と、ハンセン病問題に対する人びとの理解・関心の拡大が実感される一方、▼26厚労省の消極性は「基本法」成立後も続いており、国の施策は進んでいない。「基本法」では療養所入所者に対する療養や生活に対する保障を国に義務付けているが、具体的な法整備にまでは至っていないように、「基本法」施行後も現状の改善は具体化していないのである。入所者の高齢化も年々進んでおり、彼らの中からは、厚労省は入所者が療養所からひとりもいなくなる時を待っており、入所者がいなくなれば療養所も即座に閉鎖してしまおうと考えているに違いないとの声すら上がっている。つまり「基本法」の完全実施とは正反対の、悠長な「立ち枯れ政策」が進められているのではないかとの不安である。

第二の不安は、国家公務員の定数削減路線に伴う、療養所職員の削減に対する不安である。集会の時点でも医師、常勤職員、看護師の全般にわたる欠員が恒常化しており、ハンセン病の後遺症や高齢化によって入浴や食事などで介助が必要な入所者も多い中、人手不足による医療・介護の質的低下は深刻なものになっており、夏季でも三日に一度しか入浴できない入所者もいるという。また、食事の介助は最重要問題となっており、障害や麻痺に起因する誤嚥性肺炎による死亡者が療養所で急増しており、お粥やジュースを食事として与えられている入所者さえいるという。菊池恵楓園の入所者自治会によると、医師・看護師および介護職員を含めた職員数は、この一〇年間で約一三パーセント減少したという。[27]また約八五〇人に達する賃金職員（二〇一一年度以降は期間業務職員）への待遇も恵まれてはおらず、確固たる身分保障がないだけでなくたとえ長期にわたって勤務し続けていても定員職員としての資格を与えられることもなく、退職を余儀なくされる傾向すら見られている。

香川県高松市の大島青松園は瀬戸内海に浮かぶ大島内にあり、高松港および庵治港との間は二隻の官用船によって結ばれている。平成二二（二〇一〇）年度末で六人の職員の内の二人が定年退職することになったが、厚労省は欠員の補充をせずに一隻を民間に委託する方針を決定した。この方針に対し、青松園の自治会は反対の意思を表明した。そこには民間委託されることによって採算性が最優先され、青松園の生命線である航路の廃止や減便などによる入所者の孤立化に対する懸念とともに、不便な離島に隔離施設を作った国の責任放棄にあたるとの批判があったのである。結局厚労省は民間委託の方針を撤回して国直営での運行を続けることを決定したが、これもまた療養所で必要とされる業務の空洞化が進行しつつある現実を示しているといえる。

以上のような不安を踏まえた第三の不安は、先の見えない今後の療養所はどうなるのか、という問いである。言い換えれば、「基本法」制定を経て、厚労省は療養所の将来に対してどのようなヴィジョンを持っているのであるかということである。この第三の不安は、平成二四（二〇一二）年七月、職員の削減が止まらない現状に対する全療協によるハンガーストライキや座り込みを含む実力行使決議という形で闡明にされた。全療協による決議文によると療養所における国家公務員の定員削減、欠員の不補充、新規雇用抑制等の施策により医療機関の基本的役割である医療、看護・介護、給食等々のサービスが著しく損なわれており、その影響は療養生活上の不安を超えて入所者の生存権すらも脅かしているという。これは国の責任や被害者の人生被害回復等をうたった「基本法」の理念に反する姿勢であり、全療協は強い抗議の姿勢を示すとともに事態の改善が見込めない場合はハンストや座り込みといった実力行使をも辞さない方針を明確にしたのである。

その結果、平成二五（二〇一三）年一月二四日、田村憲久厚労相は入所者代表との面会のうえ、平成二五（二〇一三）年度においても二四年度の職員数と同数の確保を表明した。二四年度は五五人の定員削減に対して三六人の別途補充があり実質的には前年度に比べ一九人減少したことになるが、二五年度は削減分の補充要員の内、介護職員を三〇人確保して療養体制を充実させると厚労相は説明したのである。これに対して全療協は目標の大部分は達成できたとして一定の評価を下したが、▼[28]公務員削減対象からハンセン病療養所は依然として外れておらず問題の抜本的解決に至ったとはいい難い。これは全療協や支援者の積極的な働きかけがなければ、「基本法」の「立ち枯れ政策」は今後も止まらないことを暗示しているように思えてしまう。

小括

本章では「基本法」の制定を中心に、近年盛んに議論されるようになったハンセン病をめぐる諸問題について述べてきた。「基本法」は強制隔離政策の被害者の受けた「人生被害」の回復を基本理念とし、療養所における職員不足の是正を国および地方公共団体に義務化し、さらに療養所を地域社会に開放することを可能とするものであった。このようにハンセン病問題の最終解決への礎石として期待された同法であったが、近年のハンセン病問題は、そのほとんどがこの「基本法」に関係しているといっても過言ではない。職員の削減など「基本法」の完全実施を妨げる行政的な構造の壁を指摘することは容易であるが、諸問題のすべてに通底しているものとして心の壁の存在を無視することはできない。

ただ、そもそもどれだけの人が心の壁の存在を意識しているのだろうか。「基本法」に期待を寄せた人びとは、その完全実施の妨げとなっている心の壁の存在を強く意識していることだろう。しかし、その壁の反対側にいる人びとは、心の壁が存在することすら意識していないのではなかろうか。彼ら―私たちともいえる―には、宿泊拒否事件のような事件の際に心の壁が立ち現れるように思われるが、実際それは常にそこにあり、壁の一方に立つ人びとを苦しめている。そしてこの心の壁は決して片方からのみ破壊できるものではない。壁を隔てて立つ双方の人びとがともに壁の撤去に努力しないことには心の壁を取り除くことはできない。「基本法」もまた同様で、その完全実施は当事者だけの問題ではなく、それに「魂を込める」ためには私たちの理解と協力が欠かせないのである。今後のハンセン病問題をめぐる研究は、差別・偏見の原因となっているこの心の壁を撤去する一助となるべきであろう。しかしそれは何か特定の学問領野のみが取り組むべきものではなく、回復者やその支援・啓発組織、医療および看護関係者やマスコミなど様々な分野の協業によってなされるべきものであると考える。

注

▼1 「ハンセン病問題基本法」制定の経緯や意義についてはハンセン病療養所の将来構想をすすめる会『ハンセン病問題基本法 手びき』および神谷誠人「基本法で何が変わるのか、何を変えるのか」(『ハンセン病市民学会年報 二〇〇八』二〇〇九年)を参考にした。

▼2 二〇一〇年では二四五八人、二〇一一年では二二七六人、二〇一二年では二一四〇人であった。

▼3 「基本法」における退所者とは「廃止法により予防法（らい予防法、筆者注）が廃止されるまでの間に、国立ハンセン病療養所等に入所していた者であって、現に国立ハンセン病療養所等を退所しており、かつ、日本国内に住所を有するもの」を指す。

▼4 「基本法」における非入所者とは「廃止法により予防法が廃止されるまでの間に、ハンセン病を発病した後も相当期間日本国内に住所を有したことがあり、かつ、国立ハンセン病療養所に入所したことがない者であって、現に国立ハンセン病療養所等に入所しておらず、かつ、日本国内に住所を有するもののうち、厚生労働大臣が定めるもの」を指す。

▼5 神美知宏「療養所の将来構想をいかに考えるか」『ハンセン病市民学会年報 二〇〇五』二〇〇五年

▼6 ともに二〇一二年の時点。

▼7 ハンセン病市民学会編『シンポジウム 療養所の将来像を考えよう』ハンセン病市民学会、二〇〇七年、一一頁

▼8 「医療、福祉など複数案 御殿場駿河療養所の将来構想」『静岡新聞』二〇一〇年三月一七日配信 http://www.shizushin.com/news/local/east/20100317000000000012.htm

▼9 「国立ハンセン病療養所・松丘保養園 園内施設を一部開放へ」『河北新報』二〇一〇年九月二〇日配信 http://www.kahoku.co.jp/news/2010/09/20100915t23031.htm

▼10 「ハンセン病療養所の将来構想大枠固まる 瀬戸内２園、医療施設や人権学習など」『山陽新聞』二〇一〇年二月三日配信 http://www.sanyo.oni.co.jp/news_s/news/d/2011020323022923/

▼11 「保育所誘致など重点「将来構想」まとめる」『熊本日日新聞』二〇〇九年一〇月三一日付

▼12 「菊池恵楓園内の保育所完成 園児募集始まる」『熊本日日新聞』二〇一一年一二月二七日配信 http://kumanichi.com/news/local/main/20111227007.shtml

▼13 「多磨全生園：認可保育所、７月開所 入所者ら「余生は子供の声聞いて過ごしたい」 待機児童解消効果も」『毎日jp』二〇一二年六月二日配信 http://mainichi.jp/area/tokyo/news/20120602ddlk13100266000c.html

▼14 そのため、現在では居住者棟から医局や売店へ行くにも施錠するようになったという。

▼15 「東日本大震災：「被災者を療養所に」…ハンセン病入所者協」『毎日新聞』二〇一一年五月一二日配信 http://mainichi.jp/select/weathernews/news/20110512k0000e040065000c.html

▼16 「隔離から共生へ重い歩み」『朝日新聞』二〇一一年一一月一一日配信 http://mytown.asahi.com/aomori/news.php?k_id=02000001111010003

▼17 二〇一二年度ハンセン病市民学会交流集会分科会（二〇一二年五月一三日・於松丘保養園）において。

▼18 二〇一〇年度ハンセン病市民学会交流集会（二〇一〇年五月八日・於岡山市）における全療協事務局長神美知宏氏の発言による。

▼19 二〇〇二年四月から。

▼20 中修一「日本・退所者の現状」『ハンセン病市民学会年報 二〇〇五』二〇〇五年、八三頁

▼21 二〇一一年度ハンセン病市民学会交流集会分科会（二〇一一年五月二二日・於沖縄愛楽園）における知念正勝氏（宮古退所者の会）の言葉。

▼22 「ハンセン病非入所者 大半が未受領」『沖縄タイムス』二〇一二年一一月二三日配信 http://headlines.yahoo.co.jp/hl?a=20121123-00000021-okinawat-oki

▼23 退所者給与金は退所者の死亡後に支給停止となるため、彼らの家族への支援として給与金の遺族年金化を望む声もある。

▼24 神谷誠人「基本法で何が変わるのか、何を変えるのか」『ハンセン病市民学会年報 二〇〇八』二〇〇九年、一八〇頁

▼25 二〇一〇年一〇月二六日、社会文化会館において。

▼26 「ハンセン病：「違憲」10年 人足りず、介護の質低下―全療協会長に聞く」『毎日新聞』二〇一一年六月二二日配信 http://mainichi.jp/select/science/news/20110622ddm012040003000c.html

▼27 「人手不足…生活に不安 職員削減進む菊池恵楓園」『熊本日日新聞』二〇一二年一〇月二三日配信 http://kumanichi.com/feature/hansen/kiji/20121023001.shtml

▼28 「ハンセン病療養所職員数 今年度と同数確保方針…厚労相」『毎日新聞』二〇一三年一月二四日配信 http://mainichi.jp/select/news/20130125k0000m040014000c.html

第七章　ハンセン病と民間伝承

はじめに

本章は本書の中でも、これまでの章とは少々毛色の異なるものである。ハンセン病問題と民間伝承がどのように接続しうるのか。そもそも、ハンセン病問題を民俗学が扱う意義があり、また本当にその必要があるのだろうか。まずはその疑問に対する回答を提示しなければならないだろう。

第四章および第五章では、明治以降のハンセン病政策の展開、そしてそれに功罪併せ持つ影響を与えた専門の医師たちの言説の展開をみた。第三章で見たように、近代以前のハンセン病患者は社会において差別・偏見の対象ではあったが、様々な生活状況を示しており、彼らが他の人びとと共生していたとまでは言い切れないものの、その生活のあり方はあくまで多様であった。

ところが第四章および第五章で明らかとなったのは、症状の軽重などの異なるハンセン病患者が隔離対象として一元化されていくプロセスである。明治前期、国家の視点では彼らハンセン病患者は、内地雑居を開始した外国人の眼から隠すべき対象であった。そして専門の医師たちの視点では、ハンセン病患者は不治の病を患った者ではなく、あくまで治療を施すべき対象であった。しかしながら、国家の衛生政策のもとに個人の身体と国家は接合されて、そこに健康と病気という国民全体の二元論的把握が創出された。そして多様な生活状況を示しており、なおかつ病状の軽重も様々であったハンセン病患者は「癩患者」あるいは「癩病者」として一元的に把握され、そしてそうではない人びとと二元論的に分断され、隔離および根絶の対象となっていったのである。

はじめは治療に尽力していた専門医たちも国家のハンセン病政策に関与するに従い、次第に「治すための隔離」から「うつさないための隔離」、さらには「根絶させるための隔離」へとその方針をエスカレートさせていった。また、彼ら医師たちがかつて抱いていた、遺伝説と伝染説というハンセン病理解に対する揺らぎは社会に確固たる知識を普及させる妨げとなり、後に優位となった伝染説も遺伝説を払拭できないままに広く宣伝されたため、ハンセン病はおそろしい伝染病であるという誤謬を人びとに刻み付ける結果を招いてしまったのである。

このような展開を経て、ハンセン病はおそろしい伝染病であり、その患者は隔離されるべき存在であるという大前提ができあがった。ハンセン病政策に関する議論に当事者である患者が参与する機会はなく、彼らの生殺与奪の権は国家と療養所職員に握られることになり、過酷な労働や劣悪な治療環境などの人権侵害は多くの療養所入所者の社会復帰を阻害し、多くの入所者が療養所で最期を迎えることになってしまった。そして『最終報告書』が指摘するように、そのような人権侵害の責任は国家や専門家だけでなく、医学界・法曹界・教育界・福祉界、さらには深刻な人権蹂躙を積極的に報道してこなかったマスメディアにも帰せられるのである。『最終報告書』はハンセン病患者およびその家族が被った人権侵害の再発を防止するため、次のように述べる。

かつて私たちは、ハンセン病に関する国と〝専門家〟の誤った宣伝に惑わされて、強制隔離政策や無らい県運動を進めて未曽有の被害・悲劇を患者・家族らに惹起した。この取り返しのつかない痛恨の過ちを二度と繰り返してはならない。この教訓を無駄にしないことは、国と専門家のみならず、私たち一人一人も負っている患者・家族らに対する重大な責務である。▼1

強制隔離政策とそれに関連する「無癩県運動」は、いうまでもなくハンセン病患者とその家族に大きな被害をもたらした。確かに『最終報告書』では各界の責任も追及されている。しかしながら、右の文章からは日本におけるハンセン病差別問題が、強制隔離政策および無癩県運動と、その背後に存在する国家、専門家の責任へと収斂していっている。そしてハンセン病患者とその家族に対する差別も、「私たち」が「国と〝専門家〟の誤った宣伝」に惑わされた結果として引き起こされたと読める。いい換えれば、「私たち」はハンセン病患者や家族を差別するような方向へと誘導されたということであろう。その証拠に、再発防止のための「重大な責務」は「この教訓を無駄にしないこと」、つまりは「国と〝専門家〟の誤った宣伝」に惑わされないこととされているのである。

しかし、我々はここで注意しなければならない。ハンセン病政策は当事者たる患者にとって非常に差別的なものであったが、人びとにハンセン病患者に対する差別を奨励したものではなかったはずである。ハンセン病差別の責任を国家などの巨大な敵に押し付けることは容易であるが、それによって他の諸事情を見落とす結果にもつながりかねない。ハンセン病差別の責任を国家だけに求めると、議論の行き着く先はいかにしてその責任を追及するかに集中してしまい、なぜハンセン病患者が差別・偏見の対象となったのかという疑問は解消されないまま残ってしまうおそれがある。それは差別の主体＝国家という認識を発生させかねず、我々に内在する差別意識などは捨象されてしまう。「私たち一人一人も負っている患者・家族らに対する重大な責務」とは、誤った宣伝に惑わされないことではなく、「私たち一人一人」もまた、ハンセン病患者や家族に対する差別・偏見を支えた柱の一本だったことを自覚することなのではないだろうか。

筆者は決して国家や医師たちのハンセン病差別に関する責任を軽視しているわけではないが、それらのみでハンセン病差別の問題構成を読み解くことはできないと考えている。人びとが差別的な法律や差別的な言説を受容し、それらがどのようにして認識や行動基準として表出したのであるか。そのような視点を持ってこそ、人びとがなぜハンセン病を差別の対象としたのかという一端が見えてくるのではないだろうか。このような理解から、本書において筆者はハンセン病政策や医師たちの言説に加えて、それらを受ける立場にある人びとがハンセン病をどのように理解していたのかを示す民間伝承にも注目するに至ったのである。筆者が本章で取り上げる各種の民間伝承は、医学の進歩でも解明しえない、なぜハンセン病にかかるのかという“why”を人びとがどのように理解していたか、そして実際にハンセン病とどのように向き合っていたのかを示すための重要な資料となりうるものである。第四章および第五章で述べた国家の政策と医師の言説は、人びとが抱いていたハンセン病に対する観念を絶対的な差別・偏見の方向へと後押しした。本章では、その人びとが抱いていたハンセン病に対する観念を、様々な民間伝承を通して抽出してみたい。それは民俗学がハンセン病を研究対象としうるかという単純な議論にとどまらず、民俗学の立場から差別問題の解消に切り込む可能性をも指し示すものになりうると考えている。

第一節　民俗学における研究史の整理と本章のアプローチ

民俗学が病気を研究対象とする場合、大きく分けて二つのアプローチが考えられよう。▼2 一つは専門的医学知識に頼らない、あるいは前近代的な方法で病気を治そうとする「知識」についての研究。つまり民俗医療（民間療法）に関する研究である。その民俗医療も、民間薬や治療法などの直接的なものと、祈願や病気送りなどの治病儀礼のような間接的なものとに分類することができよう。民間薬や治療法などを狭義の民俗医療とすれば、治病儀礼は広義の民俗医療となろう。このような民俗医療の研究は人々の抱く病因論や病気観を知るための手がかりを、その知識に求めたのである。これらの知識についての研究は俗信の研究領域と密接に結びつき、戦前の民俗学の雑誌などでも特集▼[3]が組まれたこともあって積極的に資料が収集されてきた。

もう一つのアプローチは、そのような知識をもとにして病気を治療する「人」についての研究である。これは前者よりも後発の研究であるといえ、近年では南西諸島のいわゆるユタを民俗医療の重要な担い手と位置づけ、ユタとクライアントとの関係などを対象としたものであり、民俗学にとどまらず文化人類学などと協業する形で研究がなされてきている。▼[4]このような、人に対する研究の場合、実際の治療方法だけではなく彼らと患者の人的関係にまで視野が広げられ、ユタのカウンセラー的役割などへの言及がなされる傾向にある。病院を中心とする西洋医学の浸透によって知識に関する民間伝承が減少していくなか、このような人に関する研究は病気が存在する限り継続されるだろう。

次に問題となるのは、本書はこの二つのアプローチの内のいずれに位置づけられるか、であろう。端的に言えば、本書は一つめのアプローチに近いものである。しかしながら、知識について研究する理由は人びとがハンセン病に対して抱いていた病気観を知るためだけではなく、そのような病気観がいかにして差別と結びつくのか、という関心に発している。つまり、本書は病気の研究であり、なおかつ差別の研究であるともいえる。そして病気と差別をつなぐ媒介のひとつとして民俗学の知見、つまりは民間伝承を用いるのである。

それでは、民俗学におけるハンセン病の研究史はどのようなものであったか。単刀直入に言えば、民俗学においてハンセン病は、これまでほとんど研究されてこなかった。戦前に橘正一が『旅と伝説』誌上の「乞食の方言」[5]という小論で、各地で用いられているハンセン病についての方言を収集し、その傾向を分析したことがあった。しかしながらその後、ハンセン病をメインにした民俗学的研究が起こることはなかった。ハンセン病と密接に関係した鍋被り葬についての研究はなされてきたが、ハンセン病差別に焦点を当てた研究であったとはいい難い。このようにハンセン病に関する民俗学的な方面からの研究は、資料は少なからず存在してはいるものの、それらを収集し分析することによってハンセン病差別の問題構成に迫ろうとしたものは、管見の限りでは存在しない。そして、これまでの民俗学は、ハンセン病問題に対して積極的な発言をすることもなかった。

このように民俗学はハンセン病と距離を置いていたが、そこには様々な理由が存在するだろう。筆者はそれを二点にまとめたい。第一点は、対象となるハンセン病（ハンセン病患者としてもよい）と、従来の民俗学が学問的研究対象としてきたものとの間に懸隔があったことである。過去の民俗学が主な研究対象としてきた「常民」という概念の中に、ハンセン病患者が含まれる余地はなかっただろう。すでに繰り返し述べたように日本も過去には多くのハンセン病患者を抱えていたが、国家全体から見れば彼らは間違いなく少数派であった。また、彼らは特定の病気を抱えた病人であり、農林水産業以外をなりわいとする諸職人でもなかった。芸事を身につけて諸国遍歴の旅を続けるような、漂泊の芸能者でもなかった。ハンセン病患者の中にはその出自を農林水産業や諸職、あるいは芸事に求めうる者ももちろんいた。しかし、彼ら全体を包含する概念はあくまで「ハンセン病患者」であり、職業等に基づく区分の中には含まれない。患者の多くは国家のハンセン病政策によって、個人の出自とは関係なく療養所への隔離を余儀なくされた存在であったため、ハンセン病患者をいわゆる伝承母体とみなすこともなされなかった。一言でいえば、彼らはある病気を患った患者であったため、共同体的存在を主な調査対象とした従来の民俗学の視線からはこぼれ落ちていたのである。

第二点は、ハンセン病差別問題と関連している。筆者の主眼もまたハンセン病差別問題に置かれているが、民俗学が差別問題に対して積極的でなかったことはすでに述べた。ハンセン病を考える際に、この差別問題は避けて通れないものである。ハンセン病差別問題は個人の人権や政治との関係が密接であるため、個人の事情に深く関与する民俗学にとっては、研究対象としにくい問題だったのではないだろうか。言うまでもなく、過去の民俗学も、憑物や漂泊の諸職人および宗教者など、差別視の対象となっていた存在に目を向けていた。しかしながら、それはあくまで彼らの習俗に対する関心であり、なぜそこに差別視が存在するのかを中心にして彼らを見ようとした研究であったとはいい難い。民俗学が差別問題に対してまったくの無関心であったわけではなく、また他の学問領域が民俗学以上に差別問題に関心を持っていたともいい切れない。とはいえ、ハンセン病問題が民俗学にとって研究対象としにくい問題であったことは間違いないだろう。

しかしながら、筆者はハンセン病を対象としてこなかった民俗学の非を追及するつもりはない。また、柳田國男が触れてこなかったから後続の研究者も触れなかったなどというような弁明をするつもりもない。積極的な研究をしてこなかったとはいえ、筆者は民俗学がハンセン病を研究対象とする可能性はおおいに残されていると考えている。ハンセン病は従来のいわゆる民俗学的なテーマではないかもしれない。だが、民俗学は民俗学的なテーマを扱うから民俗学であるといえるのだろうか。我々はそのテーマが民俗学的であるか否かを云々するのではなく、社会から提示される諸問題に民俗学はどのような回答を示すことができるかを議論すべきであろう。筆者はハンセン病問題もまた、社会から解決への道筋を問われている重要な問題であると考えている。そして、民俗学の立場からどのような貢献ができるのかを考えたい。

それでは、ハンセン病問題に民俗学の立場から貢献するためには、どのような方法が考えられるだろうか。ハンセン病に関する系統的な研究を民俗学は持たないが、資料は存在する。意識的ではなかったにせよ、ハンセン病と関係する民間伝承の収集はなされており、決して多くはないがある程度の蓄積となっているのである。それらの多くは、集落単位の民俗誌や市町村誌などの民俗編、あるいは方言資料や口承文芸資料の中に、断片的ではあるが記録されているのである。ひとつひとつの情報量としては決して豊富ではない。しかし、断片的なそれらを一定の配列で並べてみたとき、日本人がハンセン病に対してどのように接していたのかが浮かび上がってくる可能性はあるのである。民間伝承など人びとの生活や思考が如実に反映される資料には、人びとがハンセン病に対してどのような観念を抱いていたのかが表れている。そして、ひいてはそこに、人をして差別・偏見に至らしめる、国家の政策や医学的言説とは別の力の存在を見出すことができるのであろう。本章で筆者が試みたいことはそれであり、また、これこそが本書全体の目的である、国家の政策、医師たちの言説、民間伝承という三柱からのハンセン病問題の解読なのである。

特に民間伝承は従来のハンセン病問題研究でも等閑視されてきた分野である。藤野豊による『「いのち」の近代史』▼6や『歴史のなかの「癩者」』▼7のような諸研究でも多少触れられることはあっても、ハンセン病に関する民間伝承を中心とした研究はなされていない。そして『最終報告書』でも、本章で取り上げるような事例に対する言及はない。本章で取り上げるような民間伝承は、概して当事者であるハンセン病患者ではない人びとが情報源となっている。それらは伝承という性格上、必ずしも医学的に正しい知識に基づくものとはいえない。しかし、それらは人びとがハンセン病をどのように理解していたかを示しているのである。つまり人びとの伝承世界には、ハンセン病に関する資料がまだ手付かずのままに残されているのである。次節以降は、筆者が収集したハンセン病に関する民間伝承の中でも、第四章および第五章と接続しうる問題を中心に分析を加えていく。

第二節　ハンセン病の方言とその分布について――分布からみる地域差

本書では主に「ハンセン病」「らい」という語を使用し、引用および歴史的用語の場合は原典に則り「癩」や「癩病」という語を用いてきた。前述したように、現在では「癩」という語ではなく「ハンセン病」という語が該病を表すために用いられている。しかしながら、このハンセン病という語は戦後になってようやく定着したものである。平成八（一九九六）年の「らい予防法」廃止以来法律上は消滅して使用は控えられてはいるものの、らいという語が消滅したわけではない。[8]また、ハンセン病にせよらいにせよ、それらはいわば時代ごとの総称であり、人びとは地域ごとに異なる方言によって該病を指し示していたのである。

この分野においては前述した橘正一の先駆的研究が存在する。橘は「乞食の方言」の中でハンセン病の方言にも注目して全国的な収集を行ない、その結果として乞食とハンセン病の方言に共通したものの多いことを明らかにした。だが、彼の収集した方言はその後の研究にいかされないままだったのである。橘の先行研究を参考にしながら、筆者はハンセン病に関する方言の収集を拡大し、それらを八系統に分類した。本節では次節以降の基礎的資料として、各地におけるハンセン病の方言とその分布について言及しておきたい。具体的な作業として、まずは筆者の分類による八系統を示し、それから各系統に対する分析を加える。

①ドス系統

ドスやドシ、ドース、ドーシン、ドスンボなどの語を一括してドス系統と呼ぶことにする。

②ナリ系統

ナリやナレ、ナリンボやナリッポなどの語はナリ系統として分類する。

③カッタイ系統

カッタイやカッタイボー、カッテエボーなどはカッタイ系統とする。

④ゾケ・クサレ系統

ゾケやゾレ、クサレやクズレなどは指し示す内容が近似しているため、ゾケ・クサレ系統として一括する。

⑤ダイミョウ系統

ダイミョウ、ニュウドウ、オダイカンなどはダイミョウ系統としてまとめる。

⑥サンビョー系統

サンビョー、サンビョーキなどの語はサンビョー系統とする。

⑦コジキ系統

コジキ、クジキ、コシキ、クンチャーなどはすべてコジキ系統とする。

⑧その他

以上の七系統には分類しきれないもの。

以上の八系統が筆者による分類である。次の作業として、これらの方言の特徴と分布状況に分析を加える。

①ドス系統

ドス系統の方言は記録がかなり多く残されているうえ、特徴的な分布状況を示している。ドス系統を用いる地域は北から青森、岩手、秋田、宮城、山形、福島、新潟、富山、石川、福井、長野、岐阜というように、東北地方および東日本の日本海側での濃密な分布状況を示している。西日本では例外的に愛媛県で確認されるくらいだが、その他の県においてはほとんどと言ってもいいほど見られない、分布における地域的偏差の激しい方言であることがわかる。

このドスという言葉であるが、それ自体はすでに江戸時代から用いられていたことが判明している。享保五（一七二〇）年の『仙臺方言以呂波寄』▼[9]では「どす」が「らいびやうやみ（傍点筆者、以下同じ）」と記されており、同じく仙台の方言を扱った文政一〇（一八二七）年の『方言用達抄』▼[10]で「どす」が「わる病」と記されているのも同じものと見てよい。これだけでは東北地方全域の事例まではわからないが、文献上では少なくとも江戸時代中期には東北地方の一大都市において、ハンセン病をドスと呼ぶ習慣が存在したのである。愛媛県の伊予松山地方には西日本でも例外的にドスという方言が確認されている。▼[11]この例外的分布も、宇和島に移封した伊達家の人間によって松山にまでドスの語が伝播したと考えられる。

それではこのドスとは一体何に由来する語なのであろうか。それには橘正一の研究が参考になる。橘によると、ドスとは乞食を意味する方言でも用いられる「ドウシン（道心）」と同じであり、もとは乞食を表す呼称であったという。彼の説を補強するため、ドス系統の方言のバリエーションを見てみよう。ドス系統の基本はドスであるが、他にもドシやドース、ドーシ、ドスンボ、ドースンボ、ドーシンボなどが存在する。ドスンボなどの「ボ」

は後述する「ナリンボ」などの「ボ」と同様に「坊」が短縮されたものと見てよい。さらには岩手県の伊達地方では越中の売薬を「ドージドノ」、「乞食坊主」を「ドーシボース」という方言が見られる。[12]また、長野県の佐久地方では乞食のことを「トーシンボー」と呼ぶ方言が存在し、ドーシンボやドースンボとの関連性が看取できる。[13]これらの事例から、ドス系統の方言と「ドウシン（道心）」との間につながりがあることは間違いないだろう。ドスの語源は道心あるいは道心坊（主）であり、ドーシンボやドーシンが転訛してドースンボやドース、そしてドスへと変化したのであろう。そして、乞食とハンセン病患者が同じような方言を持つのも、故郷を離れて放浪生活や物乞いをする患者の姿を反映しているからである。

一方、ドス系統のバリエーションとしては、ドスを接頭語として人を罵るときに用いる場合もある。筆者の調査では茨城県で人を罵倒するときに「ドス野郎」という言い方をしたという。他にも富山県の砺波地方ではドスメロ（女性）、ドスガキ、ドスデチ（筆者注、デチは男児の卑称。丁稚の意か）、ドストト、ドスババ、ドッチクショという言い方が存在する。[14]また、福井県の坂井、大野、今立の各郡でもドスバカ、ドスメロというように、人を強く罵る事例がある。[15]『全国アホ・バカ分布考』の著者である松本修も、ドスは各地の「アホ・バカ方言」を強調する接頭語であったという。さらに彼はドスの語源は不明ではあるが、その言葉は上方から日本海側を陸路北上したと推定している。[16]ドス系統の分布が東北地方および日本海側に集中しているのは明らかだが、その伝播経路まではこの方言分布からは推測しにくい。上方で発生した語が、なぜ東日本にだけ伝播し、西日本ではまったくと言っていいほど見られないのであるか。ドス系統の伝播経路について、筆者は回答を保留したい。しかしながら、その語源が乞食をも意味する「ドウシン（道心）」に求められるものであり、転訛によって様々なバリエーションが発生したことは間違いないだろう。加えて、それらドス系統の語が人を罵倒する語として用いられていたという事実は、人々がハンセン病に対して抱いていた観念の一端を如実に示している。

②ナリ系統

栃木、埼玉、東京、千葉、神奈川の関東地方および長野、岐阜、山梨、静岡、愛知の中部地方、あるいは滋賀、奈良の近畿地方や鳥取、島根、岡山、広島の中国地方、他にも四国四県や福岡、佐賀、長崎、熊本、大分、宮崎の九州地方に見られるように、きわめて広い分布状況を示している。岩手、福島、新潟、宮城というようなドス系統の方言が卓越する地方でも確認できたが、おおむねドス系統の範囲以外の全国に広く行き渡っていることがわかる。中部北陸でドス系統との重複が見られるものの、ほとんどはドス系統の分布とは一致しておらず、八分類の中でも最も事例数が多い方言となっている。

このナリという語もまた、ドスと同様に近世から用いられていたものである。文政年間の『嬉遊笑覧』には「癩人を俗になりんぼといふ」▼[17]とあり、嘉永年間の『守貞謾稿』の「癩病人」の項目には「今俗是をかたい或はかつたひと云、又はなり或はなりんぼ共云」▼[18]とあることから、ドスほど地方の限定はできないが、少なくとも江戸時代後期にはすでにナリという呼称が存在していた。そして『嬉遊笑覧』ではナリの語源について次のような解説を加えている。

> 癩人を俗になりんぼといふは、取坊をとりんぼといふと同例にてなり坊なり、業平朝臣の像はもとより眉は落して、額の上の方に眉を作りたる故俗人是を知らず、眉なき人と見て彼病人に准へ、あしきものをよしといふ反語をもて然呼りとみゆ

つまり在原業平の像には額の上方に眉が作られており、そのため人々は業平の像に眉がないものと思い込み、眉が脱落することのあるハンセン病患者を連想してナリと呼ぶようになったというのである。また、橘正一はナリの語源が朝鮮語で瘡毒を意味する「NALI」に由来するとの説を載せながらも、自身は北関東における乞食の方言である、ノラボウがその語源であったと推測している。ハンセン病の方言と乞食の方言の関連性を重視する橘ならではの推測であるが、確かなことはドスンボにせよナリンボにせよ、語尾の「ボ」あるいは「ボー」は『嬉遊笑覧』で説明されているように、「坊」が短縮されたものであるということである。業平説も朝鮮語由来説も説得力に欠けるが、いずれにせよ、やはり道心坊との関連性は否定できないものであるといえよう。

③カッタイ系統

茨城、栃木、埼玉、東京、神奈川の関東地方や、山梨、静岡、愛知の中部地方、三重、和歌山、京都、奈良、兵庫の近畿地方のほか、広島、香川、愛媛の瀬戸内海沿海地方に見られる。例外的ではあるが、岩手、福島、富山でも確認できた。関東や近畿の中でも、比較的に規模の大きな都市の近傍に分布しているといえる。

カッタイとは、「かたい」あるいは「かたゐ」という語が促音化したものである。『嬉遊笑覧』には「かたゐは路の傍に居て物をもらふ故なり」▼[19]とあり、本居内遠も『賤者考』において、「かたゐ」は「片居」であり「市村に交らず片隅に居る意」の乞食のことであると説明した。▼[20]一方、千本英史の研究によると、「かたゐ」の語はもともとらい者をも包含した身体障害に起因する概念であり、乞食行為をしていた障害者を指し示していた。ところがそれは鎌倉時代以降、特にらい以外の病気や障害が除外されてらい者を示す語へと収斂していき、その後はらい・らい者を表現する代表格となったというのである。▼[21]

柳田國男もまた「モノモラヒの話」にて次のように、「かたゐ」は本来乞食と関係ないものであったと述べる。

コジキは私たちの解して居る所では、もと漢字の乞食の音讀ではなく、かたゐカッタイと同じ意味の、悪い疾の爲に自力で生を営むことの出来ぬ者の名であつた。[22]

柳田は「悪い疾」という語を用いているが、第三章で述べたように「悪疾」は古代からハンセン病を表す言葉であった。柳田もまた、コジキという語の発生を千本のように病気あるいは身体障害に見出そうとしたのである。とはいえ、成立の契機が身体障害にあったとしても、「かたゐ」の語は後にハンセン病や乞食を意味するものとして広く用いられるようになる。そしてこの「かたゐ」という語は説話などでも用いられるようになり、代表的な俗語として全国に広まっていったと考えられる。本書から例を挙げれば、第三章で引用した『猿著聞集』(文政一一年)では「老かたゐ」と表現されている。また、前述した『守貞謾稿』でも「今俗是をかたい或はかつたひと云」と記されている。したがって次第にこの「かたゐ」という語は文語として、活字文化の影響が強い大都市とその近傍に残ったと考えられる。

ちなみにカッタイ系統のバリエーションだが、カッタイという標準的な呼称以外に、カッタイボーやカッテエボーという事例もある。これもまた、ドスンボやナリンボと同じように、語尾に「坊」がつけられたものである。また、福島県の相馬、双葉両郡などでは「カッテボオメ」という語が「癩病やみ」を意味するだけでなく「馬鹿野郎」という意味も持つという。[23]同様に岩手県の南部地方[24]や東京[25]では「カッタイ」という語がそのまま人を罵る表現であり、徳島県でも「どかつたゐ」が「人ヲ罵ツテイフ語」であった。[26]カッタイ系統もまた、人を罵倒する際に用いられる語でもあったのである。

④ゾケ・クサレ系統

富山や岐阜などにも見られるが、奈良、和歌山、岡山、広島、鳥取、島根、福岡、佐賀、熊本と、多くが西日本に分布している。橘正一によると、ゾケとは和歌山県日高郡で崩れ落ちることを「ゾクル」というのと同じであるという。[27]さらに杉村楚人冠（廣太郎）は、ハンセン病で体が崩れかかることを「ゾレル」というと述べており、[28]それらはハンセン病の進行による身体の変形を、崩れると表現したことに由来すると考えられる。中国地方でいうクサレやクサリ、スサリもまた、ハンセン病の症状を腐るという視覚的な表現で示したものである。厳密にいえばゾケやゾレは和歌山にのみ見られる方言であり、他の地方ではクサレなどが用いられる。しかし、両者ともハンセン病の症状を視覚的に表現しているため、ここでは同じ系統の方言として一括した。

⑤ダイミョウ系統

事例数自体は少ないが、岡山、広島、鳥取、島根、山口といった中国地方において見られる方言である。神奈川や熊本でも類似する方言は確認できたが、分布の中心はあくまで中国地方と考えて間違いないだろう。岡山ではダイミョウと呼ばれるが、その他の地方ではニュウドウやオダイカンといった呼ばれ方がなされている。ダイミョウの語源はそのものの大名ではなく、らいが転訛したものであろう。岡山市でオダェミョーがハンセン病の隠語とされるのも、[29]らい病と発音の似ている大名をその隠語としたためであると考えられる。ニュウドウやオダイカンも、ダイミョウが連想的に派生した結果のものであろう。

⑥サンビョー系統

サンビョーやサンビョーキなどで奄美諸島と沖縄諸島に分布する。貞享年間の『病名彙解』の「癩風」の項目には「俗云サンビヤウナリ」とあり、また同書ではその癩風の原因を「風毒」「湿毒」「傳染」の三種に求めた。

そして「按ルニ此ノ三因ヨリ生ズル故ニ三病ト云カ」としている。[30]それがどのようにして南島に伝播したのかは不明であるが、サンビョーやサンビョーキはこの「三病」に由来するのだろう。

⑦コジキ系統

コジキ、コシキ、フジキ、クジキ、クンチャーなどで宮崎、鹿児島、奄美諸島、沖縄諸島に分布する。これもカッタイ系統の語と同じく、ハンセン病患者の行乞性を表現したものと考えられる。恵原義盛の報告によると奄美では乞食のことをモレ、モーレ、モーレングヮなどと呼び、ハンセン病患者のことをコジキモレと呼んだという。大正時代まではこのような物乞いが多かったがその大半はハンセン病患者であり、彼らは特にコジキモレと呼ばれていた。[31]この報告から、彼らの行乞行為がコジキという語の由来となったことは間違いないだろう。また、原田禹雄は、南島でコジキなど外来的要素の強い語がハンセン病と重なっているのは、中世あたりに念仏聖の往来があり、彼らの生活とハンセン病患者の生活とが似ていたからではないかと推測した。[32]

ここではコジキという語が今でいう乞食ではなく、ハンセン病患者を表す語だったということに注意すべきであろう。これはコジキという語が乞食ではなく、ハンセン病患者などの身体障害者に発したものであったという、千本英史や柳田國男の説を補強するものとなりうる。

⑧その他

これらは以上の七系統に分類しきれないものであり、以下のようなものがある。シオアマ（岐阜県）、アマジシ（石川県）、アマトウ（岐阜県）、ショウガ（愛知県）、イモ（愛媛県）、ツクネイモ（愛知県）、ニギリ（愛知県）、ヤワラ（鳥取県）、ガンコ（鹿児島県）、ラコ（東北地方）、トークロー（山口県）、テコナイ（徳島県）、ウツナイ（宮崎県）、コッサイボー（静岡縣）、ブシブシ（高知県）、ナンブチ（沖縄県）、バダヤビピツ（沖縄県）、バンダヤビムヌ（沖縄県）などがある。

この中でもショウガやツクネイモ、ニギリなどはハンセン病患者の欠損した手指を描写したものであり、▼33テコナイもまたハンセン病で手足が不自由な状態を表す語であるため、広義のゾケ・クサレ系統に分類してもよいかもしれない。だが、広義に考えればドスもナリもカッタイも、いずれもハンセン病患者の放浪性や行乞性を示す方言として包含しうるため、この際はこれらをその他として分類するにとどめておきたい。

以上が八系統のハンセン病方言の分類と分析である。分布状況からみるとドス系統とナリ系統は際立った特徴を示している。ドス系統は東北地方および北陸にかなり強い分布を見せているが、ナリ系統は南島とドス系統の範囲を除く、関東以西にきわめて広く分布している。しかしながら、ナリ系統の分布地域に他の系統の方言との混在が多く見られるのとは対照的に、ドス系統の分布地域では他系統の方言との混在はあまり見られず、ドス系統の方言が卓越していることがわかる。ドス系統もナリ系統も、いずれも近世にまでさかのぼれる語であるため、その先後関係は明らかでない。

しかし、その語源を考えると、いずれもドウシンやノラボウのような漂泊の物乞いに求められそうである。またドス系統やナリ系統に限らず、カッタイ系統やコジキ系統もまた、そのような放浪性・行乞性を表現した語である。伝播や分布のプロセスは詳らかではないが、いずれもハンセン病患者の様子をとらえた語であり、同一の性格を持つもとのみてよい。それらの方言には、放浪し、乞食行為をするという、ハンセン病患者の一面が表れているのである。もちろんそのような特徴がすべてのハンセン病患者にあてはまるのではないが、少なくともその可視的な一面をとらえていることは間違いない。

また、言葉の性質にしても、患者の行為を表したものや、ゾケ・クサレ系統のようにハンセン病の症状を表したものだけでなく、人を罵倒する語という性質をあわせ持っていたことにも注意すべきである。他人を罵倒する際に、なぜハンセン病の方言を用いる必要があったのか。それはもちろん、言葉を投げかけられた相手に精神的ダメージを与えるためであるが、その際にハンセン病が選択されたということは、人びとがその病気に対して抱いていた観念が明確に表出しているのである。

中山太郎は栃木県足利市の最勝寺における大正年間の「悪口祭」の様子を報告しているが、その祭では「泥棒」「姦夫」に加えて「癩病」が禁句であり、一つでも言ってしまったものは負けになるという。▼[34]このような祭における悪口は、共同体秩序の維持という側面を持っており、▼[35]そのためにある程度の悪口は許容されていた。だがそのような場においても「癩病」が禁句だったのは、その語が非常に重い意味と印象を持っていたからであろう。つまり、それだけ力の強い「悪口」だったのである。

以上、本節ではハンセン病に関する方言の分類と分析を行なった。この作業は次節以降に向けての基礎的作業であるだけでなく、語彙からも人びとがハンセン病に対して抱いていた観念を読み取ることができることを明らかにした。特に、方言で表現されたハンセン病患者の様子は、次節以降の内容と深く関連している。

第三節　患者の放浪とその記録――『癩患者の告白』と四国遍路

前節で紹介したハンセン病の方言には、患者の放浪性や行乞性を描写したものが多くみられる。すべてのハンセン病患者が放浪と物乞いの生活を余儀なくされたわけではもちろんなく、隔離政策が強化されるまでは自宅で家族とともに生活する患者も少なからずいたことは、第四章で紹介した小川正子の『小島の春』にも描かれていた。しかしながら、発病によって経済的にも社会的にも家族親族に迷惑がかかるため、やむなく家郷を捨てて放浪という生活に頼るハンセン病患者が多く存在したことは確かなのである。事実、明治四〇（一九〇七）年の「癩予防ニ関スル件」は、資力のない放浪・貧困患者を療養所に収容することを目的に成立した法律であった。それが外国人に対する体面上の問題であれ予防のためであれ、放浪するハンセン病患者が明治初期には問題視されるようになったのである。本節では患者の放浪生活という面に焦点を当てる。

「癩予防ニ関スル件」によって、扶養義務者を持たない放浪・貧困患者の療養所への隔離が始まる。とはいえ、同法成立によって全国に設置された五ヶ所の公立療養所の病床数は同法対象の全患者を隔離するにはじゅうぶんではなかった。また、光田健輔らによって、扶養義務者の有無にかかわらず、放浪・貧困患者をそのまま社会に放置しておくことの方が、療養所へ隔離させることよりも人道にもとる行為だと主張されるようになってくる。▼36大正九（一九二〇）年には内務省衛生局によって『各地方ニ於ケル癩部落、癩集合地ニ関スル概況（以下、『癩部落概況』と略記）』が作成された。▼37これは内務省が各地のハンセン病患者の所在地を具体的に把握しようとしたものであった。

しかしながら、この時代にも依然として自宅療養ではなく放浪生活を送る患者が見られたのである。それは「癩予防ニ関スル件」による隔離対象となりうる無資力の放浪・貧困患者のみならず、著名な寺社で行乞生活を送る者や木賃宿などに起居する者などの漂泊性を持つ者たちであった。そして、漂泊のハンセン病患者のすべてが「癩予防ニ関スル件」の対象者ではなかったことが問題となる。比較的に資力のある放浪患者が、生活のしやすい大都市へと流入する傾向がみられるようになったのである。当時の東京市内にも草津などからの患者流入が多く、都市部へのハンセン病患者集中は問題視されていた。[38]そしてそのような漂泊の患者や集住する患者も含めた全患者を隔離対象としたのが、昭和六（一九三一）年の「癩予防法」だったのである。

ここまでのプロセスはすでに第四章で述べているが、それでは「癩予防法」成立までのハンセン病患者の放浪生活とはどのようなものであったか。筆者はその手がかりのひとつとして、大正一二（一九二三）年に内務省衛生局によって編纂・刊行された『癩患者の告白』における患者の証言を見てみたい。同書は大正一〇（一九二一）年に内務省衛生局が五ヶ所の公立療養所入所者の手記を収集したものであり、そこには発病当時の患者の心境や、療養所に入所するまでの経緯などが患者本人の筆で記されている。これはハンセン病患者の証言を予防施設改善の参考とすると同時に一般人にハンセン病に対する正しい理解と同情を喚起するためという目的を持ったものであったため、どこまで患者本人の言葉が反映されているかはわからない。事実、定式化された表現の頻出や完全隔離の要請などは、同書の持つプロパガンダ的性格の表出と言えないでもない。とはいえ、発病から入所までの証言には本節で参考となりうるものも見られるので、ここからはそれらを客観的な資料としてみていきたい。

『癩患者の告白』に掲載された「告白」は全一〇六件。その内の「小兒の癩病となりたる悩み」における一六件は二〇歳未満の未成年の手によるものであった。それら一六件の告白によると、放浪生活を送った未成年の患者はおらず、すべては他人に勧められて療養所に入所している。そして、その内の一三人が警察の仲介で療養所へと入所している。

一方、成人患者には自身の発病によって家族との軋轢や一家離散の憂き目に遭い、家を出ることを余儀なくされる者が多くいた。彼らの中には当て所なく放浪し、木賃宿などで起居して最終的に療養所に入所する者もいたが、霊場巡礼という宗教的営為に活路を見出そうとする者も存在したのである。一〇六件の告白の内、三〇人以上が発病後、家を離れることを余儀なくされた。彼らの中には熊野の湯之峯や草津の湯ノ沢など、ハンセン病に効力があると言われた温泉地を目指す者が多かったが、それらは必ずしも彼らによい結果をもたらさなかった。四三歳（当時）の男性は発病後、完治を求めて熊野の湯之峯温泉へと向かった。しかし一〇ヶ月の滞在でも効果は上がらず、その後は草津温泉へと向かったが、そこも評判ほどではなかったといい、結果的には東海道中での放浪生活に入ることになった。[39]

熊野の温泉は悪病を患った「小栗判官」が訪れた話もあり、古くからハンセン病に効果ありとして有名だった。熊野の温泉は江戸時代にもすでに「変病が来たと熊野で人だかり（安永年間）」、「餓鬼病をふやかして行く熊野の湯（明和年間）」というように、餓鬼病、つまりはハンセン病の治療地として名声が知れ渡っていたのである。[40]また、近代以降は草津温泉の湯ノ沢部落がハンセン病患者による自治的集落として有名であった。

とはいえ、温泉地での療養には湯治宿での長期にわたる滞在や灸などによる治療が必要だったため、目的地までの旅費だけでなく滞在費もかさんだ。また、そもそも湯治ではハンセン病の完治は期待できなかったため、患者の期待が裏切られることが多かった。『癩患者の告白』でも草津での滞在中に所持金が底を尽き、他出を余儀なくされたという証言が数例みられる。そのため『癩患者の告白』中における温泉地での滞在の証言は、いずれも一年以内にとどまっており、すべての患者がその後は別の地への放浪などを経験しているのである。湯治も効果が薄く故郷にも戻れない彼らには、霊場の巡礼を選択する者が多かった。一〇六件の内、二一人が何らかの形で霊場の参拝によって療養所への収容までを過ごしている。その霊場としては身延山や高野山という大寺院のほか、坂東三十三ヶ所や西国三十三ヶ所のような札所巡礼もある。そして、特に多いのが四国八十八ヶ所巡礼である。管見の限りでは、『癩患者の告白』中、一三人が明らかに遍路として四国巡礼に赴いているのである。

四国霊場は草津や熊本本妙寺と並び、故郷を離れたハンセン病患者の集まる地として有名であった。四国における弘法大師の聖地への巡礼は、近世初期の寛文期から遍路人口の上昇がみられ始め、高野山の僧侶の宣伝活動によって元禄期前後から宝暦・明和期に至って本格化するようになった。宗教者だけでなく、一般民衆の四国巡礼が活発化するのもこの時期からと言われている。[41]そしてこのような遍路の中には、病気を抱えながらその平癒を祈念して巡拝を続ける者が多かった。『守貞謾稿』の「四国邊路」の項目にも「最病人多し」[42]と記録されている。新城常三はこのような病人遍路を、病気平癒祈願を目的とした者と、病気によって経済的に転落した者が生活の手段として四国遍路を選択したものとの二種に分類した。[43]前者は巡礼による現世利益から発したものであるが、後者には「何かわずらわしい病気のために村のもて余し者になり、故郷を追われる」[44]ように四国へと向かうという側面もあった。

ハンセン病患者もその例外ではなかった。次に挙げる資料は、近世の四国遍路にもすでにハンセン病患者が含まれていたことが確認できるものである。

> 泉州のいづみといふ所に、癩病に染る人ありて、人のまじハリもならざりければ、うれへかなしミ、一年雲海といふ僧と同道にて四国順礼に出で、十四五日もめぐりけるに験あり。それよりいつとなくよくなり。帰りし時はいろもなかりけり。人ミな大師の神化をつゝしみける。[45]

右は元禄三（一六九〇）年の『四国順礼功徳記』という資料だが、僧侶との同道で四国遍路に赴くらい者のいたことを示している。また、天保八（一八三七）年の『都繁昌記』の「乞食」の項目には「泣クレ癩ニ者ハ多クハ是四國遍路之餘」[46]とあり、京都における乞食に四国遍路に出ていたハンセン病患者が流入していたことを示していて、これも近世からすでに四国遍路の中にハンセン病患者が少なからず含まれていたことの証左となる。

ハンセン病患者が四国遍路に出る理由としては新城常三による分類の前者、つまり病気平癒祈願を目的とした者は当然ながら多かった。しかしながら後者のような、「村のもて余し者」になってしまったが故に四国へと旅立たねばならなかったハンセン病患者も存在したのである。明治初年の川柳にも「業病を云はず四國へ旅立たせ」[47]とうたわれていたように、ハンセン病に罹患すると自発的にせよ半強制的にせよ、生まれ育った家を出て四国巡礼の旅に出ることは珍しくなかったのである。彼らの中には再び故郷の土を踏むこともなく四国の地で没する者も多く、四国へ旅立つ際には事前に自分の墓を作り、出立の日を自分の命日とした者もあったといわれている。[48]それはまさに死を覚悟しての旅立ちであり、必死の決意は『癩患者の告白』にも見える。当時三三歳の青年が、発病して四国へと旅立つことになった経緯を述べているので、次にそれを引用する。

> 其の日の夕方、祖母は何處から聞きかへりしか、私の病氣は正しく癩病なる事をつげて、癩病なれば四國巡

> 禮すれば治ると云ふので、近村に四國巡禮した人の家に行き、仕度を問ひ合せて、すぐ四國ごしらへをして呉れました。私も望んでは行き度くなかりしが、病氣全快すと聞いては、兄の前、北海道の義親の前、祖父母の前として、行かずに居られない。早速承知して、四國に行く事にした。外の遍路道具は風呂敷の中に包みしが、菅笠を手に持ちて、汽車に乗るのが、耻かしかつた。人目を忍ぶ爲、午前三時の汽車で行く事にした。皆の人と別れをつげしに、祖父は病氣治らねば、二度此家の敷居をまたぐべからず、四國に渡れば、一心に佛陀にすがり、是非共利益を受けかへれ、錢を費ふは信心にあらず、他人の家に乞食し乍ら廻るが、誠の信心なりとて、色々云ひ聞かせました。▼49

これは明治四五（一九一二）年の出来事であり、この患者は未成年であった。この告白からは、大正時代に変わろうとする時代でも、四国遍路をすればハンセン病が治るという信仰が存在していたことが明らかである。その一方、出発の契機は必ずしも病気平癒を望んでではなく、家族・親族の体面上致しかたなく、というのも大きな理由であった。そしてこの患者は出発に際しても祖父から「病氣治らねば、二度此家の敷居をまたぐべからず」と強く言われており、まさに死をも覚悟した不退転の出発であった。結局、彼は四国を七回巡拝した末に一時帰宅することができたが、それでも屋敷内から外へ出してはもらえず、隔離同然の生活を強いられたのである。

『癩患者の告白』は公立療養所入所者の手によって記されたものであるため、彼らはたとえ四国遍路に赴いたとしても最終的には療養所へと収容されており、四国の地で命を失うことはなかった。しかし、彼らのような記録を残すこともなく、四国遍路の道中で命脈尽きたハンセン病患者も存在した。遍路道には行き倒れになった遍路の墓が多く残るが、その中にはハンセン病患者の遍路墓も存在するのである。▼50

それでは、彼らハンセン病を患った遍路は、四国の地でどのような生活を送っていたのであろうか。彼らはハンセン病の平癒を期待して札所を巡拝したのであるが、四国霊場はハンセン病の医療施設ではない。彼らは札所を巡って弘法大師の慈悲にすがり、一心に病気平癒を祈り歩いたのである。そして、彼らは沿道の住人による施しを期待したのである。いわゆる、お接待の慣行である。また、彼らは札所などで他の遍路や参詣者からの、幾ばくかの喜捨に頼ることもあった。[51]

当時三五歳であった男性は『癩患者の告白』において、自身による四国遍路の経験を振り返っている。発病後、職を転々とした彼は、「一思案の末、世人と共同生活を斷ち、諸國放浪の旅路に上りぬ」[52]と思い立ち四国へと向かった。四国に渡った彼にとってそこは別天地に等しく、世の中から捨てられた自分にとっては仏の懐に入ったかのような思いさえしたという。彼は四国の住人の、遍路に対する待遇を次のように感慨深く振り返る。

三月と言へば、四國の中何處の國にゆきても、弘法大師（空海）の八十八ヶ所靈場に參詣するものには施しをする、其施しは路傍に白米、金、餅、飯、紙、草履何れにても持ち出して接待するのである。

そしてその後も、住人から食事に招かれた経験や、道行く人から賽銭をもらった経験などを振り返っている。もちろん、毎日がこのような恵まれた生活だったわけではなく、食事を抜くことや野宿を余儀なくされた日々もあった。しかし、四国での出来事を振り返る男性の筆致は軽い。四国には前述したお接待の慣行があり、これは確たる生活の糧を持たない遍路にとっての生命線であった。お接待には接待講と呼ばれる講組織によってなされるものもあれば、個人によってなされるものもある。右の男性が受けたのは、個人によるお接待である。前田卓は個人が遍路を接待する動機として、①遍路に対する同情心、②弘法大師への供養の意味で、その分身あるいは身代わりとしての遍路に対する接待、③死者の冥福を祈るため、④自分の身代わりに順拝する遍路に接待し、善根を積もうとする、などを挙げた。[53]四国遍路をするハンセン病患者も、このようなお接待で命をつないでいたのである。

この患者は四国での生活だけでなく、四県各県の住人に対する印象も書き残している。それによれば徳島、愛媛、香川の三県の人びとは概ね親切であると、感じのよい印象を抱いている。徳島では夜中の訪問であり、しかも病身にもかかわらず自分に宿を提供した住職に対する感慨があり、愛媛でもまるで家族でもあるかのように手厚いお接待を受けたことが書かれている。また香川についても徳島や愛媛と同様で、「大抵宿に困らず、食にも窮せず」というように厚遇されたという。その一方、高知には他の三県とは多少異なる印象を抱いていた。「土佐は鬼国宿はない」との言葉があるように、土佐藩は寛文三（一六六三）年に遍路を規制する法令を出して以来、幕末に至るまで一貫して遍路に強い態度で臨んでいた。特に野中兼山らが南学の立場から仏教を嫌い、それが遍路に対する強い態度の一因になったといわれている。[54]寛文年間の土佐藩の触書には「甲浦口・宿毛口より入可申候、其外之道口より堅入申間敷候」とあるように遍路の出入口を限定し、番所では「辺路令所持候國手形見届入可候」というように出身地の手形のチェックを徹底していた。[55]このような土佐藩の規制が影響しているのか、このハンセン病患者も「土佐の國に入るや、阿波とは異り人情概ね薄弱にして、一つの丸木橋を渡るにも、一股程の川にも舟を浮べて舟銭とる」と皮肉交じりに述べている。だが高知であっても万事この調子だったわけではなく、中には困る自分を助けてくれるような人もあったという。四国遍路の大きな特徴であるお接待の慣行は、故郷を逐われたハンセン病患者が四国霊場で「生き続け得た最大の理由」[56]だったのである。

しかし、信仰心よりも病気平癒への期待が先行している彼らにとっては、行乞や巡礼は慣れないものであった。もう一度、『癩患者の告白』から前述した二三歳の青年の事例を引用しよう。

何でも四國巡禮して、病氣を治さんと、心は早信念の思ひで、船から上るとすぐ人の軒にたつたなれ共、弘法様の御經とては少しも知らず、又其行をも知らず、只南無阿彌陀佛南無阿彌陀佛と唱へつゝ、歩いた。そして日の西山に入る頃になり、一夜の宿を求め度も、木賃宿と云ふ事を一向知らず、宿屋宿屋を頼み見ながら、何時しか徳島市を離れた。宿を下さる人は一人もない、日は暮れて闇の夜、道は分らず、足はつかれ、今は一生懸命になり、農家に助けを求めんと、灯火をたよりに、三拜九拜して、一夜の宿を一夜軒下にてもと頼めども、聞入れくれず。さりとて宮堂にて野宿する事も知らず、一人夜道をとぼとぼと、四國第一番の札所の方へと歩いた。▼57

遍路生活にいまだ慣れていない姿がわかるだろう。お接待を受けようにも、遍路としてなすべきことも知らず一夜の宿りにも苦労する様子が看取できる。また、遍路だからとはいえ必ずしも四国の住人から歓迎されたわけではないという面も見えてくる。病気で身体に著しい損傷を負ったハンセン病患者が宿を断られたり、通夜堂などで他の遍路から追い出されたりするということもあった。新城常三は「四国民衆の厚い援助特に接待は、遍路に生活の糧を与え、ために四国は、社会的敗残者の安住の棲かとなった」▼58と述べたが、『癩患者の告白』は美談だけではとらえきれない病人遍路の側面を我々に教えている。患者にとって四国遍路は、故郷で隠れるように毎日を過ごすことよりも希望があったかもしれないが、その反面、過酷なものだったのである。

また、四国の住人にとっても遍路がすべて同じような存在であったわけではない。愛媛県では「正当な」遍路はオヘンドサンと呼んだ。それに対してヨタテヘンド、オゲヘンド、イザリヘンド、ドスヘンドなどと呼ばれる遍路がおり、オヘンドサン以外は一九八〇年代以前にはよく見られたという。ヨタテヘンドというのは世立辺土のことで、遍路を半ば職業化している乞食遍路を意味しており、モライヘンドという異称もあった。場所によってはクイコク（回国巡礼の意か）、クイコクヘンドとも呼んだという。オゲヘンドもこのような遍路であり、正当な遍路を装って同情を引こうとするダマシヘンドのことである。▼[59]イザリヘンドは身体障害を持つ遍路のことである。そしてドスヘンドやナリヘンドというのが、ハンセン病患者を称したものである。▼[60]

このようなヘンドたちは、四国の住人から正当な遍路とは異なる印象を持たれていた。ここではオヘンドサンが正当な遍路のことであると説明されているが、浅川泰宏の研究によると、ヘンロとヘンドという語の間には認識論的な差異が存在しているという。浅川は四国の住人に対する聞き取りから、彼らが「オヘンロサン」と「ヘンド」を意識的に使い分けていることに気づいたという。「オ」という尊称を附されたオヘンロサンにはポジティヴなニュアンスがあるが、逆にヘンドにはネガティヴなニュアンスがある。そしてヘンドにはオヘンロサンの他に、ハンセン病患者やデコマワシ、コジキといった他の概念が常に想起される、領域や境界の曖昧な概念であると述べ、オヘンロサンとヘンドを遍路と乞食の両極に位置するものと解釈したのである。▼[61]

ヘンドのすべてが乞食目的であったと考えるのは少々無理があろう。特にドスヘンド・ナリヘンドを例に取れば、彼らが遍路に赴いた動機は病気平癒祈願であり、あるいは故郷を放逐されたからであった。彼らは四国霊場に治病の霊験を期待していた。彼らは自身の抱える病気ゆえにやむなく行乞行為で命をつないでいたが、単にそれのみを目的にしたのではないことは、『癩患者の告白』における記録からも間違いない。ヘンドという言葉では共通していても、ヨタテヘンド・オゲヘンドとドスヘンド・イザリヘンドは実態において異なる存在であったといってよい。このようにヘンドのすべてを一括して考えることには難があるが、ともかくヘンドとみなされた遍路は、四国の住人にとって正当な遍路、つまりオヘンロサンとは認識論的に異なる存在だったのである。

以上、『癩患者の告白』と民俗誌の記録から、四国遍路におけるハンセン病患者の生活実態を述べた。やむなく故郷を離れた患者にとって、四国遍路は数少ない生きるための道であった。お接待の慣行や温暖な気候は、患者にとって故郷よりは生活しやすい環境であり、ハンセン病患者だけでなく多くの病人が四国に集まった。『癩患者の告白』のように、後に帰宅する者や療養所に収容される者もあったが、中には四国の地で最期を迎える患者も多かった。ハンセン病患者にとって四国は、生きるための地である一方、死を迎えるための地であったともいえよう。昭和一〇年代まではよくハンセン病患者の遍路が見られたという。▼62

本節で筆者はお接待慣行などを例に取って、ハンセン病患者の遍路が弘法大師のように聖視されていたとか、病人でありながら聖人の化身でもあるような両義的な存在であったなどと論じる意図はない。ただ、ここではハンセン病患者の中には四国遍路に旅立つものが多かったという事実が重要なのである。それは近世に限った出来事ではなく、国家によるハンセン病政策が開始されてからもしばらく続いた習俗であった。それは四国が患者にとって住みやすい土地だったからではなく、国家の対策はじゅうぶんでなく医学もそこまで進歩していない時代にあって、故郷にも居場所がなくなった患者の持つ少ない選択肢のひとつであった。座敷牢のような場所でひっそりと生を終えるか、あるいは患者集落へ身を投じるか。そのような絶望的な選択肢の中にあって、信仰という光明の見える唯一のものが、四国遍路を含む霊場巡拝だったのである。とはいえ完治はまったく約束されておらず、出発に際しては家族・親族との死別にも近い別れがあった。筆者はこのような事実を、決して遍路の持つ両義性などで片付けるつもりはない。そこにあるのは、遍路という手段にしか頼る術を持たなかった患者とその家族の苦悩であり、「癩予防ニ関スル件」を持ちながらもその適用範囲には含まれなかったハンセン病患者を救う能力に欠けていた、国家のハンセン病政策の不備である。『癩患者の告白』に手記を寄せた患者は後に公立療養所に収容され、遍路墓に骨を埋められることはなかった。しかしながら、半強制的な隔離が、彼らにとって本当の救いになったのかはわからない。放浪患者の隔離は、国土からハンセン病患者を駆逐するのには奏効したかもしれないが、それは必ずしも患者の完治や幸福とは直結しなかったのである。

第四節　戦前の患者集住の様子――草津湯ノ沢と熊本本妙寺を中心に

前節では四国遍路を中心にして、ハンセン病患者の放浪生活の実態を見た。本節ではそれと対置する形として、故郷を離れながらも患者同士で集住するハンセン病患者の生活のあり方を見ていきたい。[63]前述したように明治四〇（一九〇七）年の「癩予防ニ関スル件」は資力を持たない放浪・貧困患者を隔離対象とした法律であったが、同法が成立した頃にはすでに、ハンセン病患者の中には集団生活を営む者が少なくないという実態が内務省衛生局の調査によって明らかとなっていた。それは同法成立に先立つ明治三八（一九〇五）年に同局が作成した、『癩患者概数表』という調査表である[64]（資料7－1）。この調査は四七道府県を対象に、神社仏閣などにて生活する患者、自宅療養するもののじゅうぶんな資力を持たない患者、比較的多くの患者が集合的に居住する集落の数の統計をとったものである。同調査によると、当時全国には三万七四三一人の患者が神社仏閣などで集団生活を送っていたことが記録されている。静岡県の三〇〇九人を除くと、多くの道府県が三〇〇人未満のそのような患者を抱えていた。この時点で突出しているのは四国であり、高知県の三二人が例外的ではあるが、香川県で一〇四六人、徳島県で一八一七人、愛媛県に至っては全国最多の二万六二一〇人を抱えており、四国四県だけで全国の八割弱にのぼる二万九一〇五人が何らかの形で集住あるいは放浪生活を送っていた。これだけ四国が突出しているのは、前節で述べた四国遍路に多くのハンセン病患者が集まったからと見て間違いない。

ただし、同調査では四国遍路などの放浪と神社仏閣などでの集住の違いが曖昧であった。「癩予防ニ関スル件」の成立に先立った調査であったため、重要であったのは同法の対象となりうるハンセン病患者がどの程度国内に存在していたかを把握することであったことと関係していよう。しかし、「癩予防ニ関スル件」成立以降、次第にハンセン病患者の隔離拡大が議論されるようになってくる。隔離拡大議論の中心人物となったのは光田健輔であったが、彼が隔離拡大を主張した背景には、「癩予防ニ関スル件」成立以降も各地で放浪や集住生活を続ける患者を実際に見たからであった。そして後の昭和六（一九三一）年の「癩予防法」では、自宅療養する患者も放浪する患者も、集住生活を送る患者も押しなべて隔離の対象となったのである。

このような隔離拡大を促した要因のひとつは、故郷を離れた患者が東京などの大都市に流入してそこに患者の新たな集落が誕生し、ハンセン病のさらなる蔓延が懸念されたからである。▼65本節では四国遍路などの放浪ではなく、一定の土地に集住するハンセン病患者の様子を見ていきたい。

資料 7-1：『癩患者概数表其一』（1905 年）より作成

※原典で判読ができなかった部分は□にした

廳府縣	神社仏閣□□□□□□スル□□患者数	一定ノ居所ヲ有スルモ療養ノ資□ナシト認メル患者数	比較的多ク患者□土着若ハ集合□□部落数	同上部落ノ戸数	同上ノ人口	同上ノ患者数	同上患家ノ数	同上患家ノ人口
北海道		50						
東京	164	23						
京都	163	33	2	376	2,344	16	14	68
大坂	280	162	76	12,550	57,483	277	166	680
神奈川	40	57	3	602	2,995	26	15	不詳
兵庫	不詳	113	34	4,992	24,603	113	91	433
長崎	150	126	48	4,053	20,970	131	113	339
新潟	35	192	25	3,003	16,608	221	176	1,035
埼玉	119	85	8	1,032	7,516	25	22	128
群馬	50	195	1	261	1,087	188	41	207
千葉	46	186						
茨城	251	80	38	2,016	10,986	81	76	338
栃木	190	113	56	4,521	24,168	127	116	875
奈良	51	81	6	706	3,552	20	16	70
三重	28	167	9	1,463	8,425	50	42	251
愛知	152	143	9	2,779	8,171	39	36	139
静岡	3,009	586	3	6,455	13,549	85	不詳	不詳
山梨	152	59						
滋賀	150	44	5	1,310	6,377	81	48	266
岐阜	164	160	123	38,134	199,181	282	258	104
長野	228	68	8	1,149	4,915	45	31	182
宮城	68	109	54	3,847	26,574	129	117	784
福島	60	70						
岩手	15	132	4	534	3,966	37	35	250
青森	64	173	9	3,169	20,797	262	215	418
山形	19	86	7	724	5,242	36	33	234
秋田	62	114	11	974	5,856	67	62	316
福井	32	41	27	2,340	12,299	85	74	362
石川		48	14	2,257	12,238	49	39	175
富山		34	8	522	2,984	24	20	103
鳥取	31	23	14	1,735	8,257	46	31	166
島根	233	116	3	287	1,207	51	50	190
岡山	100	157	11	1,654	8,099	40	31	140
廣島	95	116	14	1,718	8,558	71	41	184
山口	281	168	53	2,743	12,856	155	146	653
和歌山	89	105	1	26	115	5	3	13
徳嶋	1,817	117	10	1,867	6,378	50	43	204
香川	1,046	88	32	2,087	9,923	21	187	813
愛媛	26,210	290	55	5,759	27,201	180	155	683
高知	32	104	44	2,069	10,864	103	91	398
福岡	234	229	45	1,954	10,156	141	123	640
大分	1,051	186	22	3,894	19,637	137	164	908
佐賀	67	122	5	140	756	16	15	17
熊本	159	714	3	372	1,500	52	52	260
宮崎	237	177	40	1,140	5,837	420	379	1,782
鹿児島	100	456	32	4,551	19,841	421	342	1,196
沖縄	49	179	12	2,422	21,813	113	90	388
合計	37,431	6,877	985	130,187	675,884	4,518	3,799	18,592

資料7－2：『癩患者概数表其二』（1905年）より作成

廳府縣	職業及生活ノ状況其他
北海道	全道各地ニ散在スル患者僅ニ百名内外ニ不過故ニ完全ナル治療院ヲ設置シ之ニ収容セハ将来患者ノ根絶スルコトヲ得ヘキナランモ□□□財源ハ之ヲ許サス、又全道中患者ノ集合スルカ如キ神社仏閣等ナシ
東京	職業及生活ノ状況不詳、東京市駒込木下皮膚専門病院ニ「二十三名」荏原郡目黒村慰廃院ニ「四十一名」ノ患者ヲ収容セリ
京都	患家ノ半数ハ農業、荷車挽等ニシテ通常ノ生活ヲナスモ他ノ半数ハ下足直シ、皮工、青物行商等ニシテ極貧者ナリ
大坂	多数ハ農業ニシテ生計困難ナラス其ノ他ハ概シテ日傭稼ニシテ生計困難也、又飲食店、菓子商、煙管仕替ヲ業トスルモノ各一アリ、市部ハ人口ノ異動頻繁ナルヲ以テハ血統等ハ元ヨリ判明シ難キモ郡部ハ年々着シテ人口ニ変動ナキヲ以テ比較的判明シ易シ
神奈川	患者中局部の腐爛ニ止テ作業ニ差支ナキモノアルモ他人ニ嫌厭ヲ受ケ之ヲ雇傭スルモノナキヲ以テ附近ノ共同墓地ノ通路ニ集合シ墓参者ノ喜捨ニヨリ生活スルモノアルモ其ノ他ハ概シテ農業ニ従事自活シ居レリ
兵庫	多数ハ農業ニ従事シ普通ノ生活ヲナス其ノ他ハ日傭稼、塩田稼、等ニシテ生活困難ナリ
長崎	農業七十七戸、漁業四戸、大工一戸、学校教員一戸其ノ他日傭稼等ニシテ奥職者ハ僅少ナリ、貧富ノ程度、差異アルモ概シテ生計ニ差支ナシ
新潟	多数ハ農業ニシテ中流以上ノ生活□六百四十六名普通ノ生活約四十三名其ノ他ハ貧困者ナリ
埼玉	農業多数ニシテ普通ノ生活ヲナシ貧困者鮮シ
群馬	農六名、按摩一名、貸本屋一名、建具職二名、雇人一名、質商一名、日傭稼五名、大工八名、雑品等売商十五名、旅人宿業十四名、木賃宿業三名、旅店番頭二名、綿打五名、無職百二十四名ニシテ生計困難者ハ□八名ナリ
千葉	土着部落、集合部落ナキヲ以テ職業及生活ノ状況調査セス
茨城	大部分ハ農業（湯屋一戸アリ）ニシテ屈指ノ資産家アリ多数ハ普通ノ生活ヲナシ貧困者ハ少シ
栃木	大部分ハ農業ニシテ生活困難ノモノ至テ少シ
奈良	概シテ農（酒造家モアリ）ニシテ普通ノ生活ヲナス、貧困者少シ
三重	概シテ農生活困難ナラス其ノ他ハ日傭稼等ニシテ生計困難ナリ、家族及親族ノ扶助ヲ受クルモノアリ
愛知	概シテ農生計困難ナラス其ノ他ハ日傭稼又ハ無職者ニシテ生計困難ナリ、名古屋市ノ[redacted]貧民部落ノ木賃宿ニ目下八名ノ患者滞在シ甲去リ乙来リ宿泊絶エルコトナシ、又知多郡ニ弘法大師八十八ヶ所アリ春暖ノ候患者ノ来集多シ、医師ニ於テ肺結核、癩、花柳病ヲ診療シタルトキハ其ノ毎年ノ人数ヲ届ヘキ旨廿四年縣令ヲ発セリ
静岡	農業、漁業、商業等ニシテ生活ノ程度不詳、駿東郡[redacted]村ニ佛国宣教師慈善事業トシテ治療所ヲ設ケ現在収容患者八十名内外ナリ
青森	患家ハ農業尤モ多数ニシテ貧困者多シ社會ヨリ嫌悪セラル、結果貧者ハ益々貧ニ陥ルノ状況ニシテ富者ハ社會ト交際ヲ絶シ一室ニ閉居シテ悲哀ノ境遇ニアリ各町村ニ散在スル患家ニハ資産家多シ
秋田	多数ハ農業、日傭稼（木賃宿一戸アリ）等ニシテ中又ハ中以下ノ生活ヲナス
山形	概シテ農中又ハ中以下ノ生活多シ最上郡[redacted]鉱泉ハ効験アリトノ名近縣ニ聞ヘ毎年解雪季節ニ至ルトキハ二百名以上ノ患者集合スルコトアリト云フ
福井	農業多数ヲ占メ漁業之ニ次ク上等ノ生活ヲナスモノ尠カラサルモ中等ノモノ最モ多ク下等ノ生活者少シ
石川	農業多数ニシテ中又ハ中以下ノ生活
富山	多数ハ農業ニシテ普通ノ生活ヲナスモ往々貧困ニシテ村内ノ扶助或ハ家族ノ労働ニヨリ僅ニ生活ヲナスモノアリ、八戸数七十余戸ニシテ癩病部落ノ聞アリ
鳥取	概シテ農中等以上ノ生活ヲナス
嶋根	農業ニ従事シ普通ノ生活ヲナス
岡山	農業三十七名、商業二名、大工一名ニシテ赤貧者二名ノ外他ハ皆中等若ハ中等以上ノ生活ヲナス
廣島	農業、日傭稼、紙漉等ニシテ中又ハ中以下ノ生活ヲナス
山口	農業多数ヲ占メ其ノ他ハ日傭稼、紙漉又ハ舟乗ニシテ中又ハ中以下ノ生活
和歌山	農業ニシテ生計困難ナリ家族ノ労働ニヨリ厘ニ生活ヲナス
徳嶋	過半ハ農業ニ従事シ其ノ他ハ漁業ト商業ニシテ相当ノ資産ヲ有スルモ他ハ貧困ナリ
香川	不明
愛媛	多数ハ農業ニ従事シ其ノ他ハ日傭稼又ハ商業ニシテ中又ハ中以下ノ生活ナリ
高知	多数ハ農業ニシテ其ノ他ハ商業、鍛冶職又ハ日傭稼等ニシテ中又ハ中以下ノ生活ナリ、先年四国遍路ナルモノ、往来ヲ取締リ疑ハシキ疾患アルモノハ原発地ニ追還シタルコトアリ
福岡	大部分ハ農業ニシテ其ノ他ハ主トシテ日傭稼ナリ中又ハ中以下ノ生活ヲナス
大分	大多数ハ農業ニ従事シ中又ハ中以下ノ生活
佐賀	農業ニ従事シ生活困難ナリ
熊本	日傭稼及乞食等ニシテ生活困難ナリ
宮崎	大多数ハ農業ニシテ其ノ他ハ日傭稼、商業、漁業等ニ従事シ上等ノ生活ヲナスモノ七名中等ノ生活ヲナスモノ二百九十五名下等ノ生活ヲナスモノ百八十名アリ
鹿児島	農業ニ従事シ中又ハ中以下ノ生活ヲナス

山梨	患者ニハ一定ノ職業ナシ、三十三年患者台帳ヲ調整シ爾来加除訂正セリ
滋賀	新平民部落ニシテ藁細工、農業等ニヨリ僅ニ生計ヲ維持ス
岐阜	患家ハ農業ヲナスモノ多ク傍ラ商業ヲ営ムモノ或ハ日傭稼又ハ微々タル職業ヲナスモノ之ニ次キ患家ノ生活程度ハ中流以下ノモノ最モ多ク従来ノ慣習ニヨリ賣薬若ハ神佛ニ依頼シ予防治療ノ法ヲ講スルモノ少シ
長野	概シテ農業ヲナシ中流ノ生活ヲナス
宮城	概シテ農ニシテ一般ニ普通ノ生活ヲナス
福島	不明
岩手	多クハ農業ニ従事シ生計中等ニシテ生計困難ノモノアリ二十四年以来患者ノ名簿ヲ調整シ出入ヲ加除ス

沖縄	過半数ハ農業ニ従事シ生計ニ差支ナシ其ノ他ハ家族又ハ親族ノ扶助ヲ受ケ居レリ患者ノ居室ヲ隔離シ飲食器具等ノ共用ヲ禁シ患者ノ飲食セル鶏卵ヲ喫食セサル等予防的良習慣ノ存スル処アリ
職業及生活状況概括	以上各廳府縣ノ状況ヲ概括スルトキハ大多数ハ農業ニ従事シ其ノ他ハ商業、日傭稼又ハ大工等ニシテ往々地方屈指ノ資産家ナキニ非ルモ中産ノ者約半数ヲ占メ其ノ他ハ貧困者ナリ
将来ニ対スル意見	患者ヲ一定ノ場所ニ隔離シ若ハ療養所ヲ設立シ病毒ノ散蔓ヲ防止シ患者ニ対シ一面慰安ヲ與フルト同時ニ療養ノ途ヲ講スル等ノ外各府縣共別ニ参考トナルヘキ特殊ノ意見ナシ

第一項　各地における集住の様子

「癩予防法」成立前後の、各地における患者の集住を記録した手書きの文書が残っている。東京全生病院の書記であった毛涯鴻による『癩患者ノ浮浪状態』[66]（昭和六年）である。同文書では浮浪と題されているが、前節で述べた放浪とは異なり、むしろ患者の集住地およびその様子が記録されている。『癩患者ノ浮浪状態』の記述から、各地における患者集住の様子を見ていきたい。[67]

まず、同文書では毛涯鴻の勤務する東京全生病院の主な管轄区域である東京市内における患者集住の様子が細かく記されている。市内北部の日暮里や三河島では、個人がハンセン病患者に家屋の一部を貸す商売が行なわれており、そこに患者が集まっている。家屋の提供者は博徒や物乞いを本業とする患者であり、他の患者への家屋提供は副業といってよい。

大正年間のある家の例を見てみよう。その家屋は二階建ての建物であり、常時一〇人前後の患者が宿泊していたという。雑居状態であったのに間違いはない。宿泊料は一日二五銭であり、掛け布団には二銭、敷き布団には一銭五厘、四畳半分の蚊帳に三銭かかった。食事は下等な台湾米に割麦を混ぜたものと、漬物と味噌汁。入浴は月に三、四回にとどまっていた。家主は賭博を本業としていたが、博打の相手は患者ではなく、他の患者は浅草観音堂、東本願寺周辺、日暮里および落合の火葬場、深川不動、谷中の墓地、東京市内各地の縁日で出稼ぎをした。出稼ぎというが、その実態は物乞いであり、一日に三、四〇銭から一円五〇銭くらいは稼いだという。このような家屋は病人宿と呼ばれ、病院よりも安価な値段で大風子油の注射が打てる所もあり、様々な職業のハンセン病患者が人目を忍んで通ったという。▼68 宿側は警察に対して「裏側の努力」をしたため見逃してもらえることが多かったが、それでも「癩予防法」以降は「狩り込み」という警察による強制隔離がなされることもあった。そのような「狩り込み」は、六月二五日の癩予防デーには特に厳しく執行された。

市内の他の地域では日暮里および落合の火葬場や深川、蒲田に小屋掛けしたり天幕を張ったりして住む患者もいた。彼らもやはり物乞いをして生活していたのだが、周辺の農産物には決して手を出さなかったため、近郷農民は野菜荒らしがないのでむしろ彼らハンセン病患者の居住を歓迎優遇する向きがあったと毛涯鴻は述べている。毛涯鴻は取締りや大正一二（一九二三）年の関東大震災の影響で放浪患者が関西方面へ移動したままになると思っていたが、その予想に反してハンセン病患者たちは再び市内北部に戻ってきたという。しかしながら震災の復興によってそれらの地域は市区改正の対象となり、千軒長屋と呼ばれた患者の集住区域も撤去された。また、震災直後には市内の各縁日を狙って物乞いをする患者が見られなくなった代わりに、「ケコミ」という暴力的な集団が増加したという。この「ケコミ」は九州療養所からの脱走者によって始められ、押し込み強盗をする凶暴な集団であった。

それでは東京以外の状況はどうだったのであろうか。次には各地域の状況を列挙する。

神奈川県　横浜市内のある町には震災前まで数名のハンセン病患者が同居していたが、震災後は鎌倉と逗子の間にある岩窟に住みついた者がいた。

静岡県　安倍川の沿岸に常時一〇数人のハンセン病患者が、蒲鉾小屋か天幕での生活をしていた。

愛知県　名古屋市のある町一帯の木賃宿がある区域に、三、四〇人の浮浪者が生活していてタワシを売り歩いていた。その中に一〇数人の患者も生活していた。また、市外で天幕生活するハンセン病患者があり、熱田神宮や津島神社などの寺社を徘徊していた。

岐阜県　岐阜市のある木賃宿は、所轄の警察によるハンセン病患者の取締りが放任状態であったために関東・関西から多くの患者が流れてきており、彼らは「全國中第一ノ住心地ノヨイ場處」であると言っていた。彼らは葬儀社の旗持ちなどとして雇われ、日に二、三〇銭を稼いだ。

近畿地方　この地域は、地元のハンセン病患者よりも東京方面から一時的に流れてきた者が多数だった。大阪市内で借家住まいや天幕生活をする患者がおり、住吉大社などで物乞いをしていた。京都では上京区や伏見の橋梁附近に多数住んでいたが、伏見の場合は大礼前（昭和か）に地元青年団が警察と協力して一掃した。神戸は沿岸地域や山手に小屋掛けや天幕生活をする患者が三、四〇人いて、市内を徘徊していた。長田神社の正月祭礼をあてにして、各所から患者が集まった。奈良では東大寺附近に一〇人前後の患者がおり、特に鹿の角切りの際が最も収入を得られるとして各地から患者が集まった。高野山には常時一〇〇人ほどの患者がいて物乞い生活をしていた。このように近畿地方には多くの患者がいたため、大阪市内を中心にして取締りが強化された。その結果、九州へ行く者、福井県の吉崎御坊から新潟へ行く者、愛知・静岡から東京に入る者と、離散傾向が強くなったという。

岡山県　岡山市のある町の一部分はすべてがハンセン病患者の巣窟で四、五〇人は住んでおり、行商をして市中をまわっていた。

熊本県　熊本市は本妙寺の所在地なので、昔から多くのハンセン病患者がいた。本妙寺集落（後述）の中心部には一〇〇人近くの患者が住んでいて、他のある地域の患者は「ケコミ」であり周辺農民に怖れられた。

以上が主な集住地である。自宅療養するハンセン病患者も存在したが、このように故郷を離れて他所で患者同士での集住を選択する者も少なからずいたことがわかるだろう。彼らの多くは病人宿での借家住まいか、粗末な小屋や天幕での起居と物乞いによって命をつないでいたのである。また、毛涯鴻の報告からわかることは、ハンセン病患者の移動も稀ではなかったということである。よりよい収入や住み心地のよさを求めて他の集住地に移動することもあり、このような状況が、光田らをして大都会への患者流入を懸念させたのであろう。また、「癩予防ニ関スル件」以降、資力を持たない放浪・貧困患者が強制隔離の対象となったため、集住する患者がその対象となることもあった。それもまた、患者の移動を促した要因である。『癩患者ノ浮浪状況』において毛涯鴻は、隔離政策の強化によってこのような患者集住や放浪の状態が改善されることを期待して次のように述べた。

以上ノ如ク全國各地ニ浮浪スル癩患者ハ數百人ニ達シタガ漸次其ノ數ヲ減ジテ今後國立療養所・草津自由地ノ設備完全スルニ於テハ殆ンド其ノ影ヲ見ルコトナカロウト思フ　吾等ハ一日モ早ク之等病者ノ樂天地ニ救ハレンコトヲ祈ルモノデアル

さて、彼の文には「癩予防法」（昭和六年）前後に設置されるようになる国立療養所のほかに、「草津自由地」という文言が見られる。この草津とは、ハンセン病患者とは因縁浅からぬ土地であり、その温泉がハンセン病に効能ありと言われただけでなく、日本国内を見渡しても特異なハンセン病患者の集住地として有名な場所だったのである。次項では、湯ノ沢部落と呼ばれた草津におけるハンセン病患者集住の様子を見ていきたい。▼69

第二項　草津湯ノ沢部落について

草津温泉は、近世にはすでにハンセン病に効能ありとの評判が高かった。文化年間のものと推測される『草津温泉奇効記』は「遠近偏く聞伝へ、疚痾・痼疾・奇瘍・廃病男女沐浴のもの、歳月を追て盛んなり、まことに、本邦無双の霊湯、瑠璃光衆病悉除の誓願たかハさるもの歟」▼70と記されており、この草津温泉に効能ある病気の中に「癩瘡」が含まれている。草津温泉は明治二（一八六九）年に大火が発生し全焼したが、その復興の際に全国的に頒布された『草津温泉誌』では、ハンセン病を含む諸病に効能ありと宣伝された。その結果として、各地からハンセン病患者が集まるようになったのである。▼71草津温泉の中でも源頼朝にちなむ「御座の湯」が特にハンセン病に効くとされ、明治一二（一八七九）年の『上毛温泉遊記』にはその様子が次のように記録されている。

御座の湯は頼朝の初めて発見し浴したりとて名あり。湯池の中に石の小祠ありて頼朝の社とす。その傍らに浴場あり、此の御座の湯は専癩病に効ありとし、浴者は皆其患者なり。囲ひて人に中を見しめず、余は入りて見るに、浴者皆醜爛を極む。人の見るを嫌ふといへば早々にして出づ。癩患者の旅店は土俗に「カッタイボウヤ」と唱へて常の旅店と分てり。▼72

この記録から、草津温泉においてはハンセン病患者と他の湯治客との間に隔たりが存在したことがわかるだろう。御座の湯はハンセン病患者にほぼ独占されているうえ、彼らの宿は他の湯治客とは分けられている。しかしそのような隔たりは徐々に草津温泉の問題とみなされるようになり、彼ら患者の分離が画策されるようになる。『癩部落概況』には、次のようにハンセン病患者の分離と患者集落成立の過程が記録されている。

明治十九年八月時ノ戸長並癩患者中ノ有力者ト相謀リ率先シテ同地ヲ開拓シ同年十一月二三ノ家ヲ建設シ爾来各所ヨリ同患者集合シテ漸次土着スルニ至リ一部落ヲナセリ

これは明治一九（一八八六）年に草津の官選戸長となった角田浩平が組織した草津改良会が中心となって推進した施策であった。それにはこの当時、草津への交通が開けたことによって東京などからの客が増えると、ハンセン病患者との混浴を嫌がる声が多くなったという背景が存在する。角田戸長と草津改良会はハンセン病患者の多く集まる御座の湯を「白旗の湯」と改称し、草津温泉の湯川の下流で草津町の東端にある下町《したまち》（湯ノ沢）に別の御座の湯を設けて、ハンセン病患者をその下町へと移動させたのである。草津改良会と宿屋等との協議による草津温泉取締規則の第二二条には次のようにある。

癩患者は必ず湯の沢に宿泊せしむるものとし、其以外の旅人宿には病症の軽重を問わず、断して止宿せしむ可からず、尚浴客の嫌悪するが如き容貌の患者も宿泊せしむ可からず。▼73

この結果、湯ノ沢部落は地元自治体から公認され、全国で唯一、ハンセン病患者からなる行政区となった（資料7－4）。湯ノ沢部落には御座の湯と籟の湯のふたつの共同浴場があり、その二ヶ所を中心にしてハンセン病患者たちは家屋や宿屋を建設するようになった。宿屋は番頭から下男下女に至るまですべてハンセン病患者によって構成されており、客が宿泊料の代わりとして働いたり、長逗留の患者が食費を宿主に支払いながら働いたりする場合が多かった。その他のハンセン病患者も裁縫や洗濯などから灸点や按摩などによって生活していた。移転当時は三、四〇人ほどだった湯ノ沢の人口も徐々に増加していった。草津温泉がハンセン病に効能ありという宣伝も、次第に湯ノ沢の患者自身から発せられるようになり、さらに湯治客が増えたのである。▼74大正九（一九二〇）年には光田健輔と、「癩予防ニ関スル件」（明治四〇年）成立に関係した山根正次が湯ノ沢の調査を行なっているので、その結果から湯ノ沢部落におけるハンセン病患者の生活のあり方を見ていきたい。▼75

当時、草津町全体では戸数三八〇戸、人口一二八七人だった。この内、ハンセン病患者のいない上町《うわまち》は二五二戸、一〇〇三人であったのに対し、下町（湯ノ沢）は一二八戸、二八四人であった。草津全体における湯ノ沢住民の割合は決して小さくなかったことがわかる。湯ノ沢には温泉取締所があり、上町の旅館に潜伏する患者が見つかった場合、取締所の事務員が患者の宿泊客を買い取った。御座の湯は湯ノ沢に移転していたが、以前御座の湯であった白旗の湯に密かに入るハンセン病患者も存在したのである。また、上町が何度か火災によって経済的に疲弊した際には上町の旅館がハンセン病患者から金銭を借りたということからも、湯ノ沢（下町）と上町との経済関係は密接なものであったことがわかる。事実、湯治は長期間を要するため、草津温泉に滞在する患者は比較的に経済力がある者が多かったのである。

当時、湯ノ沢の一二八戸中、一五戸が宿屋を経営していた。その他の住民構成は六戸が雑貨商で米麦商と散髪店が二戸ずつ。金貸兼売薬、煙草屋、豆腐屋、料理店、蕎麦屋、古物商が各一戸で、大工、代診医が二人ずつ、そして医師、歯科医が各一人いたというように、多様な職業がハンセン病患者によって営まれていた。また他

資料 7-3：「草津町略図」および「湯之澤区拡大図」
（『近現代日本ハンセン病問題資料集成（戦前編）第六巻』より転載）

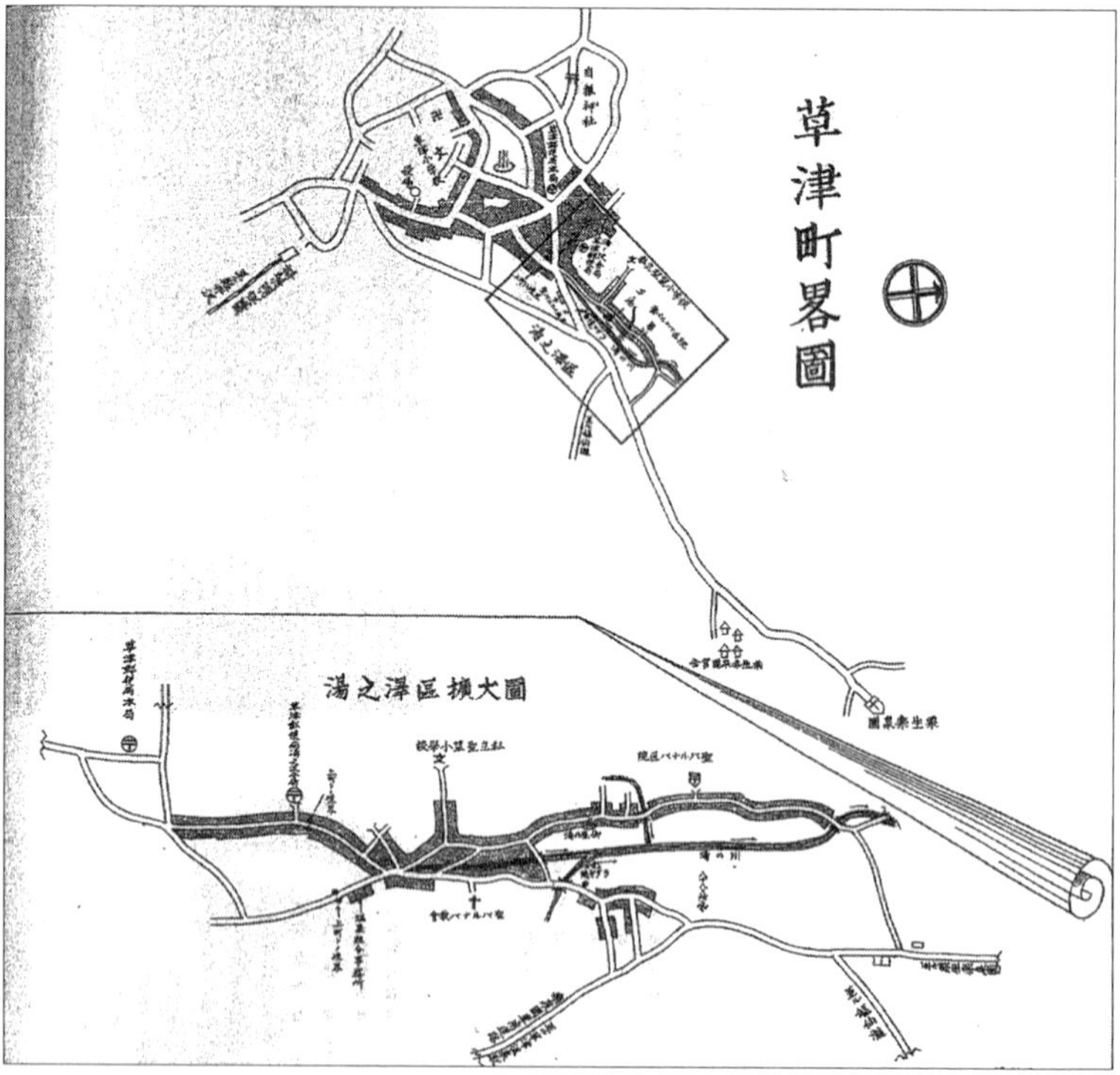

の報告によるとこれら以外に建具、土方、牛乳搾取、車夫、肉舗、灸点、呉服屋、農家などのような職に携わる者もおり、湯ノ沢の住人ではなくてもここに滞在する患者で、山林の手入れ、電灯工事、上町宿屋の洗濯、裁縫、下駄の籐表、楊枝削りなどの内職をする者もいたという。[76]上町の住人が湯ノ沢の医師、歯科医の元を密かに訪ねることもあれば、上町の宿屋を上得意とする金貸もいた。また、土木作業従事者が上町の労働に従事することも珍しくなかった。湯ノ沢はハンセン病患者を移動させた集落であったが、後の療養所のように、周囲と社会経済的に隔絶した存在ではなかったのである。

　湯ノ沢と上町との経済的関係は以上のようだったが、両者の地理的区分はどのようであったか。「湯之澤區擴大圖」によると、湯ノ沢の南西に、「上町トノ境界」と書かれた点が二ヶ所あるのがわかるだろう。ここが湯ノ沢と上町とを隔てる村境で

資料 7-4：「湯之澤略図」（『近現代日本ハンセン病問題資料集成（戦前編）第六巻』より転載）

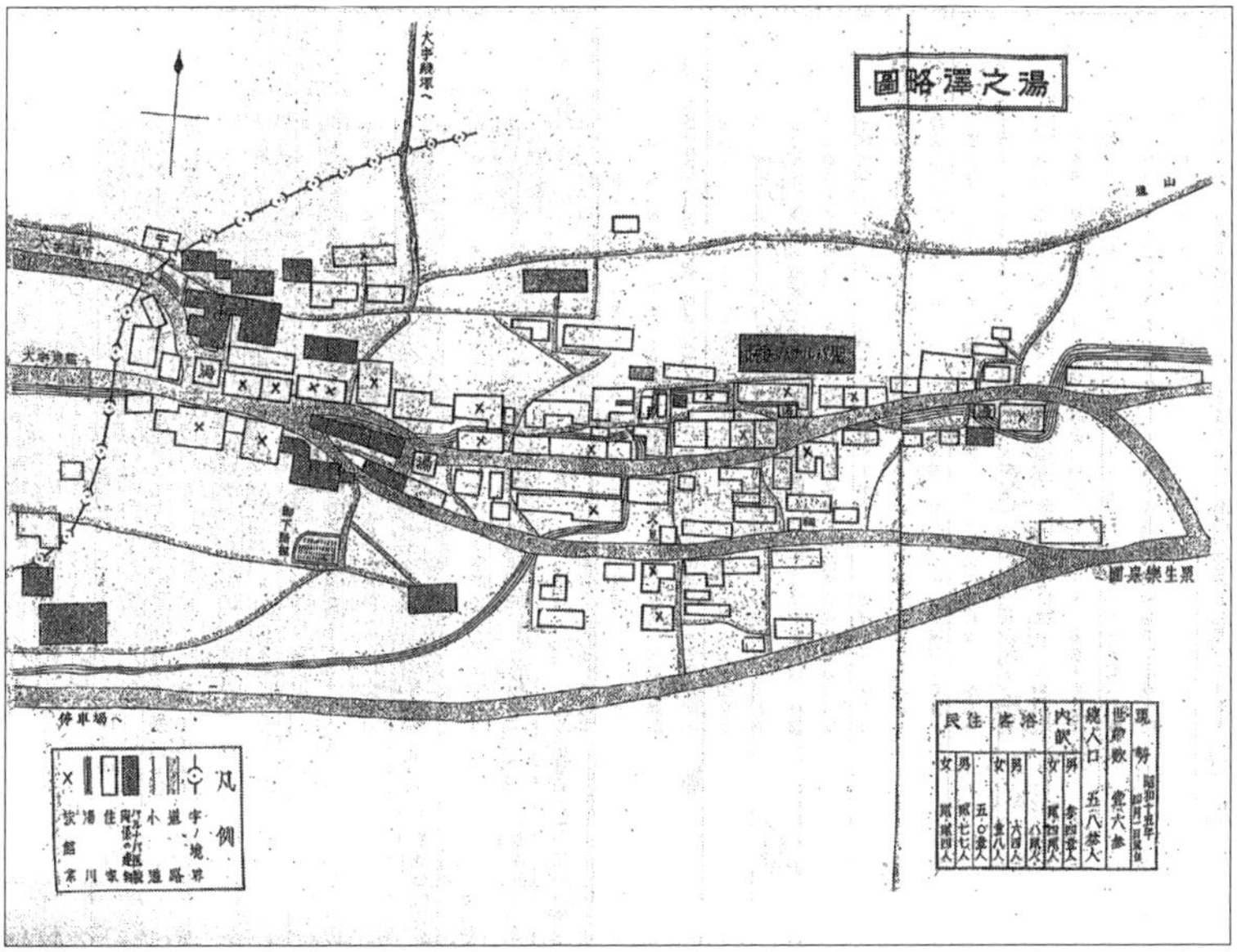

あるが、その一方には立て札があった（資料7－3）。そこには湯ノ沢がハンセン病患者の楽天地であること、独特の灸点治療が有効なこと、上町に潜伏することが愚であることなどが記されており、上町の旅館に潜伏するのが発見された患者は立て札の所へ連れ出され、この文言を読まされたという。とはいえ二ヶ所の門は常に開放されており、買い物、通学、郵便などでの通行が妨げられることはなかった。湯ノ沢と上町の間には便宜的な境界は存在したが往来は自由であり、この点も後の療養所とは異なっている。湯ノ沢部落が「自由療養地」と呼ばれたのも、このような特徴によるのである。ただし、いかに楽天地とはいえ、発展するにしたがって内部に酒色と賭博が横行したのもまた事実であった。

湯ノ沢を訪れるハンセン病患者は地元の群馬県だけでなく、附近の各県や九州四国などの遠方からもはるばる訪れる者がいた。それは前述したように、草津への交通が開けたことと宣伝が奏効したことによろう。彼らは大学病院か専門医の診断でハンセン病ということが判明して驚いて来た者や、他所で治療を受けたが効果がなくて来た者、そして故郷にいたが自身の存在が家族の結婚の障害となるためやむなく来た者であり、多少の金銭を持ちながらも周囲からの圧迫によって泣く泣く来た患者たちであった。『癩患者の告白』（大正一二年）に寄稿した患者にも、湯ノ沢を訪れた者は少なくない。同書に寄稿している一〇六人の内、三二人が何らかの形で故郷を離れる放浪生活を経験しているが、その中の六人ほどは草津を訪れた過去を告白している。

同書刊行当時五四歳だった男性は自身が三八歳だった頃に発病している。東京の大病院で診断されてハンセン病だと判明した後も、半年にわたってその病院で治療を続けていたという。それでも効果はなく、やむなく帰宅すると実母や妻子の驚愕は一方ならなかった。そして家族との相談のうえ、ひとりで草津へと旅立ったという。彼は当初、上町の旅館に一ヶ月ほど逗留したものの、ハンセン病であることが発覚したために湯ノ沢の旅館へ転じることを余儀なくされたという。[77]前述したように、草津温泉取締規則ではハンセン病患者の宿泊は湯ノ沢に限られていたため、彼もまた下町（湯ノ沢）への移動を避けられなかったのである。彼は大学病院の診断でハンセン病が判明し、なおかつ治療を受けたが効果がなくて草津を訪れた者だった。また、草津には一年半にわたって滞在しているため、経済的にもある程度の余裕があったと見て間違いない。当時三六歳の別の男性は発病後、周囲からの噂などに耐えられず草津を目指すことを決めたし、[78]故郷にとどまることが困難になって草津へ向かう者もあった。彼らは上町に滞在するような客と違って、必ずしも本人が望んで草津に来たわけではない。それこそ、泣く泣く来たハンセン病患者だったのである。

湯治に来たまま湯ノ沢に定着するハンセン病患者もあったが、当然のことながら一時的な逗留の患者が多かった。その理由のひとつは、草津の温泉および灸などの治療法がたいした効果を発揮しなかったことであり、もうひとつは滞在費がかさむという経済的事情である。そのため、草津へ来ても所持金不足などで山を下りる患者も多かったのである。当時三九歳の男性は発病後、辞職して草津へ行くも、入湯料が高く所持金が尽きたために五日間で山を下りることになった。[79]六六歳の男性も二ヶ月の湯治によって「嚢中殆んど盡なんとする」[80]状態に陥ったため、やむを得ず行商を始めて草津から出た。たとえ金銭的に余裕がある患者であっても、故郷を離れて逗留する内に所持金は減っていく。楽天地とも呼ばれた湯ノ沢部落であっても、すべてのハンセン病患者にとって安住の地となりはしなかったのである。

しかし、草津湯ノ沢部落がハンセン病患者にとって憧れにも似た印象を持たれていたことも事実であった。大正六（一九一七）年には湯ノ沢部落内に英国人宣教師のコーンウォール・リーによって聖バルナバ医院が開設され、そこを拠点として聖公会の布教とともに患者の救済が行なわれた。「バルナバ・ミッション」と呼ばれた患者救済事業は、民間人の手による当時最大のハンセン病患者救済事業だったのである。[81]一度でも湯ノ沢で過ごしたことのある患者は再び自宅での幽閉的生活に戻ることはできず、資金の尽きた者は公立療養所に入り、資金のある者は大都市に潜伏する傾向にあったという。しかしながら、このような傾向は次第に危険視されるようになる。前述したように、「癩予防ニ関スル件」成立によって資力を持たない貧困・放浪患者の隔離が開始されたが、故郷を離れたハンセン病患者が大都市などに流入して集住する状態は継続し、伝染の危険性などから問題視されてきた。草津の発展によって交通がさらに便利になると、それを利用して多くの患者が東京に出てくることが懸念されるようになったのである。

湯ノ沢部落と草津町との間に軋轢がなかったわけではない。上町と下町（湯ノ沢）には社会経済的関係は存在したが、それは必ずしも感情的軋轢までもないことを意味してはいなかった。明治三五（一九〇二）年、湯ノ沢の住民が町側から圧迫を受けたと群馬県知事に上申するという事件が起きた。県側は町長にその事実関係の有無を調査させたが、湯ノ沢住民への虐待などなかったと町長はそれを事実無根だと否認し、さらには将来的に町債を募って湯ノ沢を「好適の場所」に移転させるという意思を表明した。これが発端となり、また湯ノ沢が「他の健康部落」に近接していることから、町側は県に対して湯ノ沢をさらに下った瀧尻原の国有原野を下付して湯ノ沢を移転させるという具体案を上申し、これは県知事の賛成も得た。しかしながら明治四四（一九一一）年にこの計画を知るところとなった患者たちが暴動を起したため、湯ノ沢部落の移転計画は成功しなかった。また大正二（一九一三）年頃には湯ノ沢から東へ約七町の距離にある瀧尻原の地三四町八段が県から草津町に下付されたものの、町側の財政難が原因で移転計画はまたもや実現せずに終わった。このように、湯ノ沢部落発足から二〇年後くらいには、すでに草津の中心地と隣接する湯ノ沢をさらに遠隔の地に移転させようという計画が存在したのである。

いずれも明治四〇（一九〇七）年の「癩予防ニ関スル件」成立の前後にあたり、国会でもハンセン病問題が盛んに議論された時期と相当する。「癩予防ニ関スル件」が資力のない放浪・貧困患者を隔離対象としたものの、その成立後には隔離の強化が唱えられたことは第四章で述べている。隔離拡大議論の中には将来の「癩予防法」（昭和六年）のように、ハンセン病患者すべてを療養所に隔離するという絶対隔離を主張した勢力があった一方、有資力患者による自治を中心とした、湯ノ沢部落を手本とするような「自由療養地構想」も存在し、議会内にもその意見に賛意を示す議員があった。当の湯ノ沢部落も自由療養地認定を求める請願を行ない、大正八（一九一九）年に始まった自由療養地構想は少なからぬ勢力によって支持されたのである。▼82

前述した光田健輔と山根正次による草津視察は、このような議論の高まりのさなかになされたものであった。つまり、湯ノ沢が自由療養地として適しているのか否かの視察である。そして光田は①効能、②経済、③気候、④生業、⑤交通、⑥医療の六点を勘案した結果、草津が自由療養地として適さないとの結論を下した。具体的に見てみよう。①の効能の問題は、草津温泉は必ずしもハンセン病に効果的な効能を有していないため、完治は期待できないという点。②の経済的問題は、草津は物資を外部からの移入に頼っているために高価であるうえ、夏季には東京などから裕福な温泉客が訪れることによって一般の物価がさらに高騰するため、ある程度の資力を持つ患者であってもいずれ経済的困窮に陥る可能性があるという点。③の気候の問題は、草津では冬場の冷え込みが激しく交通が遮断されることもあるという点。ハンセン病患者たちの中には、冬の到来を前にして東京の患者集住地に越冬しに行く者が多かったのである。そのような都市部への患者流入は、先述したように問題視されてもいた。④の生業の問題は、草津の周辺は官有地が多いために開墾には煩瑣な手続きを必要とすることと、気候的にも土壌的にも草津は大勢の患者を養いうるレベルの農業ができる地ではないという点。⑤の交通の問題は、観光地となった草津まで鉄道が延伸されると東京との往来が容易になり、東京への患者流入という懸念が高まるという点。⑥の医療の問題は、湯ノ沢にはコーンウォール・リーの聖バルナバ医院があるものの、医療水準としては必ずしも高くない。また、眼病などハンセン病以外の諸病は東京の方が高い治療効果を得られると考えられていたため、なおさら東京との往来が盛んになってしまうという点である。[83]

光田は草津の有用性を全否定しているわけではない。草津温泉のハンセン病に対する効能は薄いが、消毒力はあるために他の温泉よりはハンセン病に適していると述べている。しかし草津町全体を買収してそこを自由療養地にすることは、合理的ではあるが経済的にみるとその実績とは不釣合いになる可能性があるうえ、寒冷地ゆえ温暖な西日本の患者には適さないという。また、交通を完全に遮断しない限り患者は東京に密かに移住してしまう可能性もあり、なおかつ生活物資の自給が困難な土地であるとの判断を下している。そして、草津町の「健康町」はそのまま保存し、草津町と近すぎる湯ノ沢部落は以前移転計画のあった瀧尻原へと移転させ、そこにおいて「水道、温泉、浴場、病院、長屋、倉庫、廉売所等」[84]の設備を整えて患者を療養させるべきであると提案しているのである。それは患者の自治に委ねる自由療養地ではなく、さらに管理の強い療養施設、つまりは国立療養所が構想されていたと見て間違いないだろう。この時期、光田が療養所を患者による自給自足的な「一小社会」とすることを理想としていたことはすでに述べた。[85]また、内務省衛生局は『癩患者の告白』を刊行し、療養所入所者の中にもハンセン病患者の完全隔離を希望する者がいることを示し、[86]それ以降の隔離強化を一般社会に対して鮮明にした。また、大正後期から昭和初期にあたるこの時代は、ハンセン病専門医などの論調も「うつさないための隔離」から「根絶させるための隔離」へと極端化している。大阪外島保養院の村田正太が、ハンセン病患者の増加が国辱であり、人道上の問題は別としてもハンセン病は日本から撲滅根絶されなければならないと訴えたのも、昭和二（一九二七）年のことである。▼87

ハンセン病患者の絶対隔離を望む風潮は、自由療養地構想にとって分の悪いものとなった。大正一五（一九二六）年には国立療養所を中心とする絶対隔離へと傾く政府と自由療養地構想を支持する湯ノ沢部落との間の折衷案として、草津温泉を利用できる場所に療養所を設けて、自由療養区を設定して有資産患者の隔離を行なうことが政府見解となった。▼88そして昭和六（一九三一）年にはすべてのハンセン病患者の強制隔離を可能とした「癩予防法」が成立し、翌年には国立療養所栗生楽泉園が瀧尻原附近に開設されたのである。開設当時の入所者は一人であったが少しずつ増加し、湯ノ沢部落から入所する患者もいた。

湯ノ沢部落は強制隔離を規定した「癩予防法」の成立から一〇年間も存続した。他のハンセン病患者集住地とは異なり全国で唯一、患者による行政区だったため、当局も強制的な排除に乗り出せなかったのである。▼89しかしながら、「無癩県運動」の高まる昭和一七（一九四二）年五月、湯ノ沢部落は県側の命令によって解散させられた。こうして、国内で唯一の存在であった、ハンセン病患者による行政区である湯ノ沢部落は消滅したのである。背景にはハンセン病政策の強化とともに、草津を拠点とした患者の東京―草津間の往来が危険視されたという事実もある。それは、本来は感染力が弱いはずのハンセン病があたかも恐ろしい伝染病であるかのように喧伝され、患者が東京などの大都市へと流入することにより、そこに発生する患者集住地を中心とするハンセン病の蔓延が怖れられたからである。家屋や職業をも有していた湯ノ沢部落のハンセン病患者は、「癩予防ニ関スル件」で隔離対象となる、資力のない放浪・貧困患者のカテゴリーには含まれなかった。また、彼らは小屋掛けしたり天幕を張ったりというような生活をしていたわけではない。しかしながら、症状の軽重にかかわらずハンセン病患者を一元的に把握するようなハンセン病理解によって、彼らもまた、都市に流入することによってハンセン病を撒布しうる危険な患者として危険視されてしまったのである。

栗生楽泉園開設が示すように、日本のハンセン病政策において自由療養地構想は事実上否定された。しかしながら、その支持者の活動はしばらく続き、昭和一一（一九三六）年には湯ノ沢の住人によって、癩自由療養村建設期成会が結成された。期成会は『癩自由療養村趣意書』[90]を作成したが、その内容を見ると自由療養地構想の背後に存在する、人びとのハンセン病に対する認識の招いた問題が見えてくる。期成会が自由療養地の利点として主張したもののひとつは、経費の問題であった。彼らの試算によると国公立療養所における必要経費の多くは人件費など、ハンセン病患者以外にかかる費用であった。期成会は、患者の自給自足による自由療養地を設立することによってそのような人件費などは大幅に削減することが可能であると主張しているのである。

もうひとつが、ハンセン病患者の家族をめぐる問題である。自由療養地構想では患者本人のみが入所する国公立療養所とは異なり、患者が自身の家屋を持てるため家族との同居が可能であった。『癩患者の告白』についての箇所でも述べたように、多くの患者がハンセン病の発病によって家族との間に何らかの軋轢を経験し、彼らを故郷から旅立たせる原因となった。それは家族との直接的な衝突だけでなく、むしろ家族の身を案じてという性格が強かった。つまり、ハンセン病を発病した自分がいては家族に迷惑がかかるから、という理由である。後述するが、ハンセン病患者を持つ家ないしは家筋、あるいは持っていたとみなされた家や家筋は他家から婚姻を忌避されることがあった。彼らはハンセン病に罹患した自分がいることによって、家族の縁組などの障害になることを怖れたのである。それは家筋、つまりハンセン病を遺伝病とみなす病気観が、政府や医師たちによって否定されたにもかかわらず、である。このような実態を『癩自由療養村趣意書』は次のように述べる。

兄弟姉妹中一人の本病發生せる時は、既に縁付たる兄弟姉妹も癩病の血統として遮二無二離縁され、甚しきは従弟妹にまでも其類を及ぼし恥を世間に晒し、妻子又は夫子を殘して泣く泣く生家にかへり再縁の望みもなく暗雲に閉され、やがては悲劇の序幕となるのである。

第五章で既述したように、『癩自由療養村趣意書』が作成された時代ではすでに国家や癩予防協会、そして多くの医師たちはハンセン病の伝染説を受容して遺伝説の払拭を心がけていた。しかしながら、明治前期から遺伝説と伝染説との間には専門家であっても認識における揺らぎが存在した。そしてその揺らぎは一般の人びとにも共有され、ハンセン病政策の強化により遺伝説が完全に払拭されることなく伝染説が喧伝されるという事態を引き起こし、人びとの中に揺らぎを残す結果を招いた。▼91 期成会が「家庭上の大問題を未然に防止せんがためにも、自由療養村を必要とする」▼92 と主張するように、人びとが遺伝説と伝染説との間の揺らぎを抱え続けたことによるハンセン病差別問題は、自由療養地構想の大きな要素だったのである。自由療養地構想を考える場合、自治的民主的政体を支持した湯ノ沢の住人と、国家による管理を望んだ強制隔離支持者との対立および前者の敗北という政治思想的な面からのみで考えるべきではない。自由療養地構想の背後に、人びとの抱える深刻な家族上の問題が存在することを見逃してはならない。

そして湯ノ沢部落の解散は、単にハンセン病患者による民主的な行政区が国家政策によって解体された事実だけを物語っているのではない。病状の軽重や資産の有無にかかわらず、ハンセン病患者を一元的に把握するようになったという病気観の変化と、患者でない者に「うつさないための隔離」から患者全体を「根絶させるための隔離」へという隔離の変化という、ふたつの大きな変化をも物語っているのである。

そして、このようなふたつの大きな変化の影響を受けたハンセン病患者集住地として、我々は熊本の本妙寺におけるハンセン病患者の集住を忘れるわけにはいかない。次項では、西日本では最大規模のハンセン病患者集住地であり、湯ノ沢部落とほぼ同時期に解体された、本妙寺の患者集住地について述べる。

第三項　熊本本妙寺について

熊本県熊本市内の日蓮宗寺院、発星山本妙寺は、ハンセン病患者の集住地として知られていた。『癩部落概況』の熊本県の項には次のように記されている。

患者ハ花園村本妙寺加藤清正公ヲ信仰シ全國各地ヨリ參詣スル者多ク而シテ患者ノ多クハ貧困者ナル爲メ參詣ノ信者ヨリ金品ノ施與ヲ受ケ生活シ遂ニ百数十名ヲ算スルニ至リタルカ明治四十二年九州療養所ニ収容シタルヲ以テ現在ハ第五項ニ示スカ如シ

ここでいう「第五項」とは「當該部落集合地ニ於ケル一般戸數、人口並現在ニ於ケル患家及患者數」のことであり、『癩部落概況』では花園村の三字で合計三九人のハンセン病患者が報告されている。この報告によると明治四二（一九〇九）年に九州療養所が開設されてから数が減少したものの、それ以前は数百名を数えるハンセン病患者が生活していたことがわかる。そして、患者が集まった理由は、本妙寺を菩提寺とする加藤清正への信仰であったという。『癩部落概況』の「信仰對象ノ有無及其信仰ノ由來」の項目にも「加藤清正公ヲ信仰スレハ平癒スルトノ信念ヨリ信仰スルニ至ルタルモノナリ」と記されており、加藤清正に対する信仰がハンセン病患者集住の原因なのであった。

「清正公」と呼ばれる加藤清正は、現世利益的な神として近世近代から現代にわたり信仰対象となっている。清正公に対する信仰は彼の死（一六一一年）からまもなく始まり、その中心地は清正の菩提寺である熊本の本妙寺であった。勇将として知られた清正であったが、彼は武士にとっての軍神としてよりも、庶民にとっての治病・除災の神として信仰されるようになる。このような治病・除災神としての清正公信仰について、圭室諦成は城下町熊本近辺で清正よりも先に信仰されていた、叡山僧の清正坊に対する信仰を本妙寺が取り入れることによって成立したと論じた。[93]つまり、寛永九（一六三二）年に加藤家は改易されて熊本へは細川家が転封されることになり、先代の藩主であった清正の菩提寺にして霊廟である本妙寺は経済的打撃を被ることになる。細川家は家臣団も含めて本妙寺の檀家ではないため、本妙寺は庶民層との結びつきを強めること、つまり庶民の求める現世利益的要望に応えることのほかに、勢力を回復する手段はなかった。その結果として、本妙寺は現世利益的な清正坊信仰と清正公への信仰を結びつけ、再起をはかったのである。清正公信仰は清正公二〇〇回忌（一八一〇年）を契機として熊本以外の各地にも拡大したが、福西大輔はその背景に、一八世紀後半以降に相次いだ天候不順やそれに伴う幕政への不満が民衆を清正公信仰へと導いたことと、芸能や浮世絵の題材として加藤清正が取り上げられて知名度と人気を得るようになった、という事実があったと論じた。[94]

本妙寺にいつからハンセン病患者が集まるようになったかを明確に示す資料はないが、その背景には治病・除災の神とした清正公に対する信仰が第一にあったことは間違いない。また、清正自身がらいに罹患したが日蓮宗を信仰したために回復したという伝承や、筆者が平成二〇（二〇〇八）年に本妙寺附近の住民に対して行なった聞き取りでは、「朝鮮出兵の際に清正が朝鮮半島から患者を連れてきた」という伝説の存在も明らかとなり、清正とハンセン病が密接に結び付けられていることがわかる。また清正は徳川家康に毒を盛られて発病してついには没したという伝説から、清正公を一心に祈念すれば患者の病が癒えるともいわれており、「本妙寺ニ參詣スルニアラズシテ清正公ヲ信仰シ」というように、患者にとっては本妙寺に対する信仰というよりも清正公に対する信仰心が強かったのである。[95]前述の聞き取りでは、戦後もしばらくは本妙寺の石段に「そのような人たち」が見られたことが明らかとなり、ハンセン病患者による清正公信仰は戦前に限ったものではなかったようである。

明治二三（一八九〇）年には聖公会宣教師のハンナ・リデルが本妙寺に集まるハンセン病患者に衝撃を受けて回春病院を設立したのに続き、明治三一（一八九八）年にはカトリックの神父ジャン・マリー・コールによって待労院が開設されて、ハンセン病患者への治療が始められた。明治三三（一九〇〇）年に内務省衛生局によって作成された『癩病血統及患者表』によると熊本県全体では男性一八〇七人、女性九五八人の合計二七六五人のハンセン病患者がいるとされており、その数字は全道府県中最多である[96]（一七〇頁、資料4－1）。二七六五人のすべてが本妙寺に集住するハンセン病患者ではないだろうが、[97]それでも多くの患者がいたことは間違いないだろう。明治末期、ハンセン病患者が本妙寺に集住する様子は、明治四一（一九〇八）年の『大阪朝日新聞』で次のように記されている。ここで引用するのは「肥後十年」という連載コラムである。

田圃道をガタンヒチンと行くこと數十町花園村の端村に這入る。五六町にして黒門に達す。是から俥は行きマッセンと降ろされる。四十度の勾配で石磴《いしだん》が幾千幾百階となく續く、人道を兩側に中央には石燈籠が亦何千何百と數知らず建列《たてなら》んで居る、三町上るとドンドンドドンコ、ドドンコドンと太鼓の音が響いて來る、路傍に一團作つて、癩病患者が、或は指の無い手を指し擧げ、或は膝の無い足を引ずり、或は鼻落ち或は眼爛れ、或は耳削げ或は顔面口のみ存すと云ふ樣なのが、柵の中から憐みを乞ふ、太鼓の音はその又後方の茅屋《こや》掛《がけ》から響き渡つて居る。今は警察が喧しいで斯うしたのださうな。十年前までは櫻の並木の通りから、石磴の兩側に件の旦那さまが右や左から數しれず、手を出すやら、蠟燭を買うて呉れいと強制《ねだ》るやら、到底も耐まつたものでは無かつた。其の時から見れば、餘程好《よ》うなつて居る。▼98

石段（胸突雁木《むなつきがんぎ》と呼ばれる）の周囲にハンセン病患者が集まって物乞いをしていた様子が写実的に描写されている。なお、「石磴が幾千幾百階となく續く、人道を兩側に中央には石燈籠が亦何千何百と數知らず建列《たてなら》んで居る」という光景は現在でも変わらない（資料7－5）。現在では山門から本妙寺に至るまでの参道は整備されていて広く明るいが、その先の胸突雁木は狭く両側からは木々が重なるようになっているため、参道と比べると今でも昼なお薄暗い。前述したように二〇〇八年の筆者の聞き取り調査によれば、その胸突雁木の石段には強制隔離政策がなされた戦後しばらくも患者の姿が見られたという。引用した『大阪朝日新聞』から時代は下って、大正五（一九一六）年の『體力衛生無病生活法』でも、次のようにハンセン病患者が本妙寺に集まって生活していた様を述べている。

熊本の本妙寺と云へば加藤清正の墳墓の地で、其靈を祭つてある有名な日蓮宗の寺院です。斯る靈場であるから、世に業病と唄はれ人に捨てられた憐れな癩病患者は、切めては佛の功力に縋り、來世の冥福を祈ら

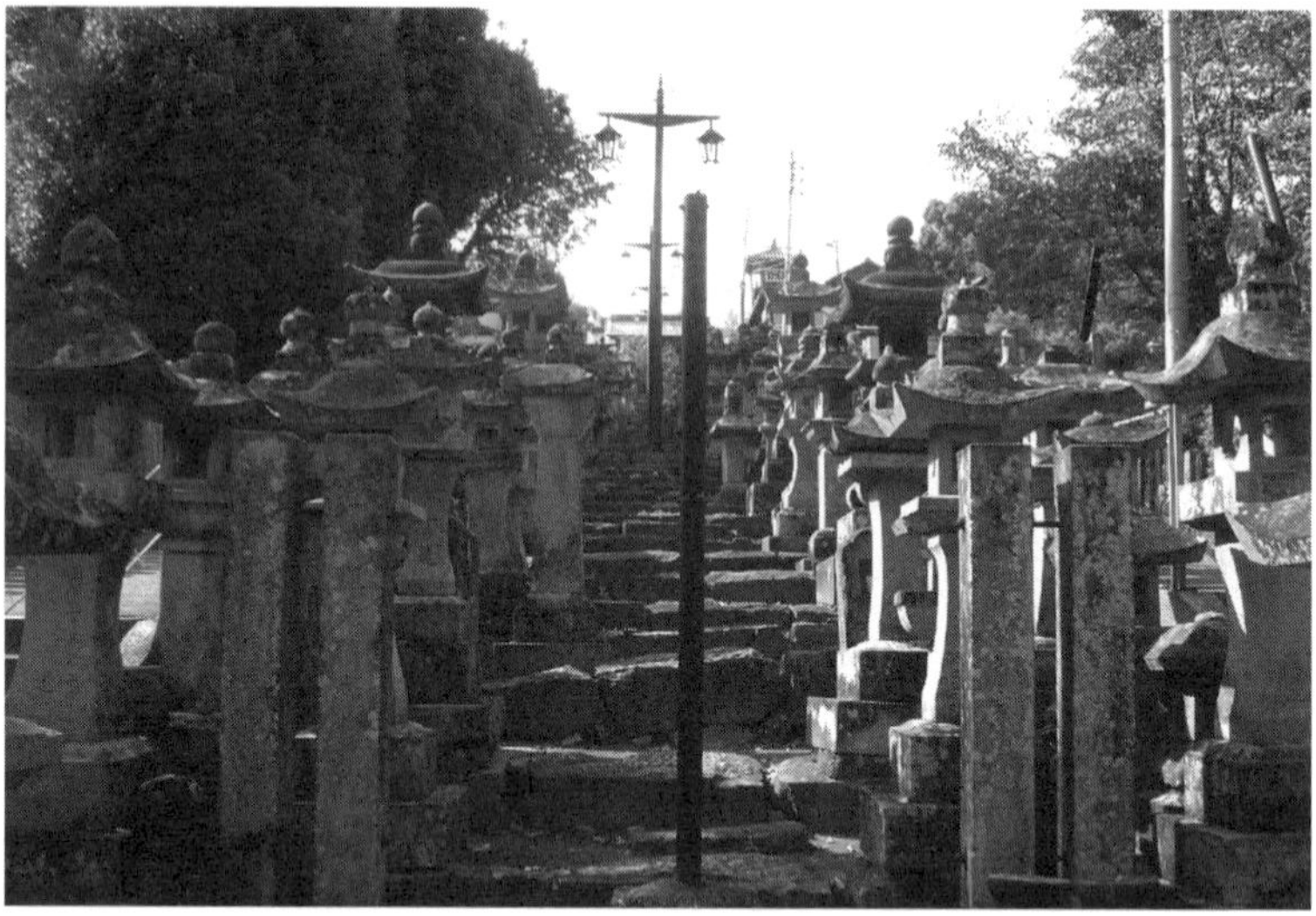

資料 7-5：本妙寺の胸突雁木

んものと、同病者は四方から此寺に集り來つて參籠し遂に患者同士一團となりて、夫れぞれ家を構へて、本妙寺に參る沿道の兩側には軒が並んで居ます。[99]

清正公への信仰は本妙寺にハンセン病患者が集住する大きな理由のひとつだったが、これらの記述から、彼ら患者にとっては単に信仰だけでなく、本妙寺の参詣者による喜捨への期待もまた大きな動機であったことが明らかとなる。特に清正の月命日である毎月二三、二四日前後には信仰と物乞いを兼ねて放浪患者が一時的に増加することがあったといい、[100]清正公への信仰と喜捨が大きな魅力となって、故郷を離れたハンセン病患者をひきつけたのである。

本妙寺へのハンセン病患者集住は、日露戦争（明治三七～三八年）にその最盛期を迎えたといわれている。相沢富志による『本妙寺ト癩患トノ親密不離ノ關係ニ就テ論説』[101]（昭和一〇年）は、著者が宮崎松記所長をはじめとした九州療養所関係者に送った文書である。すべて手書きの同書は刊本ではないものの、本妙寺への患者集住の歴史的経緯などが詳細に記されている。同書には著者相沢の私見が多く含まれており、論調としては九州療養所拡張の正当性主張と癩予防協会への期待に収斂していくが、同寺院への患者集住の様子を知ろうとする場合、資料としてはある程度の有効性は認められる。▼102相沢の文書から、本妙寺への集住の様子の一端を見ていく。

本妙寺の北方には附近町村の共同墓地があったものの、そこは住民による墓参も絶えており一面が篠、茅、雑草、雑木で覆われた場所だったという。その場所に日露戦争前後、各地からハンセン病患者や放浪者が集まり、この共同墓地に天幕を張って集団生活を開始した。日露戦争当時は八〇張ほどの天幕があり、一張あたり三人から八人が生活していたという。単純に計算しても、そのような天幕生活者の数は五〇〇人を下らなかっただろう。そしてハンセン病患者だけでも一五〇人は下らなかったという。この時期に本妙寺附近での集住が活発化したのは、日露戦争の勃発と関連している。戦争勃発によるインフレ景気は人びとを経済活動に駆り立てた結果として、本妙寺への参詣者の喜捨も増加したと相沢は分析している。喜捨の増加は、毎晩天幕で娯楽が開催されるようになるほど彼らの生活をかなり潤わせたという。

このような本妙寺周辺の恵まれた生活を聞きつけ、大分から香具師の一団が一攫千金を見込んで本妙寺へやってきたという。彼らは近隣の林の中に土地を借り、そこに「癩患者療養醫院」という瓦葺き二階建ての「偽善」の病院を設立した。彼ら香具師はそこで一ヶ月五〇円での治療活動を開始した。日露戦争当時の五〇円とはかなりの大金であるが、相沢の記録が果たして真実かどうかは検証できない。また、この病院における医療従事者およびその水準はまったく不明であるが、それでも「懐中豊富」のハンセン病患者は入院したという。また、香具師たちは他地方で自宅療養中のハンセン病患者のもとを訪れて入院を促したため、それでも定員の五〇人は毎月満員だった。とはいえ入院費が高額だったうえ、香具師たちは患者の実家に出入りして費用の搾取を強行したため、家産を潰す家族も出るほどだった。結局、このような悪辣な行動は当局の知れるところとなり、同医院は建設から三年目に廃業となり関係者も処分された。だが、入院患者は病院経営側の香具師によって家族が悲惨な目に遭わされたため帰郷することもままならず、やむを得ず本妙寺附近の天幕生活に加わったという。香具師による病院開設の一件により、本妙寺附近に集住するハンセン病患者は日露戦争後、さらに増加したのである。この日露戦争前後は、「天幕時代」と呼ばれた。▼[103]

注意しなければならないのが、この天幕生活は本妙寺北方の共同墓地でなされたものであった。天幕生活者は墓地を生活の根拠地とし、本妙寺に通って物乞いをしていたのである。しかし、日露戦争後、天幕生活者は北方の共同墓地から本妙寺周辺へと下りてくることになる。日露戦争が開戦して熊本の師団が出動することになると、軍馬等として大量の馬匹が必要となった。そのため本妙寺の東隣にある日朝寺の裏（日朝裏と通称される）の麦畑や粟畑が馬匹飼育所用地として借り受けられ、一二、三棟の草葺き長屋が建設された。しかしながら、それから間もなく日露戦争は終結したため、馬匹は引き上げとなって馬匹飼育所も地主であった農民たちによって安価で払い下げられた。農民たちはその馬匹飼育所を貸家に改め、そこにハンセン病患者を含む天幕生活者が貸家生活を営むようになったのである。本妙寺周辺での本格的な集住生活はここから始まったといってよいだろう。

それでは、本妙寺周辺に下りてきたハンセン病患者は、どのような生活をしていたのであろうか。相沢は、患者たちは当初、僧侶、修験者、神官、遍路の姿をして生活していたが、▼[104]本妙寺周辺や熊本市内だけでは「感興薄」かったため、彼らは三人から八人で一組の徒党を組んで、本妙寺を根拠地としながらも本州・四国方面へと「乞食旅行」をするようになったと述べている。その「乞食旅行」は一、二ヶ月、三、四ヶ月、あるいは半年を単位として正月、梅雨期、盛夏の土用などに本妙寺へ戻って休息するのが「常道」だったというが、彼らはそのような「乞食旅行」の途上で特に「本病者ノ家庭」を多く発見し、彼ら自身が「同病相憐ム」の念に頼るとともに、そのような家庭に本妙寺での生活の様子を聞かせていた。すなわち、彼ら本妙寺のハンセン病患者は他地方の患者に対して、本妙寺の宣伝活動のようなことを行なっていたのである。彼らの語る「病者ニ取ツテハ現世ノ浄土樂土」のような様子はハンセン病患者を抱える家人に希望を持たせ、患者を本妙寺に向かわせるきっかけとなった。清正公が治病などに効験ありとした本妙寺の宣伝もあったが、このように患者自身による情報伝達もまた、本妙寺にハンセン病患者を向かわせる要因となった。また、後には前述した新聞や書籍を通じて、本妙寺におけるハンセン病患者集住の様子が社会の認知するところとなったのである。▼105

本妙寺周辺の貸家は大火に見舞われるなどしたが、先述した日朝裏や本妙寺南東の中尾丸を中心に増加し、それらの家主は有力者となった。前に引用した『體力衛生無病生活法』でも「同病者は四方から此寺に集り來つて參籠し遂に患者同士一團となりて、夫れぞれ家を構へて、本妙寺に參る沿道の兩側には軒が並んで居ます」とあるのはこのような状況を描写していたのである。また、『大阪朝日新聞』も次のように描写する。

清正公の靈廟を取巻いて山の下には木賃宿が何軒となくある、平常《いつも》二百人位の癩病客が定宿して御座ると云ふ次第で、中には大金持の旦那様や次男殿がドシドシ家郷から送金させて、途方もない豪奢をきめ込んで居るのも有ると云ふ噂も聞いた。

彼らは押しなべて資力がなかったわけではなく、中には相当の経済力を持った患者もいたのである。

相沢はこのようにして本妙寺周辺に集住する人びとを「所動的、必至的、機械的」という言葉で一括するが、彼らの間には物質的・精神的な相互的幇助作用が確定していたと述べる。つまり、有病無病、健康不健康にかかわらず、一度「落住者」となった者を自宅に呼び寄せて飲食の世話をし、病気になれば薬餌・介抱の手助けをし、もし死亡すれば一帯の者は仕事を休んで、僧侶を招き線香蝋燭水花を供え、納棺にも野辺送りにも付き合うのが普通だったという。草津湯ノ沢部落のような行政区域ではなかったものの、集住生活者間では相互扶助的な生活が営まれていたのである。

また、ここに集まるハンセン病患者たちは単に喜捨をあてにしていただけでなく、呪術的な方法によって治病に期待していたことも記録されている。相沢はそれを「熊本本妙寺ノ迷信的信仰」と呼んだが、その内容は次のようなものである。本妙寺の発星山の東西端にある洞窟にこもって断食をするというものや本妙寺にある茶瓶のようなものに水を入れて持参し、霊柩を納めてある霊屋に謹座して夏冬を厭わず終日懸命に南無妙法蓮華経を繰り返し、三～五日間断食してからその瓶の水を飲むというものなどであるという。前者の洞窟は清正がらいにおかされたときに籠もって苦行難行をした遺跡のひとつとされており、後者の霊屋も清正の霊廟を指しているのだろう。ハンセン病患者の信仰対象が本妙寺というよりも清正公であったということの裏づけともなる信仰である。

明治四〇（一九〇七）年に「癩予防ニ関スル件」が成立すると全国五ヶ所に道府県連合立の療養所が開設され、二年後には第五区の九州療養所が本妙寺に近い黒石原に建設された。言うまでもなく、本妙寺におけるハンセン病患者の集住が問題視されたからである。計画当初、熊本県当局はこの九州療養所を本妙寺所在地である熊本市花園村に建設する予定だったものの、地元住民の反対に遭って黒石原に決定した。しかし九州療養所第一の目的はやはり本妙寺のハンセン病患者の隔離であり、開設と同時に収容された二七人も本妙寺に集住する患者であった。[106]その後も前述した「狩り込み」によって数名ずつ強制収容していたが、各地から患者が集まり続けたことや、九州療養所からの脱走者によっていわゆるイタチごっこが続いたのである。

九州療養所は昭和一〇（一九三五）年までに五度の拡張を行ない、隔離可能人数も開設当初の一五〇人から一〇〇〇人に増加していた。それでも入所希望者数は定数をオーバーしており、県当局としては本妙寺集住のハンセン病患者を含む未収容患者の処遇が大きな問題であった。相沢富志はこのような大量の未収容患者を発生させた原因として、九州療養所からの脱走者の存在以外に次のような指摘を行った。それは、①明治大正を通じて九州療養所の存在および価値に対して「上下一般を通シテ充分ナル認識カナカツタ」こと、②人びとにハンセン病が天刑病であるとの誤解があったこと、③人びとが公衆衛生に重きを置かなかったこと、④療養所の実態が、患者に劇薬を投与しているというような誤認識がなされたことの四点である。他にも療養所へ野菜や魚を納品する業者が運搬途中や買い入れの際に「此ノ品物ハ黒石（黒石原。九州療養所のこと、筆者）ノ豚小屋行キ」などと嘲弄し、そのような流言が「愚民ノ間」に伝わっていたこともあったという。

このような経緯から、「本妙寺と言へば癩、癩と言へば本妙寺」[107]と言われるように、本妙寺はハンセン病と密接な関係がある場所との認識が強められていった。しかしながら、その実態は時代を経るにつれて変化したようである。昭和六（一九三一）年の「癩予防法」成立後、熊本市は本妙寺集落の本格的な調査に乗り出すことになる。その結果として明らかになったのは、本妙寺周辺はハンセン病患者の集住地というよりも、むしろ「貧民ノ集團地」というべき場所だったという事実であった。昭和五（一九三〇）年に内務省衛生局が実施し作成した『癩患者ニ關スル統計』によると、熊本県では合計一〇三八人のハンセン病患者が確認されたが、その半数以上にあたる六九五人が療養所入所者であり（九州療養所に五六九人。残りは私立療養所の回春病院および待労院）、残りのほとんどが自宅療養する患者であった。それにもかかわらず、本妙寺＝ハンセン病というような図式が定着していたのは、このような貧民との混住によって本妙寺集落の規模が増大しているかのように見えたからと考えて問題ないだろう。

それでは、なぜ「癩予防法」まで本妙寺の明確な人口構成が不明であったのか。九州療養所医官であった内田守によると、それまで本妙寺集落に医師などの調査が及ばなかったのは、「本部落ガ全ク特種的貧民窟ヲ形成シ住民ノ氣質極メテ粗暴ニシテ、警察力充分徹底セズシテ容易ニ癩ノ検診等ヲ行ヒ得ザルガ爲」であったと指摘した。また、本妙寺集落の貸家主については「殆ド癩患者ニシテ部落民間ニ絶大ノ勢力ヲ有シ」と、その影響力の強さが関係各局の介入を困難にしたと分析したのである。▼108

熊本市役所社会課の調査では、当時本妙寺寺内地の内、日朝裏、中尾丸、仁王門（山門のことを指している）に合計して四〇棟ほど存在していた貸家について、それらは五人の家主の所有であり、彼ら五人は当時から二〇年以上前に放浪の末に本妙寺にたどりついたハンセン病患者かその子孫であると説明している。そして彼ら五人が患者やその他の貧困者を厚遇したため、本妙寺周辺が貧困者の別天地と化したと分析した。▼109つまり、本妙寺の集住地が拡大したのは、そこが清正公信仰の中心地であるうえに喜捨が期待できるということのほかにも、五人の家主の存在などハンセン病患者を含めた貧困者にとってのうま味が多かったからでもある。これは東京北部の病人宿にハンセン病患者が集まったように、親分的な家主の存在が大きかったことを意味している。故郷を離れた患者にとって、これらのような場所は仮定住するのに都合のよい場所だったのである。

あらかじめ述べておくが、「癩予防法」成立直後のこの時期に本妙寺の調査が本格化した背景には、熊本市の観光地化という目標と、紀元二千六百年に合わせてハンセン病患者を一万人隔離するという目標が存在した。つまり、行政側に本妙寺集落を解体するべきとの機運が高まってきたのである。そして本妙寺の調査は、行政側からは熊本市、医師側からは九州療養所が代表となってなされた。彼らの調査から、昭和初期における本妙寺集落の様子と、解体までの経緯を追う。

熊本市西部方面事務所常務委員の十時英三郎による、『熊本市花園町本妙寺附近ノ調査報告』▼[110]（昭和九年）を見てみよう。十時はその前文で次のように書いている。

> 熊本市花園町本妙寺附近中尾丸一帯ノ不浄地區ハ衛生ノ上ヨリ風紀ノ上ヨリ果タ又觀光都市ノ上ヨリ見テ西部方面廣ク云ヘバ市政ノ上ヨリ一種ノ癌ト云フベキヲ思ヒ之レガ浄化ヲ志ス事久シ

本妙寺周辺が、衛生・風紀・観光都市の三点から観て「不浄地区」であるとみなされており、熊本市政にとっての癌であったと、強い調子で説明されている。右の前文ではさらに、九州療養所の増床および鹿児島県の星塚敬愛園新設を好機として、本妙寺集落を一掃すべきと主張されているのである。公衆衛生上の問題というよりも、熊本市発展のために本妙寺集落の一掃が重要条件となっていることがわかるだろう。

本妙寺集落の具体的数値を見てみよう。この時の調査によれば、本妙寺周辺の総世帯数一四九世帯の内、ハンセン病患者の世帯数は三五世帯、総人口四八二人（一三歳以下は一五二人）の内、患者人口は一一二人とされている。この統計では総人口の約四分の一が患者人口にあたり、約三分の一が一三歳以下の児童であることに対し、十時は「如此貧困児童ガ癩患者系ト共ニ年ヲ遂ヒ幾何級數的ニ増加ストセバ社會政策上考慮スベキ事ト思爲ス」と述べている。いわゆる未感染児童とハンセン病患者の混住を問題視しているのである。だが、この患者世帯数は過去にハンセン病患者を出した世帯が含まれているため、人口も実際の患者数よりは多く現れている。さらに、一見してハンセン病患者だとわかるのは一一二人中わずか二七人にとどまっている。つまり、一目で患者とわかるのは総人口の五％にすぎないのである。これはその二年前に熊本市役所社会課によってなされた調査でも同じ数で、当時も男性一九人、女性八人の合計二七人がハンセン病患者であると結果が出されている。本妙寺集落の評判と比べて、ハンセン病患者の実数は確実に減少してきていたのである。

十時は、三五世帯と記録した患者世帯の職業の調査もしている。その内訳は以下のとおりである。貸家業…四人、手傳…一人、托鉢坊主…四人、看病人…一人、ボロ買ヒ…一人、食料品及酒商…一人、豚飼人夫…一人、外交員…一人、扁路…二人、物貰…六人、無職…二人、ペンキ塗…一人、日用品菓子行商…五人、大工…二人、日雇…八人、女工…二人。全員が物乞いに頼って生活していたわけではないことは確認できたが、彼らと草津湯ノ沢部落の住人との最大の違いは、湯ノ沢の住人が旅館をはじめ各種自営業を営んでいた者が多かったのに対して、本妙寺集落の住人の中に自営業者が少ないことである。もちろん、本妙寺集落が寺内地であり、なおかつ湯ノ沢部落のような行政区域でなかったために出店が不可能だったとも考えられる。だが、これらを見る限り、湯ノ沢部落と違い本妙寺集落では、自給自足的生活は行ない得ない状態だったことがわかる。

十時は本妙寺集落の、他の住人の職業に関する調査も行なっているが、以下には患者世帯の職業と重複しないものを列挙しよう。旅画師、火葬人夫、鍋釜修理、線香賣・半乞食、チンチン飴賣、アイスクリーム販賣、浪花節、虚無僧、飲食物行商、鋳掛屋、辻裏賣、理髪業、石鹸糸針行商、磨砂賣、犬殺、野菜行商、殘飯屋手傳、ボロ買、遊藝、唐辛子賣である。

このような職業構成は、十時に対して「職業別ヲ見バ如何ニ其職業ガ下等ナルカヲ見ラル、ト生活状況ガ想像セラル、ト該地ガ俗ニ云フ「ナラズ」者ノ集合地ナルヤヲ伺ガハル」[111]との印象を与える結果となった。本妙寺集落は、ハンセン病蔓延の怖れがあるとともに経済状況の劣悪な、「下等」な地域とみなされたのである。また、本妙寺集落が純粋なハンセン病患者のみの集落ではなく、患者ではない貧困者との雑居状態にあることも十時に懸念を抱かせた。十時は、他所のハンセン病患者集住地では「健康者」との雑居がなされていないことを聞き知り、「他の地方に先んじ之の集団地を一日も早く浄化させられん事を癩予防上切望」したのである。[112]本妙寺集落はハンセン病患者を含む貧困者の集住する「不浄地区」であり、浄化されるべき存在であるとの認識をそこに見ることは難しくないだろう。本妙寺集落におけるハンセン病患者と貧困者の混住と並行して、九州療養所脱走者によって組織された更生相愛会という患者支援団体が、本妙寺を本拠として活動した。だが同会は各所で多額の寄附を強要していたため、治安上問題視されてもいたのである。

本妙寺集落解体の背景のひとつは、熊本市の観光地化であった。

殊ニ明年度ハ當地ニ博覧會モ開催セラレ全國各縣ノ人々モ集リ參拝又ハ觀光トシテ本妙寺へ詣ル人モ多數アルベキ事ハ期セネバナラヌノデアル、一入其辺ヲ考慮ト黒石原癩患者増収容ノ計劃、鹿兒島縣下ニ官営癩療養所設置ノ計劃アルヲ充分ノ顧慮ニ入レ浄化セラル、コトヲ切ニ願フノデアル[113]

ここでは九州療養所の増床計画および鹿児島県下での療養所新設に加え、熊本市で開催予定の博覧会についての言及がなされている。博覧会に際して県外からも多くの観光客が本妙寺を訪れるはずだが、その際に本妙寺集落の実態を見られることは、衛生的にも体面的にも不適当だということである。これは、内地雑居開始によって多くの外国人に各地を放浪するハンセン病患者を見られることを怖れ、「癩予防ニ関スル件」成立にまで至った明治初期のハンセン病政策とほとんど変わりない発想法であるといえよう。外国人に向けての場合、ハンセン病患者は国辱のような存在であったが、この場合は本妙寺集落の存在が熊本市、ひいては熊本県の恥とみなされることが怖れられたのである。

また、本妙寺集落解体は、該地の区画整理事業として計画される。解体の主たる対象地は、本妙寺南東方の中尾丸および東方の日朝裏であった。当時、本妙寺の北東背後には市営の公園墓地があったが、そこへ行くには山門の前方から東方向へ、中尾丸と日朝裏を大きく迂回せねばならなかった。そのため、十時による計画書の地図（資料7－6）を見ると、山門（仁王門）から中尾丸・日朝裏を直線的に貫通する新道が計画されたことが見て取れる。これは、公園墓地までの道のりを短縮するだけでなく「同方面ノ浄化ニ對シテモ効果的」[114]だと期待されてもいたのである。

いうなれば、本妙寺附近の区画整理事業と集住集落解体は表裏一体、不離の関係だったのである。本妙寺集落解体に関する十時の意見の骨子は、公的補助を受けて中尾丸地帯を買収して、ハンセン病患者は九州療養所に隔離し、貧困者は救護法に基づいて救護し、浮浪者は追放し、買収地は加藤清正にちなむ市営の運動場にするというものであった。また、前方面委員書記の酒井学の意見では、買収後の中尾丸・日朝裏は博物館などを持つ風教区域として、「乱雑ナル患者住居ノ建設ヲ禁止」[115]すべきことが提案されている。本妙寺周辺を徹底して整理することにより、集住地を解体するとともにハンセン病患者や貧困者が再び集住できなくなるような対策が講じられているのである。

しかしながら、結果的に十時の案は相当の費用を伴うために実現されなかった。本妙寺集落解体が断行される

資料7-6：熊本本妙寺周辺図（『近現代日本ハンセン病問題資料集成 補巻三』より転載）

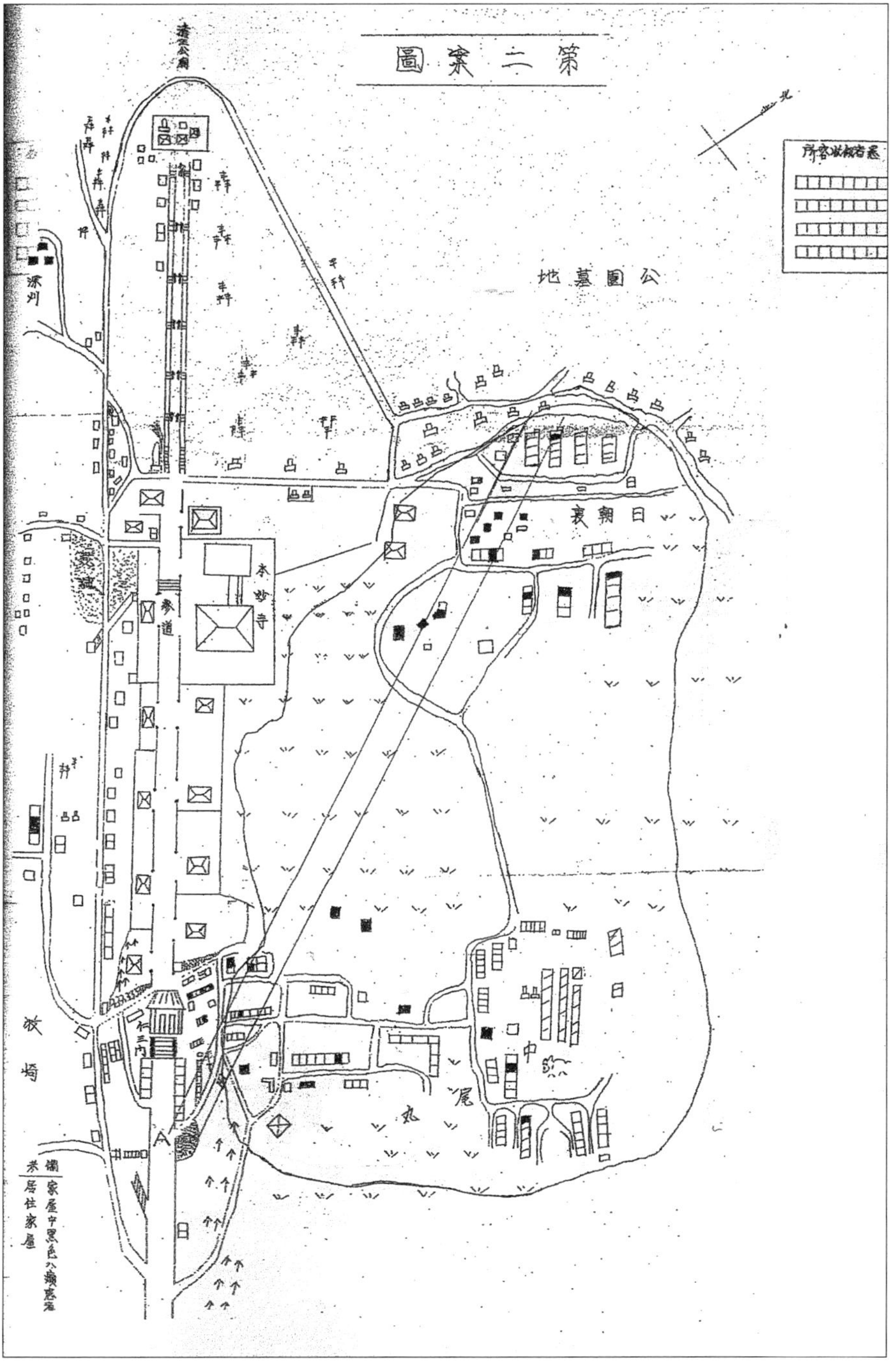

のは、昭和一五（一九四〇）年に、山田俊介熊本県警警察部長が赴任してきたことによる。山田の赴任によって本妙寺集落解体は県内だけでなく中央でも議論され、ついには厚生省当局も動かすようになった。同年中には九州療養所の予算会議に厚生省職員、長島愛生園（岡山県）および星塚敬愛園（鹿児島県）の職員が派遣され、警察当局とともに本妙寺集落解体、すなわち該地におけるハンセン病患者の一斉検挙が決議されたのである。

昭和一五（一九四〇）年七月九日、熊本県警の総指揮によって本妙寺集落におけるハンセン病患者の一斉検挙が実行に移された。「我國癩豫防上ノ最大禍根」とされた本妙寺問題に対して、警察官および県職員、そして九州療養所職員からなる二〇〇人以上によって、ハンセン病患者の一斉収容という強制的措置がなされたのである。後に癩予防協会はこの時の本妙寺集落解体当時の詳細なレポートを作成しているが、そこに掲載された九州療養所長宮崎松記の私信「本妙寺癩部落一齋掃蕩ノ件報告」には「敵は本妙寺にあり」との言葉も見られるように、さながら軍記物か戦争報道記事を読むかのような記述がなされた。集落内部の患者住居にはあらかじめ白墨で目印がつけられ、警察官を本隊とした当局関係者による「狩り込み」が徹底された。老若男女問わず一五〇人近くが強制的に検挙されたのである。患者はトラックに乗せられて各地の療養所へ分散送致され、集落内の家屋は破壊された。草津湯ノ沢部落が解散という比較的穏便な最期を迎えたのに対し、本妙寺集落の最期は官憲の手による強制的な解体、解消であった。患者の私物が隔離先の療養所に送致されることもなく、藤野豊はこの一件を「国家による犯罪」であると厳しく断じている。▼116

本妙寺集落解体がなされたこの年は、いわゆる紀元二千六百年の年であった。第四章で既述したように、厚生省や癩予防協会はこの紀元二千六百年の記念にあわせて、ハンセン病患者一万人隔離を目標としていた。ハンセン病患者の強制隔離がさらに過熱していた時代なのである。湯ノ沢部落の患者も本妙寺集落の患者も、すべて療養所へと収容された。湯ノ沢部落と本妙寺集落は国土からハンセン病患者を根絶させようというハンセン病政策と、紀元二千六百年という挙国的事業への貢献という、ふたつの国家的目標遂行の道具とされたといっても過言ではなかろう。湯ノ沢部落がれっきとした行政区域だったのに対して、本妙寺集落はそうではなかった。また、純粋な患者集落ではなく、様々な貧困者が共生する貧民街だった。そして不浄地区とのレッテルを貼られ、浄化されるべき対象とみなされた。そのために集落解体は住人の意向とはかけ離れた所で議論され、その実施もほとんど暴力的なものだったのである。

しかし、たとえ本妙寺集落の人びとが行政区域である湯ノ沢部落の住民とは異なっていたとはいえ、彼らは住居、職業、信仰、そして家族を持っていた。穏便にせよ暴力的にせよ、結果的に強制隔離は彼らの住居を撤去し、職業を奪い、信仰対象から引き離し、家族を離散させた。貸家を営むほどの経済力を持った者もいれば、貧しい者もいた。ハンセン病の症状にも住人の間に軽重があった。それにもかかわらず、いかなるバックグラウンドを持っていたとしても、彼らはすべて、隔離されるべきハンセン病患者として一元的に把握されたのである。

本妙寺集落解体の翌年、草津湯ノ沢部落も解散させられた。こうして、日本におけるハンセン病患者集住地の二大拠点がともに、時をほぼ同じくして消滅したのである。いずれの場合も患者は強制的に療養所へと送致された。筆者は本節において、都市での集住および湯ノ沢と本妙寺における集住生活のあり方を示した。しかしながら強制隔離政策の強化は、集住にせよ放浪にせよ遍路にせよ、そのように各自の生活を営んでいたハンセン病患者を、すべて療養所に隔離する方針を確固たるものとしたのである。ハンセン病患者はさらに一元化されただけでなく、患者とそうでない人びとは、ハンセン病を持った者とそうでない者という二元論的把握がされるとともに、隔離されるべき者とそうでない者という二元論的把握をもされたことになる。ハンセン病患者は、遺伝説と伝染説との間の揺らぎによる影響だけでなく、病気を持った者でありなおかつ隔離まで必要とされた者という、二重にも三重にもわたる差異を帯びることになってしまったのである。ハンセン病が「國辱病」[117]とまで称された所以もまた、ここにある。

第五節　拡大する差別視と婚姻忌避――個人から家へ、家から集落へ

大正九（一九二〇）年に作成された『癩部落概況』は、第三節および第四節で述べたようなハンセン病患者の放浪・集住生活の実態を明らかにした。『癩部落概況』作成のための調査はハンセン病患者所在地の全国的把握のためであったが、同調査によって全国における「癩部落」、つまりハンセン病患者の多く住む（と言われる）、または住んでいた（と言われる）集落の存在が具体的に示された。このように集落単位でハンセン病患者の所在を把握するという行為は、ハンセン病政策関係当局がもはや該病を個人のみに限らず、家や村落単位の把握を必要としていたことを含意している。そして、ある特定の集落を「癩部落」であるかのように説明する語りは、ただ『癩部落概況』からによってのみ知られるわけではない。むしろ『癩部落概況』の結果の背後には、さらに多くの語りが存在したのである。本節ではそのような、ある特定の集落や家を「癩部落」や「癩病筋」とみなす伝承と、それに附随する現象であり、なおかつハンセン病に対する差別・偏見の最たるものでもある、そのような家や集落との婚姻忌避を取り上げる。まずはその第一段階の作業として、『癩部落概況』の中でその「癩部落」がどの

ように記述されているのかを見ていく。

第一項　大正九年『癩部落概況』から

『癩部落概況』は、「各地方ニ於ケル癩部落、癩集合地状況ノ一端ヲ知ランカ爲」に内務省衛生局長名で各地方長官に照会した結果を表形式にまとめたものであり、大阪、神奈川、兵庫、千葉、栃木、奈良、三重、滋賀、宮城、秋田、島根、徳島、愛媛、高知、宮崎を除く三二道府県から提出された回答を次の七項目ごとに記録している。その内訳を見てみよう。

①　癩部落、癩集合地ノ所在地
②　部落集合地成立ノ沿革
③　治癩専門醫、治療ニ用ヒラレツ、アル温泉、鉱泉、鍼灸、家傳藥、秘法等ノ有無
④　信仰對象ノ有無及其信仰ノ由來
⑤　當該部落集合地ニ於ケル一般戸數、人口並現在ニ於ケル患家及患者數
⑥　患者ノ日常生活關係患者ト周囲健康者トノ關係、他部落トノ縁組其ノ他社交關係
⑦　各季節ニ於ケル患者移動ノ状況

本節では約一五〇ヶ所報告されている「癩部落」および患者集住地の一部から、特に①②⑥の三項目を『癩部

落概況』上の順番に従って見ていきたい。なお、『癩部落概況』では具体的地名が残されているが、これは当該地域住民の人権と密接にかかわる問題であるため、本書では県以外の地名については基本的に伏せる。なお、時制はすべて『癩部落概況』作成当時を基準とするため、文中の「現在」は大正九(一九二〇)年前後である。

北海道の例

ここは二五年ほど前に三重県内の「癩部落」から六、七戸が揃って移住したというが調査時点ではすでにおらず、古老の間で言い伝えられているのみ。⑥については住人の出入りが多くハンセン病の血統も明らかでないため、附近住人などに嫌忌される傾向にはあるが、社交関係などは別段問題ないという。

東京市の例

前節で紹介した市内北部の「病人宿」についてなので省略。

京都府の例(1)

②の沿革は古来よりの伝説であるため沿革は不明。ハンセン病の患家は二軒あるが、相当の資本家なので、患者は食事以外別室に隔離している。他村との社交関係は普通だが、婚姻は多少嫌忌されているようで、現在は他村と縁組しているという。

〃　の例(2)

沿革は、元弘年間の後醍醐天皇臨幸の際、朝敵であった住人が間道の存在を密告したために「癩部落」になったという。なお、調査当時、同村にハンセン病患者は存在しない。他村との交際は普通だが、婚姻関係はないという。

長崎県の例

この村には当時二軒のハンセン病の患家があったが、そこは一二〇、一三〇年前に二軒の先祖が同県南松浦郡から移住してきた集落であり、その後姻族や知己が移住したために一集落を形成するに至ったという。他の集落(合計七ヶ所)は移住ではなく土着の集落で、「婚姻關係等ニ依リ遺傳的ニ患者ノ數ヲ増加スル」に至ったという。⑥についての記事はない。

新潟県各郡の例

県下では「癩部落」を形成するほどの規模のものはないが、山間部の各郡にあるハンセン病患者の所在地を記している。しかし沿革は不明。附近の他村との社交関係については「殆ント意トセサル者アリ」というが、婚姻関係については「近時大ニ注意ヲ払フ爲中産階級ハ多ク遠隔ノ地ニ之ヲ取結フ傾向アリ」という。ただし、「下層民」には「系統」を意としない者も多いとされる。

埼玉県各郡の例

北足立、入間、秩父、児玉、大里、南埼玉、北葛飾の各郡に「癩部落」があるというが、いずれも沿革は不明。⑥については以下。北足立郡ではハンセン病患者を別室に隔離しており、婚姻は嫌忌されつつある。入間郡でも家族とともに生活しているが、他住人との婚姻は嫌忌されつつある。秩父郡でも人目を避けて生活し、婚姻は嫌忌される。ある郡でも普通の生活をしているが、他人との交際は薄い。ある郡では社交関係なしと報告される。南埼玉郡では社交関係は普通だが、縁組は晩婚。ある郡でも家族とともに生活しているが、寝具食器は家族と区別される。婚姻に関しては報告なし。

茨城県の例

沿革は、七〇年前に鉱泉が発見され、それがハンセン病に効能ありということで患者が集まり、次第に子孫が増えた結果、小集落を形成するに至ったという。隣村とは一〇余町ほど離れているため、婚姻も社交関係も他村と結ぶ者は稀だという。

愛知県の例

現在は「癩部落」ではないが、伝承は残っている。同所は大規模な墓地であったが、あるとき一組の男女が墓守として移住し、その子孫が増加して一小集落を形成した。彼らは墓守であったために婚姻も社交関係も忌避されたため、農業に従事するようになったという伝承である。現在はハンセン病患者がいないが、このような伝承を持つために他村からは被差別部落視されており、婚姻も忌避されていて村内婚を余儀なくされている。

静岡県の例(1)　四〇〇年前に日蓮上人に渡来し、日蓮宗を信仰するハンセン病患者が集まった結果として患者が増加したという伝承を持つ。婚姻は集落内でなされる。

〃の例(2)　元々は池だったが、四、五〇〇年前に埋め立てられ、集落を形成するに至った。四軒の患家は概して富裕で、健康者はなるべく接触を避ける。他村との婚姻も稀で、「同區ハ一般病系ナリ」と言われている

〃の例(3)　昔から存在を見たという。四軒ある患家の人間は農業に従事しているが、周囲の人びととの交際はなく、婚姻も集落内でなされる。

山梨県の例(1)　三〇〇年前から「癩部落」を形成していた。ハンセン病の系統とされる家は比較的に忌避されており、婚姻も同じ組内か他村でハンセン病の系統とされた家と結んだ。

〃の例(2)　文化年間にハンセン病患者が来てから絶えず戸数が増加した。患者は健康者とともに農業に従事するものの、一般的には忌避する風があるという。

〃の例(3)　沿革は不明。ハンセン病の患者数はゼロ。社交関係は一般集落と変わらず、婚姻も村内の各部落にわたってなされる。

長野県各郡の例　特に「癩部落」と認めるべきものはないが、患者が比較的多くいる集落として一五ヶ所を列挙。ほとんどの沿革は不明だが、ある地域では血族結婚が原因で患者が発生したと言い伝えられて

いるという。婚姻も、同じ系統の家となされる。

福島県各郡の例

長野県の場合と同様、「癩部落」とは認められないが、ハンセン病患者が現存してさらに嫌忌されている四集落を挙げている。いずれも沿革についての記述はなし。婚姻は同族間でなされる。

岩手県の例

沿革についての記述なし。他村との社交関係はなく、婚姻も集落内でなされる。その理由は、祖先にハンセン病患者がいたからだと言われている。また、ある地域は「癩部落」であるとの伝承がある。婚姻も分家も集落内でなされたため、ハンセン病は集落全体に広がったという。ただし、現在では患者が存在していない。

青森県の例

伝承では、日昭聖人奥州漫遊の際、同地に休憩して題目を石に刻み付けたので、そこに堂宇が建立された。そして各地からハンセン病患者が治療祈願のために訪れたという。同所には数名の患者が祈願のために一時的に滞在しているだけだが、彼らは健康者との社交関係や婚姻関係は持たない。この事例は「癩部落」というよりも、本妙寺などと同一視するべきか。

福井県の例

伝承では、過去に京都の富豪が家人に患者を出し、その隠蔽のために患者を同地に移して村民に多額の金銭を与えて看護させ、それ以降、患者が続出したという。現在、患者は一〇人いるが、全一四九戸中、過去に患者を出した家はほとんどないという。患家との社交関係や婚姻は忌避されている。

石川県の例(1)

沿革は不明。婚姻は「癩系」ということに注意するが、それも絶対的ではなかった。ただし、婚姻関係においては、同一系統（「癩系」）か遠隔地の家と結びつつあるという。

〃の例(2)　沿革は不明。ハンセン病患者のいる家系の健康者は、日常生活では何ら異なるところはないが、婚姻関係は絶対に結ばない。

富山県の例(1)　約三〇〇年前に某氏ほか五戸が移住し、分家をなして増加したという。ハンセン病患者と健康者の交際は密接で、婚姻関係もほとんどが村内婚。一方、他村との関係は絶無であるという。

〃の例(2)　隣接する岐阜県の某村からハンセン病患者が縁組してきたことで患者が発生したとされる。同地は周囲と隔絶した山間集落で、維新前は藩の流刑地であったために他村との交通は絶無だった。そのために親族内婚がなされ、「遺傳的發病」が絶えることはなかったといわれている。前述の隣接する岐阜県の村落と婚姻関係を結ぶことがある。他村の住人は、ハンセン病が伝染病であるとの念が薄いためか、社交関係の面では異なることはないという。

〃の例(3)　沿革は不明。患者がいた時代、彼は家族からも孤立して、屋敷の片隅に小屋掛けをしていた。そのため、周囲との社交関係や婚姻関係は絶対になかったという。

〃の例(4)　沿革は不明。ハンセン病患者との交際や婚姻は忌避されているが、症状が現れていない者との交際は普通であり、稀に婚姻関係を結ぶこともあるという。

〃の例(5)　古くから一、二人のハンセン病患者が絶えずに今日にまで続くという。患者は家の一室に起居して外出はしない。交際や婚姻も一般住人とは行なわないという。

鳥取県の例(1)　沿革は不明だが、ハンセン病が伝染病であることを知らずに患者と接近したため、村内に蔓延したと分析。患者と健康者との交際も、住人と他村民との交際も普通であるが、婚姻の際には系統を厳しく吟味される。他村との婚姻は、同系統の家と行ないつつあるという。

〃　の例(2)　現在も過去も患者は発生していないものの、四〇〇余年前に領主が豊臣秀吉に包囲された際、村民が秀吉に間道を教えたため、領主の怨念を受けて「癩部落」になったという伝承を持つ。このような伝承のために他村との交際および婚姻は忌避されていたが、患者の発生がないためにそのような状況は解消されつつあるという。

岡山県の例(1)　古くから「〇〇カッタイ」の語が伝えられ、ハンセン病患者が絶えないという。他村との婚姻は忌避され、同系統間にてなされる。交際に関しては、飲食を共にすることを避けるという。

〃　の例(2)　患者はいないが、同地を賜った那須与一が日輪を射たため、天罰としてその子孫がハンセン病であるとの伝承がある。他村との交際は普通だが、婚姻は一般に忌避される傾向にあるという。

広島県の例(1)　約一〇〇年前、同地に美男子である「癩系統」の医師があり、界隈の女性たちと関係を持ったため、病毒が伝播したとの伝承を持つ。「癩系統」の間で交際し、あるいは他村の「癩系統」の家と婚姻関係を結ぶという。

〃　の例(2)　過去にハンセン病患者が多い集落だったという漠然とした伝承がある。患者は一人のみで、昔は集落内のみの婚姻だったが、現在では解消されつつあるという。

〃　の例(3)　「癩部落」であるとの伝承があるのみで、ハンセン病患者はいない。しかし、他村の住人は同地の住人に接近するのを嫌忌する状況であり、婚姻も同系統間で行なわれるという。

山口県の例　某集落では過去にハンセン病患者が移住し、婚姻関係を通じて「癩系統」が多くなったとの伝承を持つ。婚姻も、同系統間で行なわれつつあるという。

和歌山県の例　患者が初めて発生したのは一〇〇余年前で、それ以降所々に発生しているという。同地は集落

香川県の例　全体が「癩系統」とみなされており、他村との交際や婚姻は稀。附近に四国八十八ヶ所の霊場があり、古来ハンセン病患者が定着することがあった。それが婚姻によって「癩部落」を形成するに至ったという。患家の婚姻関係は、同族間にのみ行なわれているという。

福岡県の例(1)　時々少数の患者を出し、なおかつ同地の住人はすべて親族関係にあるため、婚姻を通して「癩部落」を形成するに至ったという。婚姻は、集落内でのみなされる。

〃　の例(2)　古くからいの血統だといわれている。周囲の健康者との交際は普通だが、婚姻は忌避される傾向にある。

〃　の例(3)　昔から多くのハンセン病患者を出したため、その血統の集落とされる。健康者はなるべく患者に接近しないようにし、交際や婚姻は忌避されているという。

大分県の例　沿革は不明。健康者との交際や婚姻はないという。

佐賀県の例　患者はいないものの、全八二戸中三戸以外は「癩系統」だといわれている。また、健康者との交際や婚姻もない。

鹿児島県の例(1)　約五〇年前に患者が発生し、井戸と川を通じて患者が続出した。交際は親族間のみ、婚姻は同系統間にのみ行なわれている。

〃　の例(2)　沿革は不明。住人は患者と普通の交際をしているが、他村との婚姻はない。

以上、四四例を『癩部落概況』より抜粋した。特徴的なのは、「癩部落」の分布にそれほどの地域的偏差が見られないことであろう。県ごとの回答であるため、情報の精粗はまちまちである。それでも概して全国から「癩部落」のようなものは報告されている。ただしそれら「癩部落」は必ずしもハンセン病患者ばかりが住む集落ではなく、報告では各集落あたり数名で、多くても一〇人を越えることは稀である。さらには、実際にハンセン病患者を抱えてはいない集落が報告されている場合も少なくない。それらは、過去にいたことがある、またはいたという伝承を持つというレベルにとどまりながらも「癩部落」とみなされたのである。その過去も、調査時から一〇〇年以上さかのぼった時代が多く、真実の追跡は不可能な時代に沿革を求めるものがほとんどである。

また、これら「癩部落」であるが、他村との交際関係においては決して濃密とはいえないまでも、ある程度の関係にあったこともわかるだろう。「癩部落」といわれていても、周囲とまったく隔絶したものばかりではないのである。しかしながら、このように交際関係が普通であったとしても、婚姻関係は結ばないという報告が大半を示すことを『癩部落概況』は教えてくれる。「癩部落」は婚姻関係の対象外とされ、「癩部落」の住人は親族間か他所の「癩部落」住人との間に婚姻関係を結ぶという報告がなされている。通常の交際は問題ないとしても、ハンセン病患者を持つ家、あるいは「癩部落」とみなされた集落に居住する家との婚姻は忌避されていたのである。『癩部落概況』は、なぜ「癩部落」の住人との婚姻が忌避されるのか、その理由までを示してはいない。この報告から推し量ることができるのは、「癩部落」であるから、という単純なもののみである。

第三章で引用した貝原益軒の「教女子法」（宝永七年）には、「七去」という言葉が現われている。これは『令集解』ですでに用いられている語であるが、その意味するものは妻を離縁する七つの理由であり、七つの内ひとつでも該当すれば、離縁する正当な根拠となるものである。この「七去」には義父母への不服従や不妊などがあるが、その内の五番目に「悪しき疾」がある。これは「悪疾」であり、言うまでもなくらいを指した言葉であった。律令の時代から益軒の時代まで、らいの女子は離縁の対象だったのである。[118]また、近世の知識人の中にはらいの血筋の混入を避けるため、らい患者のいる家筋との婚姻を忌むべきとの意見を持つ者がいたことも、すでに述べたとおりである。

しかしこの『癩部落概況』は、ハンセン病患者のいる家筋との婚姻を忌避するという行為が、普遍的なものでなかった可能性をも示している。数例ではあるが、最近になって「癩部落」との婚姻を忌避するようになった、という報告が見られるのである。新潟県の事例では「近時大ニ注意ヲ払フ」という報告があり、埼玉県でも婚姻が忌避されつつある、という言い方がなされている。また、鳥取県および山口県でも「癩部落」の住人の婚姻は、「同系統」間に行なわれつつあるという、現在形で報告されているのである。

少し整理してみよう。「七去」において「悪疾」は妻を離縁するための条件ではあったが、婚姻の忌避までは規定していない。あくまで妻がらいになった場合は離縁することができる、という段階である。らい患者のいる家についての言及はなく、さらに「癩部落」という概念も見られない。つまり「七去」はあくまでらい患者個人を対象にしたものであったと考えてよかろう。また、第三章において筆者は、近世になるとらいを家筋に伝わる病気であるという説が唱えられるようになったと論じた。一見、自家撞着に陥っているように見えるが、このような家筋であるとの理解は当時の知識人、特に医師たちによって説かれたものであった。それは書物としてこのように残っているのであるが、その情報と家筋に伝わる病気という病気観が即座に全国へ流布したとまでは言い難い。らいの家筋との婚姻を避けるべきとの意見はすでに近世から存在したが、それは『癩部落概況』の当時においても必ずしも全国一律の理解ではなかったようなのである。ハンセン病患者個人との婚姻は避けられていたかもしれないが、「癩部落」として集落全体を婚姻忌避の対象にするかのような現象は、むしろこの『癩部落概況』

前後の時代に完成を見たのではないだろうか。

第二項　民俗誌の報告から

次には『癩部落概況』に見られた婚姻忌避を、他の資料から見ていきたい。ここで筆者が用いるのが、各種民俗誌等に報告された民間伝承である。それらは戦後の報告であるが、そこからは『癩部落概況』から時間が経過してからの調査にもかかわらず、ハンセン病の患者を持つ家、あるいはその家筋であるとみなされている家、さらにはその「癩部落」との婚姻を忌避するという現象を汲み取ることができるのである。

以前筆者が六〇代の四国出身者に聞いたところ、香川県内では戦後も朝鮮人、被差別部落出身者と並び、ハンセン病の家筋との婚姻が戒められていたという。この場合、実際にハンセン病患者がいるかいないかではなく、そのような家筋の家と伝えられているか、が判断材料とされる。民俗誌の報告を見渡すと、このように実際のハンセン病患者の有無はあまり問われていない傾向がある。重要なことは患者の有無ではなく、その家筋とされているか否かなのである。

岩手県盛岡市の事例ではハンセン病および精神病、肺結核が遺伝病であるとみなされていたため、「その病人を頻発する一族は「まき」と称して縁組を敬遠された」[119]という。ここで婚姻忌避の対象とされている「まき」とは東日本によくみられる親族呼称のひとつであり、その意味するところは同族団ないしは家筋、血筋のつながった家や人である。この報告は、ハンセン病を含めて遺伝病とみなされた家と同族関係にある家々もまた、婚姻忌避の対象となったということを意味しているのである。

この「まき」とハンセン病とのかかわりは盛岡の事例にとどまらない。そのような「まき」は東日本でハンセン病を指していた「ドス」系統の方言と接続され、「ドスマキ」[120]や「ドスマケ」[121]といった呼称を附与された。他の事例を見てみよう。山形県米沢市では、仲人が縁組先を探す際に調査の対象とするのはその家の「マキ」であり、肺病マキ・盗人マキ、そしてドスマキが嫌われた。[122]福島県勿来では婚姻に際して「肺病、癩病は悪いまけだということで、嫌われる」[123]といい、同県耶麻郡でも「マケの悪い（どうすマケ、肺病マケ）からは嫁婿を貰うな」[124]という言い方をされた。

また、「マキ」ではないが西日本では同じような意味として、「ソン」という語が用いられる場合がある。「ソン」は西日本に広く分布する語であり、これも「マキ」のように血筋を意味していた。[125]「ソン」もまたハンセン病を指す方言と接続して「ナリゾン」などと呼ばれ、婚姻に際して「ことに嫌われた家筋」[126]だったという。

これらのような「マキ」や「ソン」という親族呼称を使わなくても、ハンセン病の家筋を婚姻忌避の対象とみなすことは全国的に広くあった。福島県相馬郡ではハンセン病の家を「ナリッパ」と呼び、そのような家との婚姻は当然ながら避けられたというし、[127]栃木県でも肺結核や自殺者のほか、ハンセン病を出した家は縁組に際して敬遠される対象であった。[128]東北・北関東のみではなく静岡県[129]・新潟県[130]・岐阜県[131]でもこのような報告は見られ、「癩、結核の血統（筋）は日常生活では区別しないが、婚姻の際に強く意識した」[132]という兵庫県養父郡の事例は、『癩部落概況』での報告を彷彿させる。奄美大島では結婚相手だけでなくチーウヤ（乳親）の選定にも家筋が重視され、最も忌避されたのはハンセン病の家筋であった。「チ」は「乳」と「血」の両者に通じるため、乳児に悪い血統の女性の乳を飲ませると、その女性の血まで入ると考えられたからだという。[133]

また、家筋だけでなく、「癩部落」のように集落全体をあたかもハンセン病の筋を持った集落であるかのように、婚姻を忌避するという事例も存在する。福井県では患者を出したとされる村が「筋が悪い、石橋でも腐る」[134]という強烈な言い方をし、患者を出した家だけでなくその村全体までが敬遠されたのである。このように一集落全体を「癩部落」とみなすような言い方は他所でも報告されている。青森県には「〇〇、〇〇、癩病（どし）この名物」[135]と、ハンセン病を特定の集落の名物であるかのような言い方をすることがあり、宮城県でも「〇〇八件、ドス七軒、残る一軒駐在所」あるいは「〇〇百軒、ドス九十九軒、残る一軒駐在所」[136]というように、一集落全体が「癩部落」であるかのような言い方が報告されているのである。

こうしてハンセン病の家、あるいはそうであるとみなされた家や家筋および集落は婚姻の際に差別されていたのだが、家筋と差別の結びつきとして重要なものは、憑物筋に対する婚姻忌避であろう。憑物「筋」は憑物「持ち」と明確に峻別され、その家は超世代的に憑物筋として認識され、婚姻忌避の対象とされることが多かった。石塚尊俊は西日本における調査から、憑物筋とされた家が第二期くらいの入村者であり、最初に入村してそれなりの村内秩序を形成した家々の間に後から入り込んで巧みに動き、その結果として先住者を凌駕するに至った家に対する、先住者の嫉妬や猜疑の産物であったと論じた。[137]石塚の論は、外部からの流入者が憑物筋というレッテルを貼られた結果として婚姻忌避が生じたというものである。そしてその忌避の背景には、被差別者の経済的上昇が存在する。しかし翻ってハンセン病の事例を鑑みれば、そこに経済的背景は存在していない。家筋に対する差別という点では一致しているものの、その条件として憑物筋とハンセン病の家筋は区別して考えるべきであろう。

具体的にハンセン病の家筋に対する差別を、人類学的分析視角から論じたのは波平恵美子であった。波平は福島・新潟両県の調査から、それらの地域はいわゆる「東北型村落」であり、「西南型村落」に比べて同族団の持つ社会集団としての機能が強く、本分家関係を中心とする同族団の関係が姻戚関係に優越しているため、「ドスマキ」というレッテルが重視されやすかったと論じた。▼138また、筆者は以前、波平の論をふまえた形で労働力の確保という点から「ドスマキ」に対する婚姻忌避の原因を論じた。▼139しかしながら『癩部落概況』や民俗誌の報告などを見ればわかるように、ハンセン病の家筋に対する婚姻忌避は東日本の「ドスマキ」に限ったものではなく、波平のような村落類型論に則った議論にはさらなる検討を要するだろう。

ハンセン病の家筋や「癩部落」は、実際に患者がいるわけではなく、過去にいた、あるいはいたという伝承を持つにすぎないという場合が少なくない。昭和五〇年代の秋田県の報告では、当時はすでに婚姻の際に昔ほど「マケ」に拘泥することはなくなったが、それでも「ドスマケとおしマケ」は「必ず三代のうちに出る」▼140として嫌われていたという。この事例は明らかにその時点におけるハンセン病患者の存在を想定しておらず、そのような家筋の場合は将来的にハンセン病患者が発生する、という語り方であることは疑いないだろう。埼玉県でも「あの家は何代前にクズレタ」▼141といってハンセン病患者の出た家を怖れたという。この事例もまた、その時点における患者の存在を想定していない。何代前という、捕捉不可能な過去に遡及してハンセン病患者の発生を求めるような語り方は、『癩部落概況』でも見られた種のものである。「ドスマキ」や「ナリゾン」に対する婚姻忌避は、患者の存在の有無にかかわらず、そういう家だとみなされたか否か、が重要な条件だったのである。

そもそも昭和六（一九三一）年に「癩予防法」が成立した後、戦中戦後を通して全国的に「無癩県運動」が官民一致で活発化し、それによってハンセン病患者は症状の軽重や生活形態の如何にかかわらず、療養所への「根絶させるための隔離」が推進されるようになった。つまり、「ドスマキ」「ナリゾン」にしろ「癩部落」にしろ、多くが実際のハンセン病患者を抱えることを困難にした。「癩予防法」も改正後の「らい予防法」（昭和二八年）でも、医師等にハンセン病患者を発見した際は都道府県に届け出ることが定められている。『癩部落概況』だけで約一五〇、その他の民俗誌における記述を含めるとさらにその数は増えるが、ハンセン病政策の強化は、それらすべての集落および家々が患者を抱える可能性を狭めた。もとよりハンセン病政策は国家一丸となってのハンセン病撲滅が目標であったため、「癩部落」などの存在は許していない。ハンセン病患者は、隔離されるべき存在とされたはずである。

そのような状況下にあっては、婚姻忌避の対象も実際にハンセン病患者を抱えた家から、過去に患者を抱えていた家ないしはその家筋に連なる家、患者を抱えていたとみなされた家ないしはその家筋に連なる家となっていたことが予想されよう。また、感染力の微弱なハンセン病はインフルエンザなどとは異なり、一度に大量の患者を発生させることはない。近代になって欧米諸国との比較から日本に多くのハンセン病患者がいることが問題となり、そこからハンセン病政策が生まれた。しかし実数としては国家の危機となるほどの数ではなかったのである。危機的問題とされたのは、外国への体面と、さらなる蔓延の恐怖からであった。端的にいえば、筆者は『癩部落概況』や民俗誌における報告は、ハンセン病患者の実数とは必ずしも対応していないと考えている。その多くが、すでに患者を持たなくなっているか、あるいは単に伝承を持っているにすぎないのであろう。『癩部落概況』や民俗誌の報告から、「～の集落にはハンセン病患者がいた」と断定することはできないのである。

我々が重視すべきは、もちろん「癩部落」の所在地や「ドスマキ」の家々の特定ではない。『癩部落概況』当時ならまだしも、なぜ戦後になってまでそのような語り方がなされていたのかという点である。第四章でも述べたように、政府ほか関係当局は早くからハンセン病の伝染説を認め、遺伝説の誤謬払拭に躍起となっていたことは、癩予防協会の出版物などからでも明らかである。だが、それでも医師たち専門家の中には遺伝説を支持するものもあり、家庭向けの医学書でもハンセン病が遺伝病であると説明するものがあった。政府や伝染説支持の医師たちの意図とは裏腹に、社会には遺伝説と伝染説との間の揺らぎが見られたのである。そして、ハンセン病の家筋とされる家々との婚姻忌避は、遺伝説の払拭が思うように浸透していないことを端的に示す民間伝承である。ハンセン病が伝染病であるならば、同一家系上に遺伝的に発生することは考え難い。それは親族を含めた家筋も同様であり、さらに集落単位となっては言うまでもないことである。病理学的にいえば、ハンセン病患者ばかりの集落など、患者が意図的に集住しない限りはありえない現象なのである。湯ノ沢部落や本妙寺集落はまだしも、他の集落では言わずもがなであろう。

しかしながら、婚姻などに関する語りでは、戦後も依然として遺伝説を認めるかのような、ハンセン病の家筋に対する婚姻忌避が存在したのである。筆者はそこに、第五章でも繰り返し述べた、遺伝説と伝染説との間の揺らぎの存在を想定する。つまり伝染説が医学的に証明され、政府や医師および癩予防協会などが伝染説の浸透と遺伝説の誤謬払拭とを推し進め続けていたにもかかわらず、人びとの間にはハンセン病を家筋に伝わる遺伝的疾患とみなすような認識が消えなかったのである。

それでは、人びとの間に遺伝説と伝染説との間の揺らぎがあり、彼らが遺伝説を払拭できずにいたにもかかわらず、『癩部落概況』において「癩部落」との婚姻を忌避することが最近始まったかのような記述が見られたのはなぜであろうか。矛盾しているようにも思えるが、筆者はそれこそ遺伝説と伝染説との間の揺らぎによって引き起こされたものではないかと考えている。先述したように、ハンセン病患者との婚姻を嫌忌することは、近世にもすでに見られた。また、『癩部落概況』や民俗誌が伝えるような、ハンセン病患者を出した家との婚姻忌避は、明らかにハンセン病を遺伝病と認識していたことに理由が求められる。しかしながら、「癩系統」や「ドスマキ」「ナリゾン」、さらには「癩部落」と発展するに至っては、遺伝説からだけでは説明がつきにくい。直系家族はもとより、親戚などの家筋であれば、遺伝と称しても通用しそうなものである。しかし、一集落となると遺伝病と証するには規模が大きすぎる。筆者はここに、伝染説の影響を見るのである。つまり、人びとはハンセン病が遺伝病であるとの認識を持ちながらも、それが伝染病であるという情報が外部からもたらされたこともあっただろう。また、ハンセン病以外の伝染病、特に肺結核や近代初期から猛威を振るった各種急性伝染病によって、病気の伝染とその恐怖は、そのような病気に対する予防措置などからすでに身近なものになっていた。血縁関係になくても罹患しうる病気である伝染病は、たとえハンセン病の病因とされにくかったとしても、人びとにとって決して未知なるものではなかったのである。そして、コレラ騒動などで採られた感染地区への道路封鎖などの予防措置によって、一集落全体が病気に罹患する可能性のあることは、現実味のあるものとして人びとに突きつけられたと考えられる。遺伝するものであり、なおかつ伝染するものでもありうる。まさに遺伝説と伝染説との間の揺らぎが、個人から家、さらには家から集落へという婚姻忌避を生じさせたのであろう。

また、忘れてはならないのは、伝染説が浸透したからといって、ハンセン病に対する差別・偏見がなくなるわけではないということである。平成一五（二〇〇三）年の熊本県における回復者宿泊拒否事件の際、ホテル側を批判する世論もあったが、その一方で回復者側を批判する意見も多かった。国立療養所菊池恵楓園の歴史資料館には、当時恵楓園に寄せられた数多くの批判文をまとめたものが展示されていた。その分量もさることながら、最も衝撃的なのはその内容である。ホテル側の対応に異議を唱えた回復者たちを批判するだけでなく、「うつる」という言葉を使って彼らを罵る文面も見られるのである。批判者は、ハンセン病が伝染病であるという知識を持っている。しかしながらその知識は病気への理解ではなく、回復者を否定するための論理として援用されていたのであった。これは婚姻忌避とは直接関係のない事例だが、遺伝説にせよ伝染説にせよ、いずれも差別・偏見と結びつきうるという事実を示したものであった。婚姻忌避もまた、遺伝説からも成り立ち、伝染説からも成り立つ。ハンセン病の血筋の混入を忌避するのが遺伝説に基づく婚姻忌避であり、伝染を怖れての婚姻忌避は伝染説に基づく婚姻忌避である。どちらかが卓越していたというよりも、その両者の間の揺らぎが、婚姻忌避という差別的現象として表面化したといえる。『癩患者の告白』（大正一二年）には、当時四三歳の男性による次のような文章が見られる。

保守的に捕はれ勝の地方の癖として、舊き慣はせを信じて、癩は血統であるとのみ考へて居る。そして之を嫌悪する事も非常なものであつた。科學發達の今日、癩は傳染病であると宣傳されても、遺傳病であると云ふ先入心は、中々地方民の頭より抹殺する事は困難であつた。寧ろ患者は之れが爲に、二重の負擔税を加へられたやうになつてしまつた。▼142

彼は幼い頃からハンセン病を出せば未婚者はもとより既婚者も不幸になると聞かされていたが、ついには自分がそのような境遇に陥ってしまった。遺伝説と伝染説との間の揺らぎによって苦しんだ患者本人の言葉である。伝染説は遺伝説を払拭するには至らず、中途半端な並存を招いたことによって、ハンセン病患者は「二重負擔税」を強いられたのである。

第三項　肺結核との比較

家筋と認識された病気としては、ハンセン病だけではなく結核（肺結核）も忘れてはなるまい。労咳、肺病と呼ばれた肺結核（以下、単に結核と略記）もまた、ハンセン病と同様に家筋に伝わる病気とされ、そのために婚姻忌避の対象ともなっていた。ドスマケだけでなく、結核の家筋もまた「肺病マケ」[143]や「結核まけ」、[144]「肺病ゾン」[145]などと呼ばれたのであった。しかしながら波平恵美子の研究によると、戦後、結核の家筋はしだいに婚姻忌避の対象からはずれていったという。[146]ともに家筋に伝わる病気として認識されていたハンセン病と結核であるが、両者の間にはどのような差異が認められるのであろうか。

そもそも、ハンセン病も結核も、両者とも慢性伝染病であることが共通している。ところが病気の発症の仕方は両者で大きく異なっている。まず、ハンセン病は前述したように感染力がきわめて微弱であるうえ、らい菌に感染したとしても病気が発症することはめったにないといってよい。衛生状態や食糧事情にも関係するため、現在の日本に限っていえば、もはや発症することはまずないほど、弱い伝染病なのである。また、ハンセン病は人を死に至らしめる類の病気ではない。たとえ発症したとしても、ハンセン病を直接的な原因として死亡することはないのである。

一方、結核は過去に「国民病」や「亡国病」と呼ばれていたように、ハンセン病と比較すると感染力も強く死亡率も高い病気であった。日本における結核の流行は二〇世紀初頭にさかのぼる。この時期、工業力アップによる国力増進の過程で多くの女性が女工として繊維工場などへと送られた。過酷な労働条件と集団生活は結核の格好の温床となり、免疫を持たない多くの女性たちがその犠牲となった。結核はさらに若い男性にも及んだ。特効薬のなかった時代、慢性的な結核は徐々に若者たちの体力を奪い、最終的に彼らの命を奪い去った。結核が「国民病」とも「亡国病」とも呼ばれた所以である。ハンセン病は日本国内においてすでに制圧されているが、結核は現在でもその危険性が指摘されており、日本においてその脅威はいまだ現実のものなのである。▼[147]

結核が「国民病」であったことは、ハンセン病と結核の違いを際立たせる要素のひとつである。近代における流行の程からもわかるように、結核は誰にでも罹患する可能性のある病気であった。そこに病気の稀少性は存在しない。この稀少性は、病気に対する差別を考えるうえで重要な要素となりうるものである。たとえば、風邪のように、誰にでも罹りうる病気は差別・偏見の対象になりがたい。誰にでも罹りうるのであれば、「なぜ自分だけ」や「なぜあの人が」という疑問、すなわち〝why〟が問われることなどないからである。その反面、ハンセン病は誰にでも罹りうる病気ではなかった。その稀少性は、「なぜ」という疑問、つまり〝why〟を人びとに抱かせる。医学的な解明がなされていない時代、罰や家筋という説明がその〝why〟に対する、誤ってはいたものの妥当な回答として人びとに受け入れられていたことは、本書でもすでに述べている。そして、ハンセン病に対する差別・偏見もまた、〝why〟への回答に関係していたのである。病気の稀少性はハンセン病と結核の持つ差異のひとつであり、婚姻忌避の問題における差異の原因ともなったといえる。

また、結核もハンセン病と同様に、戦前から政府による対策が推進されてきた。しかし両者の対策には大きな差が存在した。それは隔離政策の有無である。筆者はこの隔離政策の有無もまた、ハンセン病と結核の間における、婚姻忌避の違いの原因のひとつであると考えている。「国民病」とまで称されるほど多くの患者を出した結核は、ハンセン病のように患者のすべてを療養所において隔離するのには適していない。結核対策の骨子はあくまで検診の徹底であり、▼148戦後の「らい予防法」（昭和二八年）でも患者の絶対隔離を対策の骨子としたハンセン病対策とは異なっていた。感染・発症すると療養所に終生隔離されてしまうという恐怖が、ハンセン病には附与されていたのである。病気の稀少性と隔離政策の存在は人びとのハンセン病に対する恐れを一層増すとともに、「國辱病」というレッテルとも相まって、病気と患者に対する差別・偏見をも強化したのである。また、終生隔離されることにより、ハンセン病患者は治癒したとしても、元患者というレッテルを貼られ続けたままとなった。結核は戦後その治療法が確立されたことによって、患者数も死亡数も最盛期から減少した。しかしながら、療養所に隔離されたハンセン病は、同じく治療法が確立した後でも、高い塀に囲まれた療養所内での出来事であったため社会的認知を得るには至らなかった。結核が治療可能な病気として認知されていく一方、第二章で引用したアンケート結果のように、ハンセン病は依然として謎の多い病気のままであったのである。

稀少性と隔離政策の有無に加えて、病気のイメージもまた両者の間の大きな差異であろう。スーザン・ソンタグは、一九世紀の結核と二〇世紀の癌という、どちらも人を死に至らしめるとして怖れられていた病気を対比させ、両者の持つイメージを分析した。▼149そこでソンタグは西欧の文学作品を分析することにより、結核がロマンティックな属性を持っていたと論じたのである。このようなイメージは、日本でも少なからず抱かれていたといえよう。演劇や文学作品などで描かれる結核は、白い肌や突然の喀血などの鮮烈な色彩的イメージとともに、希望や才能を持つ若者の命を徐々に蝕んでいくという儚さを纏う。神仏の罪に対する罰というイメージの持たれていたハンセン病とは、大きく異なる病気のイメージである。このようなイメージもまた、稀少性と隔離政策の有無とともに、ハンセン病と結核に対する婚姻忌避における違いの原因であるといえよう。

第六節　超世代的な継承について――俗信・伝説・特殊葬法から

前節では民間伝承などを通じて、一般の人びともまた遺伝説と伝染説との間の揺らぎを抱えていたこと、そして前々節ではハンセン病患者を一元的に把握し、患者とそうでないものを二元論的に把握するという近現代ハンセン病政策のあり方を、ハンセン病患者の生活から見た。第五章で取り上げた、専門の医師たちもが遺伝説と伝染説との間の揺らぎを抱えていたことが民間にも影響を与えずにいなかったことは、ハンセン病に対する婚姻忌避の存在が明らかにしてくれる。日常生活は異ならなくとも婚姻の際には嫌忌するということには遺伝説の影響が見られ、一集落全体を婚姻忌避の対象とすることには、伝染説の影響が見られる。遺伝説と伝染説はともに、どのようにして病気になるのかという、"how"にかかわる問題であった。近代以降の日本では専門家を含めて多くがハンセン病の"how"に対して、遺伝と伝染という異なる説を唱え続けていたのである。そして一般の人びともまたハンセン病の"how"については遺伝説と伝染説との間の揺らぎを抱え、それがハンセン病に対する差別的待遇となって表出し続けたのである。

続く本節ではハンセン病に関する伝説と特殊葬法という民間伝承に分析を加える。伝説と特殊葬法はハンセン病という媒介項以外では連絡しがたいものであるが、いずれも人びとがどのようにしてハンセン病に罹患するのかという"how"だけでなく、ある個人ないしは一集落がなぜハンセン病に罹患するのかという"why"をも示しているのである。

第一項　病気の原因伝説について

まずは伝説の中で語られるハンセン病に分析を加える。それらの伝説では、一部例外も認められるものの、ハンセン病の罹患の理由、つまりなぜ病気になったのかという原因"why"を語るものがほとんどである。なお、本節では原典において実際の地名で表記されている部分に関しては、実名を伏せている。

① A村の四谷某の娘が私生児を生んで、長名子《ちよなこ》と名付けた。さて、その子を父親の処へ連れてゆくと、戻されるので、また連れてゆく。そんな事をしているうちに、母親の前掛けの中で窒息して死んでしまった。その母親は近頃まで、八十余歳で生きていたが、雨気の夜窓が明るくなる。そして、赤児の泣き声が聞こえる、といった。晩年、自分で縄を襷にかけ腰を屈めて、赤子の真似をして這って歩いた。その家の人はみな、どすになる。いたこにおろさせたら、「皆の身体の紫の斑点は、おれが殺された時の指の跡だ」とその子が説明した。（青森県）▼150

② 羽黒の山陰になるある部落に癩病患者が多いのは、昔、獅子神さまを川に流した祟りだということである。（羽黒山）▼151

③ B村の某家の先祖は、六部を殺して、みずやのしりに埋めた。その一家もみなどすになる。（青森県）▼152

④ 飛騨C村に枝垂栗がある。此枝葉を伐り取ると必ず癩疾になるとて村民恐れてゐる。（岐阜県）▼153

⑤ 因幡D村へ天正年中中津黒の城主安藤義光が敗戦落延びて来た。里民に食を乞ひ返礼にと白銀の鋺を与ふ。

里民之が為に欲を出し八人にして襲撃し、義光七人まで斬棄てたが、残る一人の槍に突かれて死んだ。其怨霊で同村に癩疾が絶えぬ。（鳥取県）[154]

⑥筑前Eの某家は癩疾が絶えぬが、之は先祖が高野聖を泊め、之を殺して金を奪つた報ゐといふ。猶国中に此類が多い。（福岡県）[155]

⑦肥後F村に阿蘇家の臣松野原一弥太が住み、大宮司の姫侍女四十名を連て来り嫁した。一弥太の父之を忌み領地十九ヶ村の民と謀り、一弥太を風呂に入れ熱殺した。其為に領分の村に癩患が多い。（熊本県）[156]

以上、すべてに共通するのは、祟りをハンセン病の原因としていることである。②は獅子神を冒涜した祟りであり、④は伐ってはならない枝垂栗を伐ったことを原因としている。その他の五例はいずれも殺人に対する祟りであり、特に①以外は六部、城主、高野聖、武家の家臣とすべて外来の貴人を殺したことに対する祟りという共通性を持っている。異人殺しといわれる、貴人への非礼や殺人が祟りとなる伝説は多いが、ここに列挙した伝説はその祟りがハンセン病として表出したものなのである。また前節で紹介した『癩部落概況』では京都府の某村と鳥取県の某村が、それぞれ後醍醐天皇と領主という貴人への裏切りに対する祟りによって「癩部落」になったと伝えているし、神奈川県川の某村でも、渡し舟で渡河をしようとした新田義興を裏切ったことへの祟りでらい病患者が多くなったとの伝説がある。[157]このように伝説に限っていえば、なぜハンセン病に罹るのかという“why”への回答は、「祟り」という形でなされていることがわかる。これは中世以来盛んに見られた、神仏に対する罪への罰、と通ずるものであると理解して差支えないだろう。

ここでもう一点注目すべきことは、これらの伝説は単に個人のハンセン病の原因を説明したのではないということである。いずれの伝説でも、「ある部落に癩病患者が多い」や「某家には癩疾が絶えぬ」など、中世の仏教説話のように個人が直接的に祟りを被るというよりも、一族・一村という、個人よりも大きな社会的単位が祟りとしてハンセン病を受けている。そしてその祟りは代を重ねても続くものとして語られているのである。つまりこれらの伝説は、ハンセン病が貴人への非礼・殺人に対する祟りであるとともに、その祟りが超世代的に受け継がれるという考えを根底に有していたものであるとみてよいだろう。このように、ハンセン病が超世代的に受け継がれるという観念は、ハンセン病に対して遺伝説が有効な説明として機能していたことの証といえるだろう。

なお、「〜を食べるとハンセン病になる」といった類の食物禁忌や、「髪や爪を火に投げるとハンセン病になる」というような火を汚す行為をハンセン病の原因とみなす俗信も多数報告されているが、本項はハンセン病の原因伝説に限定しているため、本書では詳述しない。[158]このような場合、何か日常生活の規範を逸脱するような行為に対する罰として、ハンセン病が登場するのである。貴人に対する非礼や殺人も規範の逸脱の一種ととらえれば、このような俗信も祟りと一括して考えることができよう。ただし、俗信の場合は超世代的に受け継がれるとされることはなく、あくまで規範を逸脱した個人に対して与えられるものとされる点で伝説と異なっている。

第二項　特殊葬法について

ハンセン病が超世代的に受け継がれるという観念の表出として筆者が重要視するのは、ハンセン病患者が死亡した場合に施された特殊な葬法である。[159]従来、「普通ではない死に方」をした者は「異常死」として、通常の場合とは異なる特殊な葬法を施されていた。波平恵美子は「異常」とみなされる死に方を①他殺による死、②自殺による死、③溺死、④事故死、戦死、⑤特定の病気による死、⑥妊婦の死、⑦幼児や若年者の死、流・死産した胎児、⑧旅行中の客死、⑨特定の地位や身分あるいは特殊な状況にある者の死、⑩特定の時期における死の一〇種類に分類し、さらに①～⑤を原因が異常視されるもの、⑥～⑨を死者がおかれた状況を異常視されるもの、⑩は死の発生した時期が異常視されるものとした。▼[160]そして⑤の特定の病気には急性伝染病および、結核・ハンセン病が含まれているのである。ハンセン病患者の死もまた異常死とみなされ、特殊な葬法が施されたのであるが、それらを見ることにより、彼らハンセン病患者の死を通じて、親族および近隣住人など患者周辺の人びとがハンセン病をどのように認識していたのかが浮かび上がってくるのである。それは遺伝説と伝染説との間の揺らぎを人びとが抱いていたことを示す、もうひとつの民間伝承なのである。

ハンセン病患者に対する特殊葬法の存在を示す比較的古いものとして、天保五（一八三四）年の関三个寺の文書が挙げられる。同文書には、禅宗ではらい病患者が死亡した場合、「宗門伝来秘密切紙之法」で葬ったとある。その内容は「貧家抔ニ而癩病人死候節ハ、夜分密ニ山野原之空地エ埋申候」といったものであり、墓地ではない山野の空地に、しかも密かに葬っていたことがわかる。▼[161]

このように通常の場合とは葬地を別にするという行為は、なにも近世の事例に限ったことではなかった。近代に入っても岩手県では「昔は、ドスが死んだ時は、畜生が死んだと言って、早桶に馬の沓と馬の鳴り輪とをつるして、墓地ならぬ野原に葬った」▼[162]という報告があった。和歌山県でも死亡したハンセン病患者を通常の墓所より若干遠い海岸にある「コレラバカ」と呼ばれる地に埋めたという。▼[163]沖縄でも同様に「近くの無人島に埋葬」▼[164]する例や「夜そっと棺を出し、アムトゥ（崖下岩下、原注）に穴を掘ったり、割れ目を利用して遺体は葬られる」、▼[165]「死ぬと棺には入れず、その場所に穴を掘って埋め、上から石を置く」▼[166]などがあり、葬地を変える習俗が近現代においても多く報告されている。

そのほかにハンセン病患者の葬法として報告が多いのは、遺体の頭部に鍋などの容器を被せて葬る、「鍋被り葬」と総称される葬法である。「疫病（ライ病も）で死んだ場合、埋葬する時に鉄鍋や土鍋をかぶせる。そして、埋葬は墓地にはせず、荒地に行なう」[167]といった事例で、「古い墓を改葬したときなど、鍋が出てくることがあるが、これを「鍋かぶり」といって、癩者を葬るときにかぶせたもので、癩者は死後の霊も特別視され、普通と異なった鎮圧が必要と考えられている」[168]や、「昔、ライ病で死んだ人は、鉄鍋を頭にかぶせ、顔を隠して埋めた。「鍋かぶり」という。ライ病の病人が出ると山の中に小さい小屋をたてて、そこで生活させた」[169]というように、鍋被りという語が一般的な呼称である。また、「肺病などで死んだときには棺の上に鍋を伏せて埋める」[170]というように、ハンセン病だけではなく、結核で死亡した際にも鍋被り葬が施されていたという事例も見受けられる。ただし単に鍋被り葬とは言っても、被せるものは地域によって鍋、すり鉢、焙烙と一定しないものの、鍋被り葬が特別な死に方をした者に対する葬法であった点では共通している。また、鍋被り葬の対象者もハンセン病など特定の病気による死者だけではなく、「盆の一六日に人が死ぬと、イザル、釜、鍋をかぶせてやる。そうしないと、ホトケに頭をたたかれる」[171]と、盆の前やその期間中に死亡した者にも鍋被り葬が施されたという報告が存在する。そして現在ではどちらも等しく鍋被り葬と総称されている。

ハンセン病患者に対する鍋被り葬は、青森県・宮城県・山形県・福島県・新潟県・石川県・福井県・栃木県・茨城県・埼玉県・滋賀県と、東日本を中心とした分布をみせている。ハンセン病患者に対する特殊葬法としては、この鍋被り葬が最も多く報告されているのである。

これら民間伝承の報告のほかに、鍋被り葬は発掘調査によって発見されることもある。明治中期、神田孝平は北海道から奥州にかけて内側に提耳がついた鍋（内耳鍋）が出土したと報告した。[172]これを受けて同年、上田英吉は下総でも内耳鍋が出土し、そのうえ、その中に人骨が入っていたと報告した。そして上田は「彼地方にては天刑病にて死亡する者には必ず鍋等を其屍に覆ひて葬る風習あり」との聞き書きを掲載しており、房総半島にも鍋被り葬が存在したことを紹介した。[173]これらは管見の限りでは、ハンセン病に対する鍋被り葬についてのごく初期の報告である。

その後、昭和二一（一九四六）年前後には『民間伝承』誌上で鍋被り葬に関する報告が続いたが、これについての研究の嚆矢というべきは、平瀬擄英の「盆の先祖祭とナマボトケの問題」であろう。[174]平瀬論文は彼自身の出生地である兵庫県において盆前盆中の死者（カマスオイやヒキバチカブリと呼ばれた）に叺《かます》や鉢、焙烙などの容器を被せて葬った風習についての分析であり、特定の病死者について言及したものではない。しかしながら、盆の期間中に死んだ者に対する鍋被りの特質を「盆の先祖祭から除外されている点」にあると指摘しており、それは病死者に対する鍋被り葬を考えるうえでも非常に参考となる分析であるといえよう。

盆の期間中の死者に鍋被り葬が施される理由としては、盆にはホトケが、自分たちが行く（すなわちこの世に帰る）時にどうしてこちら（あの世）へ来るのかといって死者の頭を叩くので、それから頭を守るための一種のヘルメットとして容器を被せるのだと説明されることが多い。本書で引用した事例でも「そうしないと、ホトケに頭をたたかれる」と報告している。そして、それらの習俗は前述の「カマスオイ」のように、カマスやヒキバチ（木地のひいた容器）など容器を被せるという意味の言葉で表現されることが多い。平瀬は、盆の期間中の死者に対してこのような不名誉な呼称を与えて、しかも鍋被りという特殊葬法を施すのは、元来盆の先祖棚なども死の穢れが認められていたとの分析から、死穢を避けて先祖祭に臨もうとする、「一種の呪術的な妥協葬法であつた」と解釈した。さらに平瀬は、容器を被るという行為そのものにも言及する。そもそもすり鉢などの容器は食物入れや運搬用具であり贈答品のやり取りにも利用され、カマスズキエェ（千葉県北部）やオハチゴメ（広島県山県郡、長崎県五島など）などツキアイや贈答を表す言葉もまた、容器の名で呼ばれたという。また仲間はずしの制裁を、食物を別にするという言葉で表現し、食物を入れる容器を移動させる状態によって仲間はずしが表現されたこともあったと報告した。

平瀬の分析によると、盆の期間中の死者に対して容器を被る意味の呼称を付与するのは、盆に迎えられる精霊の仲間からの除外であり、かつまた生前の「現実の」仲間からの除外をも意味した。つまり死者に容器を被せることにより会葬者とは何ら人間関係のない状態にしてしまい、自分たちに死穢が及ぶのを避けたのである。平瀬論文ではハンセン病患者についての言及はないとはいえ、死者と会葬者との関係を絶つために鍋被り葬がなされたという見解は、鍋被り葬が死者と残された者の関係性を絶つ意味を持つという筆者の分析と通じ、注目すべきものであると評価したい。

ほかにも、長野県の中近世期における鍋被り葬の発掘事例を収集した桐原健は、その分布が畿内・西国ではなく信濃・東北地方に偏っているために、それが「僻遠の地域に残存していた埋葬習俗」ではなかったかと推測した。鍋被り葬の分布のみから、それが畿内・西国に発して信濃・東北に残ったと断定することは難しいが、現に筆者が収集した事例も東日本が大半を占めており、桐原の示した分布状況と合致する。また桐原は、御伽草子の「鉢かつぎ姫」や徒然草の「仁和寺の法師」を例に引き、原因はわからないものの鍋を被る行為が日常生活においてタブー視されていたと主張したのである。▼175

前述したように、鍋を被った人骨は実際に近世の墓域などから発掘されることもあるので、近年では桜井隼也ら近世考古学の分野でも鍋被り葬を取り上げている。桜井は発掘調査から、鍋被り葬が中世後期（一五世紀）～近世中期（一八世紀）の東日本の太平洋側で行なわれた特殊葬法であった推定とした。そしてそれらの出土人骨の分析から、鍋被り葬の被葬者の中には生前にハンセン病や梅毒など、身体に著しい変形をきたす類の病気を持っていた者がいたことを実証したのである。

しかしながら、一九世紀の鍋被り葬の発掘事例は確認されておらず、江戸市中での報告例もないため、そこに民俗誌にみられる報告例とどのような連続性を見出すかは難しいところである。だが、それらの鍋被り葬が盆の期間中の死者に対する習俗であるかに関して発掘調査による検証は困難であるとしつつも、桜井は特定の病死者に対しての処置が鍋被り葬の本来の方法であり、盆の死者への処置に先行すると主張したのである。[176] 桜井の分析を整理すれば、いわゆる異常死としては盆の期間中における死よりも、ハンセン病や梅毒など特殊な病による死の方が先行していたということになろう。

さらに桜井の研究は、鍋被り葬をその埋葬地に分析加えることによって村落の境界論へと展開した。桜井は、鍋被り葬には墓域から発掘される場合と山野において単独で発掘される場合とがあることを指摘し、単独葬の事例から鍋被り葬の意味を村落論と結びつけようとした。つまり、鍋を被った人骨は完全なる山野ではなく、むしろ隣村との村境附近の道の脇に埋葬されており、さらに墓上装置の存在を想定させる事例もあることから、鍋被り人骨が一種の境界神としての機能を期待されていたと推測したのである。しかし後述するように、民間伝承としての鍋被り葬の報告からは、そこに境界神としての機能を見出すことは難しく、村境論には疑問を呈せざるをえない。桜井の指摘は貴重であるが、そのような境界神的性格は民間伝承の中に見られないため、そもそも鍋被り葬の被葬者に境界神としての機能を期待していたと論じるのは早計であろう。

同じく近世の鍋被り葬について考古学的アプローチとしては、西木浩一の研究が挙げられる。西木は桜井の研究に則しながらも村境論ではなく、かつてハンセン病が家筋によって伝わる病気と考えられていたことから、鍋被り葬が病気の家筋を絶つための行為であったとの立場をとった。そして江戸市中において鍋被り葬の事例が報告されていないのは、「都市下層民は、（中略）家産・家業・家名の三位一体としてのイエを成立させておらず、家筋・血筋の観念にとらわれる条件を有していなかった」ためであると、農民に比して都市下層民の家意識が稀薄だったことにその原因を求めようとしたのである。▼177

桜井や西木がハンセン病を含む特定の病死者に対する鍋被りを視野に入れていたのに対し、同じ考古学の分野でも関根達人は両者と異なる立場をとった。関根は「鍋被り葬考」において、「考古学的事実の積み重ねに基づき、鍋被り葬の系譜と葬法上の意味合いに関して考察を試みる」と述べ、「民俗的事例に基づく解釈」や特殊な病気との関連にはきわめて懐疑的な姿勢をとったのである。関根は鍋被り葬を、中世後期に北日本の和人社会で行なわれたすり鉢を被せる葬法と、同時期の伏せた鉄鍋を土中に埋めるまじないが組み合わさって成立したと分析。そしてその目的は「忌むべき死者の霊を封印すること」であったと論じた。▼178

関根は鉄鍋が「祓い清める力を期待された」というが、なぜ鉄鍋にそのような力が期待されたかについての明言はない。また、特定の病死者についてのみならず、同論文では盆の期間中の死者に対する鍋被りについての言及もない。あえて「考古学的事実の積み重ね」を重視したことは評価できるが、近代以降の人びとが鍋被り葬についいて、盆の期間中の死者に被せると語ったことは無視できないのではなかろうか。鍋被り葬は中世から存在したかもしれないが、その動機が時代を下るにしたがって変化したとしても不思議ではない。鍋被り葬が民間伝承である限り、その変遷をたどることは決して無意味ではないだろう。

以上のように、近年、鍋被り葬は考古学の分野でも大きなテーマとなっている。しかし、鍋や人骨は発掘によって分析することができるが、なぜ鍋被り葬を行なったのか、という動機を解明するためには、今一度近代以降に採集された、鍋被り葬についての人々の説明に眼を向ける必要があるだろう。

長沢利明は、山梨県下でのフィールドワークをもとにして盆の期間中の死者に対する鍋被り葬を紹介した。それだけでなく、平成一五（二〇〇三）年には長沢自身も同県で鍋被り葬の場面に遭遇したという。長沢の民俗調査は、一九世紀以降に鍋被り葬が途絶えたという桜井ら考古学の成果とは異なる結果を出した。発掘調査からの検証は困難とされ、前掲論文では議論の俎上にも上がらなかった盆の期間中の死者に対する鍋被り葬は、長沢の報告により依然として現存することが明らかとなったのである。▼179 そして長沢は、被葬者の頭部になぜ鍋などの容器を被せるのかという疑問について、容器が人間の生命力や霊魂を保護して安定させる力を持っているとの答えを出した。また、その力は安定→封じ込め→新たな霊力の発生という段階的発展を経たものの、安定こそがその本来の力だったと主張し、遺体の頭部に容器を被せる目的は邪霊からの遺体保護であったと結論づけた。それは「すきあらば空き家の肉体に巣食ってしまおうと狙っている餓鬼精霊」から遺体を守るための行為であるという。つまり魔除けとして遺体の上に刃物を載せる習俗と同じ論理だったとみなすことができるだろう。

しかしながら、そもそも盆の期間中の死者は、なぜことさら餓鬼精霊に狙われやすいのであろうか。長沢論文にその説明はない。また、長沢の論理はハンセン病などの病死者に対する鍋被り葬にも当てはめることが可能なのだろうか。先行研究では盆の期間中の死者も、特定の病死者に対するものも、一括して「鍋被り葬」と総称されていたが、はたして両者は同じ性質のものであったか。もう一度、病死者に対する鍋被り葬がどのように説明されていたのかを検討する必要があるだろう。筆者が収集した事例から、その説明を検討してみたい。

①ドスで死んだ者に鍋を冠せてやるとあとをひかないといつてゐる。（青森県A）▼180

②ドーシ（らい病）で死ぬと、和尚さんも頼まずに、極く近親の人達だけでこっそり葬ってしまう。やはり土葬であるが、納棺の際は、すり鉢かかめを頭にかぶせる。これは二度と生まれ代わらぬようにするのだという。位牌も造らず、寺の過去帳にも記載されず、法事も一切なされぬのは、仏様になってないからだといっている。（山形県B）▼181

③癩病みが死ぬと鍋をかむせて埋める。癩をドーシ（腐るの意）と云い、鍋をかむせればドーシが切れると云う。（福島県C）▼182

④夏井川の改修の為神谷村池内の某寺の近くを掘った時白骨が現れ、其の白骨には鍋を冠してあったそうである。此の地方の習俗として癩病（ドキース）で死んだ者へは再び出ぬ様にと鍋を冠して埋葬したそうである。（福島県D）▼183

⑤ドスは筋をひくということで鍋をかぶせてムラ極めのネグラに埋葬にした。（石川県E）▼184

⑥癩病の人が死んだ時は、あと生れて来ぬ様にとて鍋を冠せてやる。棺は家の後をぶち抜いて出すものであるという。又筬を棺に入れてやれば、筬の目の数の如く年が経つてなかなか生れて来ぬという。（福島県F）▼185

以上の六例を見てもわかるように、ハンセン病患者に対する鍋被り葬では、盆の期間中の死者への鍋被り葬のような、頭を叩かれるから一種のヘルメットとして被るという説明はなされていない。その代わりに、「あとをひかない」「二度と生まれ代わらぬようにする」など、病気の筋を絶つこと、あるいは病死者の生まれかわりを阻止することに力点がおかれていることが一目瞭然である。ハンセン病ではないが、結核に対する鍋被り葬でも「五升鍋は五代、一斗鍋は十代病気が出ない」[186]といい、山梨県では病気の特定はできないものの何らかの「流行病」で死んだ場合にも「再びこの世に帰らないようにというマジナイでナベをかぶせた」[187]というように、鍋被り葬に病気の筋を絶つことが期待されていたことがわかる。

前節において筆者は婚姻忌避を例にとり、ハンセン病が個人の病気という枠を越え、家族や先祖子孫はおろか、一集落単位にまで拡大して意識されるようになったと論じた。ハンセン病に対する認識のこのような変化は、人びとをハンセン病の血筋が自家に混入することを妨げるような手段を講じるように向かわせた。「ドスマキ」や「ナリゾン」のように、ハンセン病の家筋とみなされた家系との婚姻を忌避することも、その手段のひとつとして選択されていたといってよいだろう。人びとは、もしハンセン病の血筋が混入した場合、自分や子孫も発症するかもしれないという怖れを抱いたであろうことはもちろん、自家にハンセン病の家筋というレッテルが貼られることをも怖れたのである。

ハンセン病患者に対する鍋被り葬をみた場合にも、家筋への強い意識の存在が垣間見える。先述した六例の説明をみても、そこに病死者の生まれかわりを阻止することによって、ハンセン病の血筋を絶とうとする意識が働いていたことは明らかである。病死者に対する鍋被り葬の主たる目的は病死者の再生阻止であり，かつまた病気の家筋というレッテルからの回避を意図していたのである。これは、「仏に頭を叩かれることから守る」という、盆の期間中の死者に対する鍋被り葬とは、思考の論理がまったく異なる。両者は特定の死者の頭部に鍋を被せるという行為においては共通しているが、思考の論理は明らかに異なっているため、別々に論じられるべきだろう。二種類の鍋被り葬を考える場合、習俗の類似性からそれらの前後関係が問題視されるのは不思議ではなかろう。

両者は鍋などの容器に呪力を認めていた点では共通しているものの、その動機はまったく異なる。盆の期間中の死者に対する鍋被り葬は近世の文化年間までさかのぼり得るものである。[188]また、桜井隼也によると病死者に対するものも中世後期にまでさかのぼり得るものであったことから、現段階ではどちらが先であったかを論証することができない。よって本書では、頭部に何か容器を被るという行為にある種の呪術性を認めていたということを重要視するにとどめておきたい。

容器を被る行為の持つ呪術性の一例としてここで取り上げる『山古志村史　民俗』の「Nの地滑り」という伝説からは、容器を被る行為そのものが強く忌まれていたことがわかる。その伝説の概略を述べよう。これは、丘の上にある「盗人の墓」の由来を語るものとされている。[189]

大昔、逃げてきた盗人がNにかくまってもらいにきた。しかし村人は、役人が来るとその盗人の存在を密告してしまう。そして彼ら村人は、突如として穴を掘りその盗人に鍋を被せ、極楽銭とお椀とともに生き埋めにしようとした。その盗人は「鍋だけは被せないでくれ」と頼んだが、人びとは聞かなかった。盗人は最期に「一生この村を祟ってやる」と言い残し、生き埋めにされた。それ以来、地震などの際にNで地滑りが多いのはこの盗人の恨みだとされ、盗人をかくまいながらも生き埋めにした家は絶えてしまった。

この伝説では、村人が役人に密告した後なぜ生き埋めにしたのかはわからない。しかし、ともかくこの盗人は極楽銭とともに埋められたことから、死者と同じ扱いを受けていたと判断してよいだろう。また、この話の語り手は「その鍋を被せると、また生まれ替わることができないって、昔の人は言うのを聞いたんだそうです」と述懐している。鍋を被せると生まれかわらないという言い伝えとともに、鍋を被るという行為に対する盗人の強い拒否の態度には注目すべきだろう。盗人の態度から、鍋を被せて葬る行為が強く忌避されていたことがうかがい

しれよう。鍋被り葬は、通常の死者に施す葬法では決してなかったのである

同じ鍋被り葬でも盆の期間中の死者へと特定の病死者へとでは、思考の論理が異なっていた。特定の病死者への場合は、生まれかわりを阻止することにより病気の血筋が再び自家へと復活することを防ぐのが目的であり、それはハンセン病など人びとから忌み嫌われた病気を持つ家筋というレッテルから逃れようとする姿勢の表れだったのである。日本では明治時代に、ハンセン病が遺伝病ではなくらい菌を原因とする伝染病であるという知識が伝わった。しかしながら、このような特殊葬法がなされていたのは、人びとにとってはハンセン病が依然として家筋に伝わる遺伝的病気として認識されていたこと、つまりは彼らも遺伝説と伝染説との間の揺らぎを抱えていたことを物語っている。

現在、ハンセン病療養所の入所者が死亡した場合、その葬儀の費用は各療養所が負担している。そして葬儀においては同じ入所者が後見人として家族の役割を、福祉室の職員が葬儀屋の役割を果たすことが多い。▼190 死者のお骨は火葬された後に療養所付設の納骨堂に安置される（資料7－7～7－13）。平成二〇（二〇〇八）年、熊本県菊池恵楓園での調査の際、筆者は昭和五一（一九七六）年に建立された新納骨堂に並ぶ多くの骨壷を目の当たりにした。それらは合計一〇〇〇柱を越え、昭和二〇年以前の遺骨のほぼすべては、新しい素焼きの骨壷に安置されていた。そもそも、なぜ一〇〇〇柱をも越える骨壷が、園内に安置されなければならないのだろうか。それは、多くの家族が遺骨を受け取りに来なかったためである。つまり、ハンセン病患者の多くは現在でも家・家族と断絶した状態におかれ、その死に際しても断絶が解かれない場合が多いのである。それは、彼らが死後も家族構成員として認められないことを意味しており、おそらく先祖に組み入れられることもないだろう。二度と生まれかわることを許されない彼らの存在は、系譜上にも残らないことになろう。

また、多くの骨壷には、一人用であるにもかかわらず、二つの名前が記されている。通常、療養所には入所者の多様な信仰に応えるため、複数の宗教施設が設置されている。そして、入所後に各宗教に帰依する入所者もいる。そのため骨壷の二つの名の一方は、戒名か洗礼名であるかのような印象を受ける。しかしながら、二つ目の名、それは戸籍上の本名ではなく、いわゆる園内における「通用名」であった。家族や故郷と離れなければならなかった入所者は、自分の本名を名乗ることも憚ったのである。彼らは家族や故郷を捨てただけでなく、それらとつながる本名すらも、捨てざるをえなかったのである。ハンセン病療養所における葬儀を特殊葬法とみなすことは適当ではないが、死亡した入所者の納骨堂への安置は、家族による祭祀ではない。家族以外によって祀られる、あるいは遺骨の引き取りを拒否されてしまい、誰からも祀られない、その魂のゆくえはどこなのであろうか。彼らの魂の多くは今もなお、家族のいる故郷に戻れないのである。

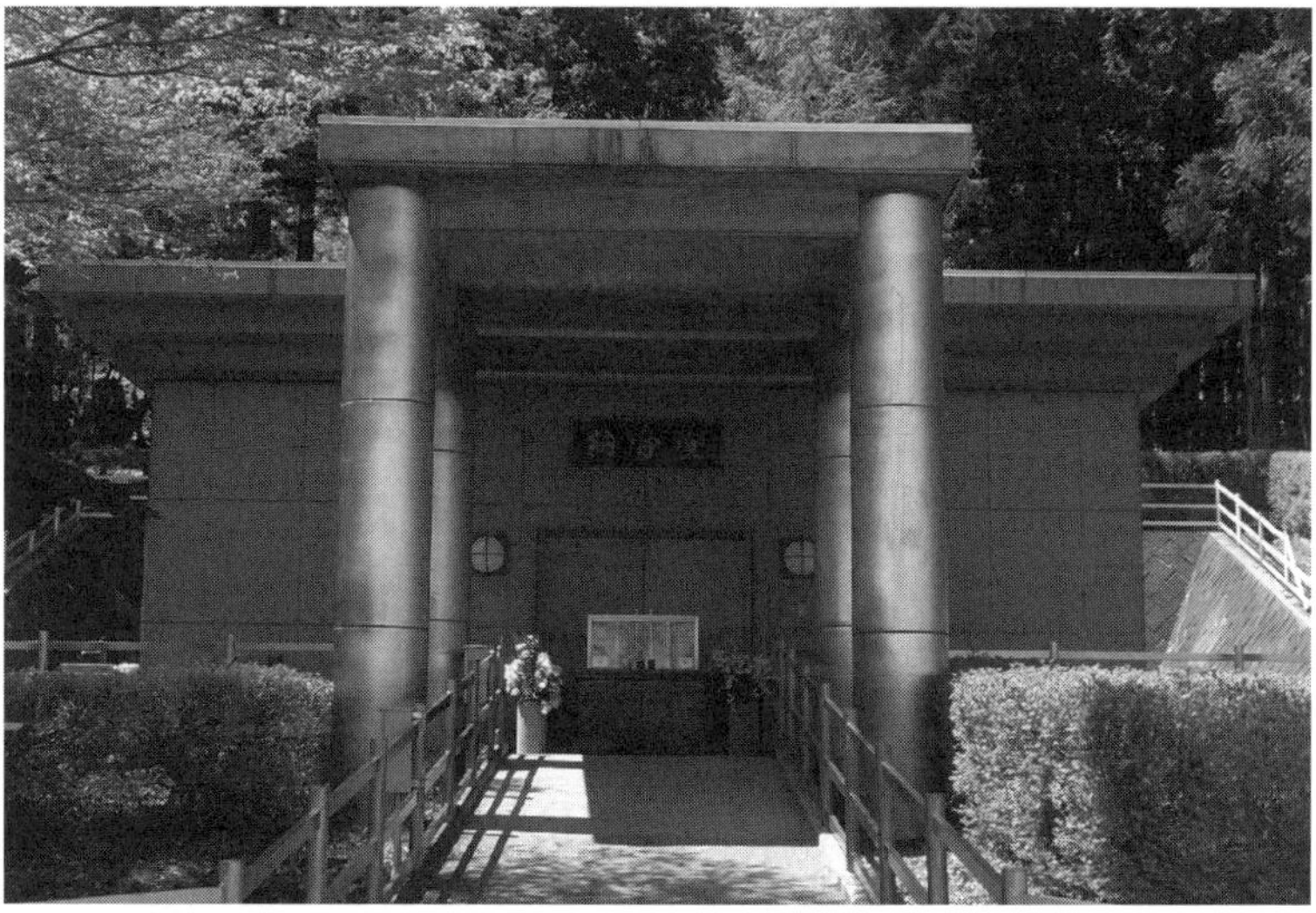

資料 7-7：松丘保養園納骨堂

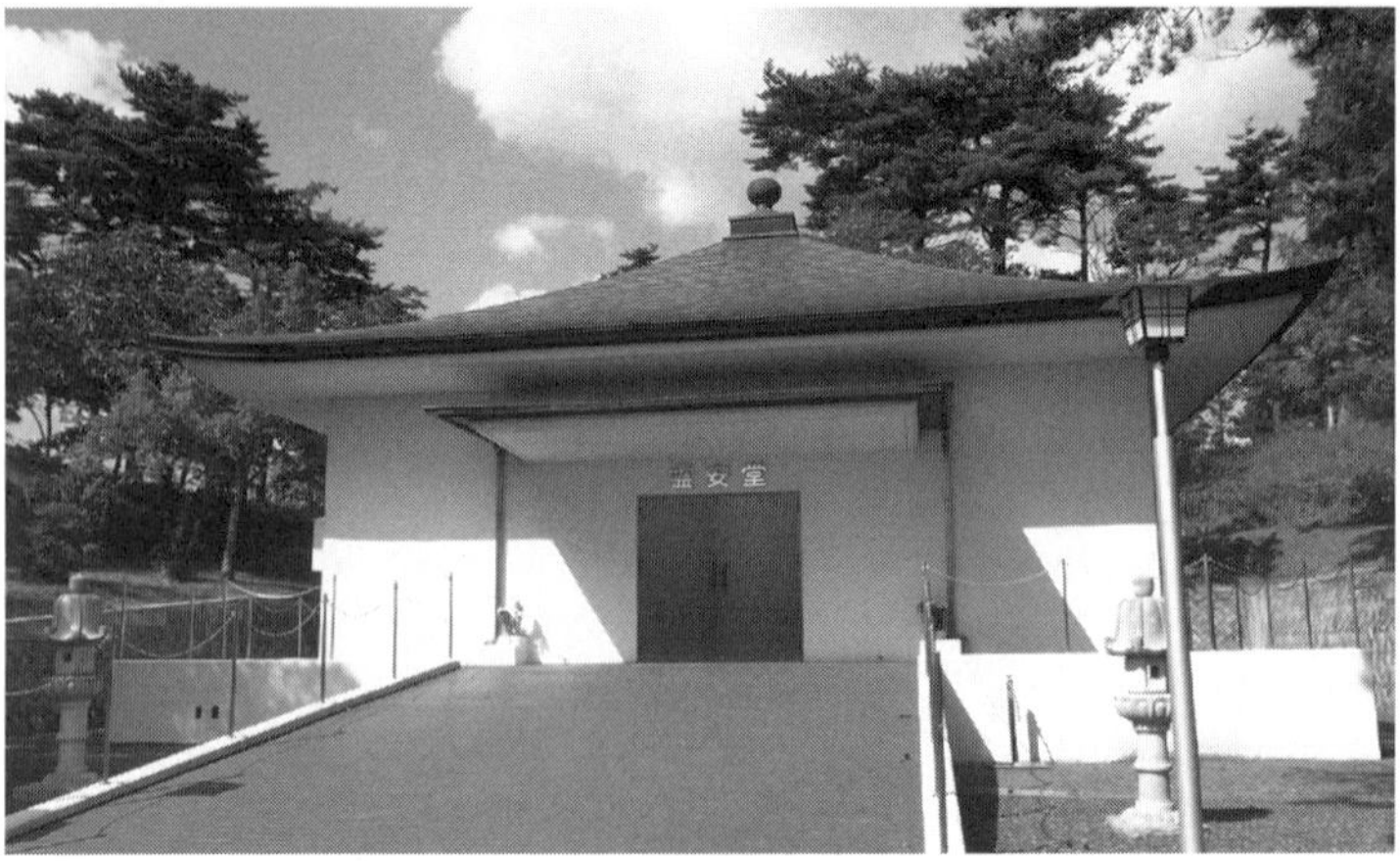

資料 7-8：東北新生園霊安堂

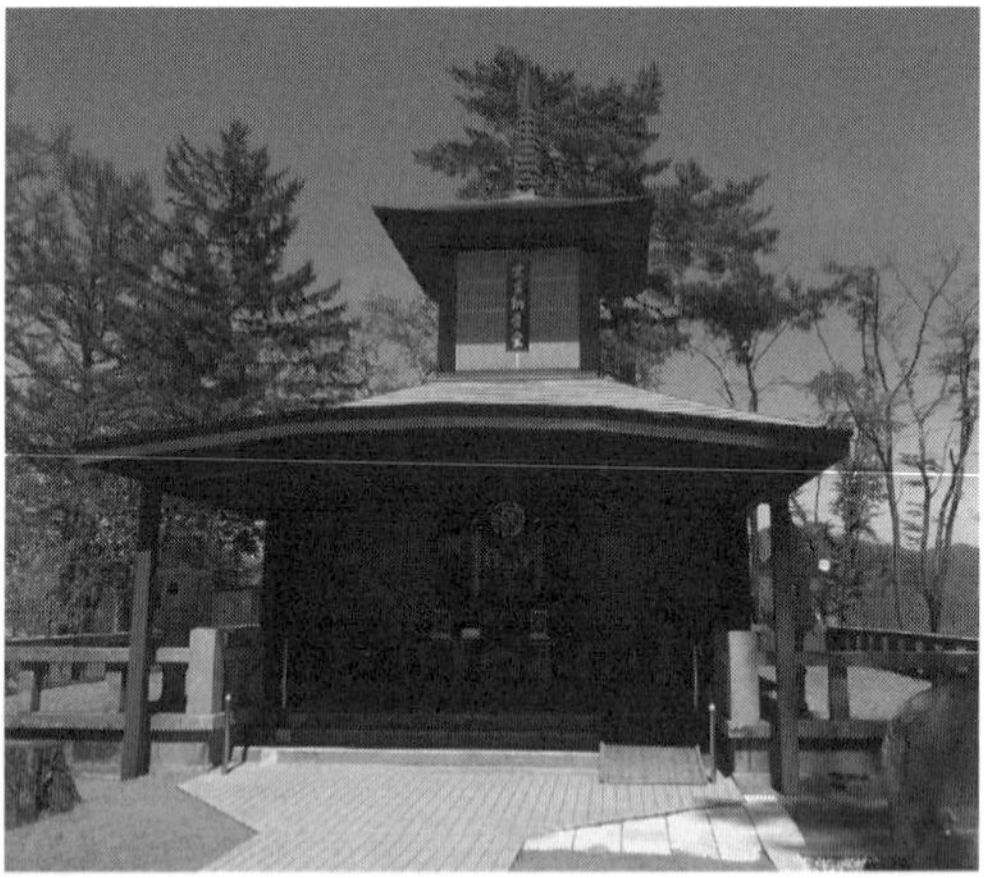

資料 7-9：栗生楽泉園納骨堂

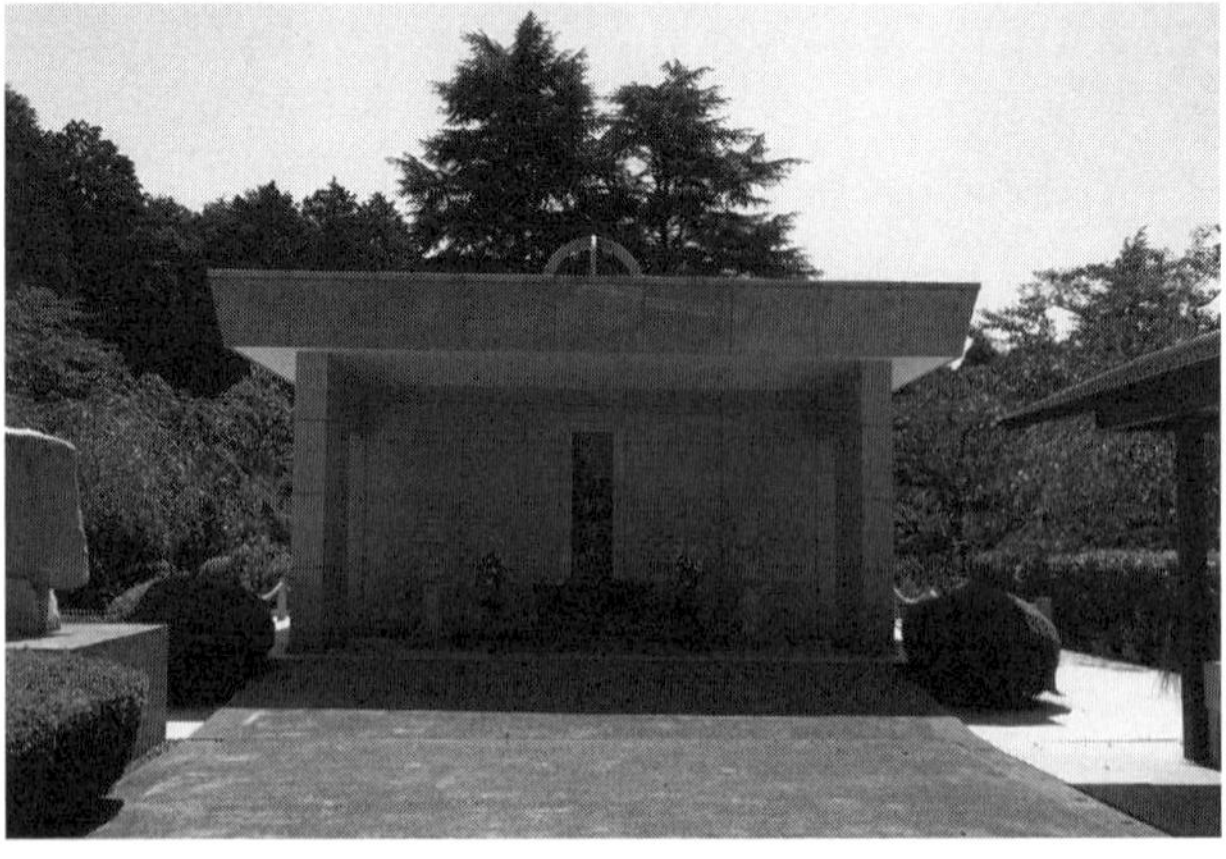

資料 7-10：駿河療養所納骨堂

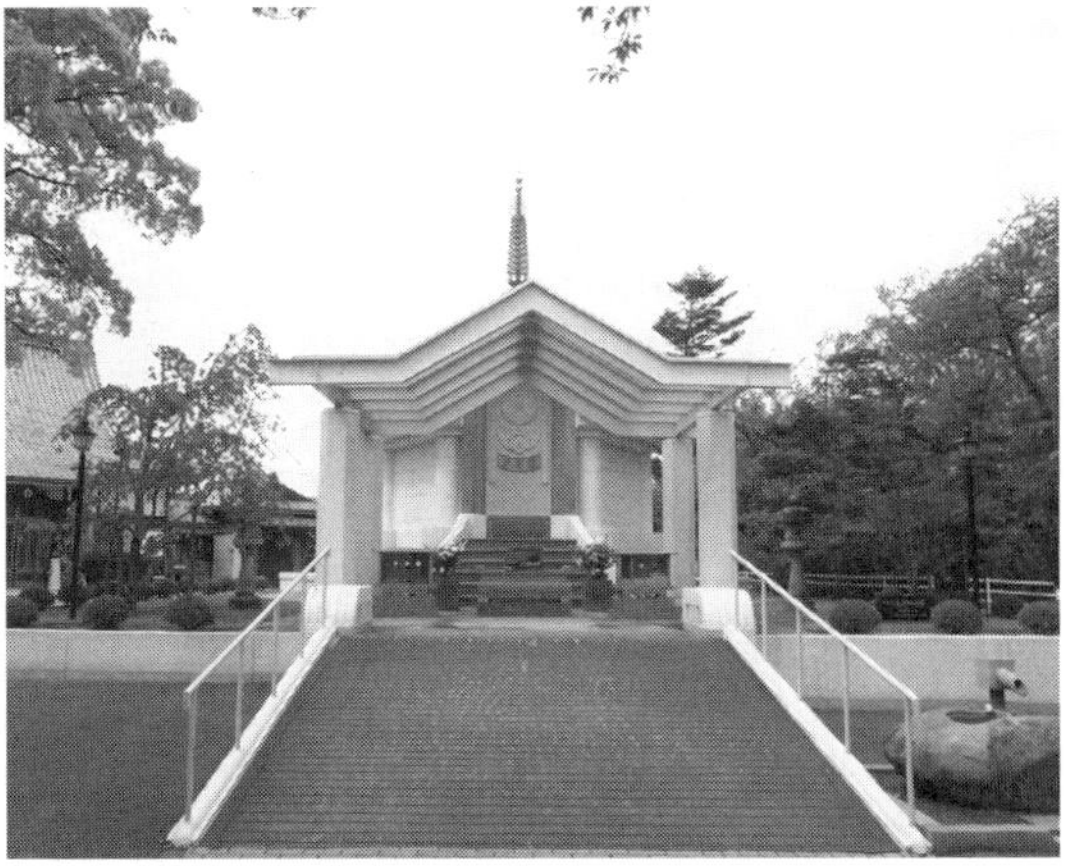

資料 7-11：邑久光明園納骨堂

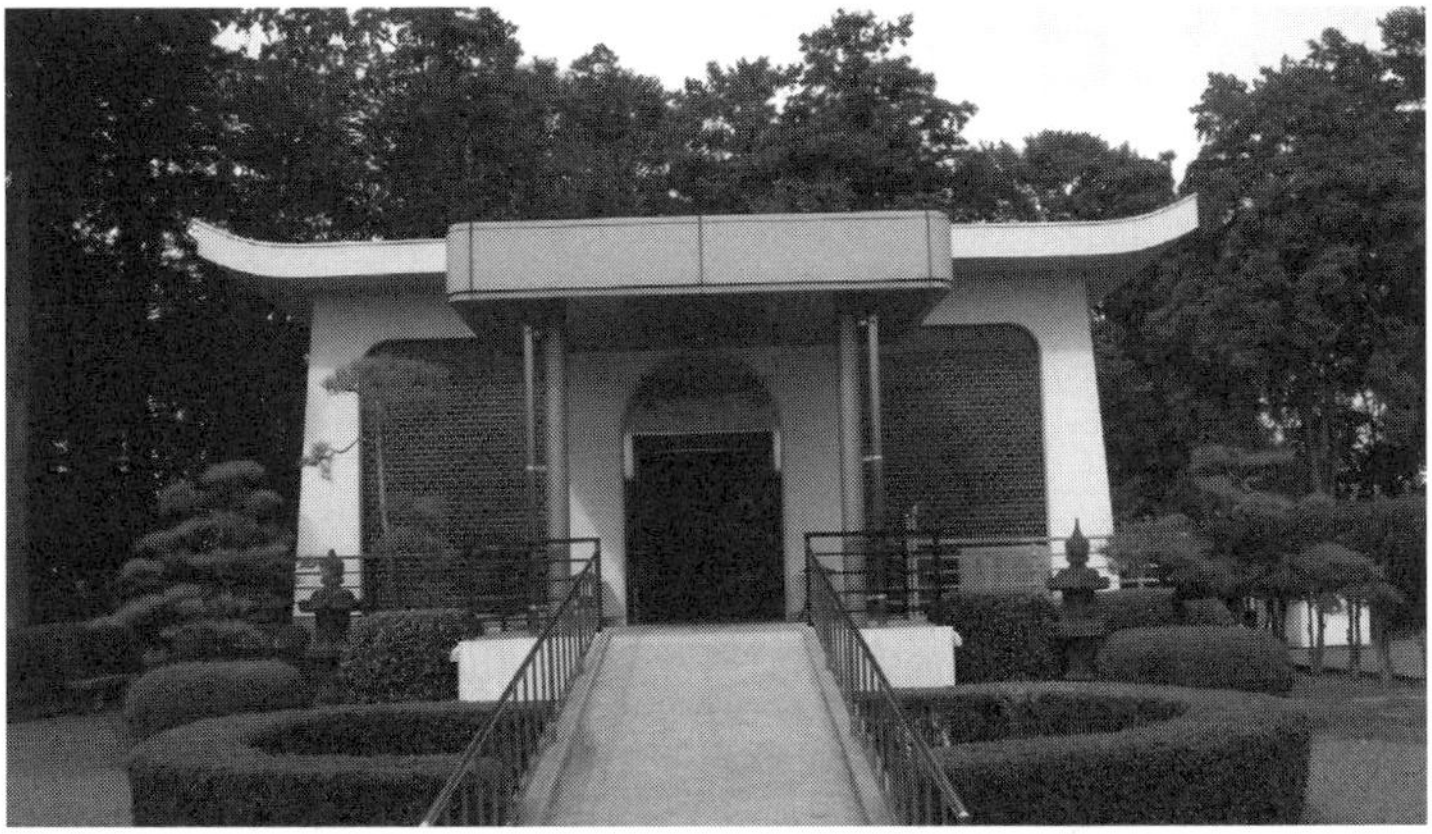

資料 7-12：菊池恵楓園納骨堂

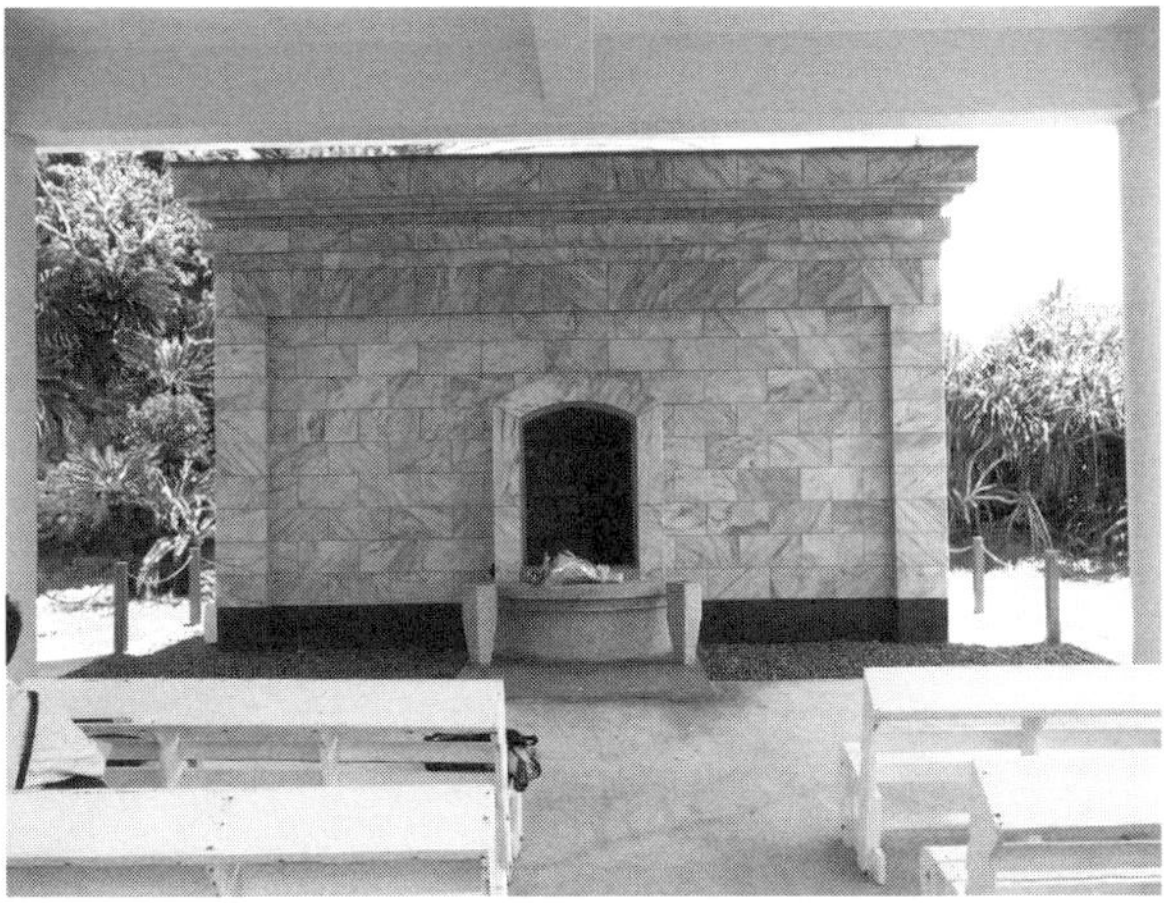

資料 7-13：沖縄愛楽園納骨堂

小括

本章では第四章および第五章とは異なり、ハンセン病に関する民間伝承に触れた。それは本書において筆者が目的とする、国家の政策、医師の言説、民間伝承の三柱から近現代のハンセン病差別の問題構成を読み解こうとするための作業であった。従来のハンセン病問題研究において、本章で言及したような民間伝承は、婚姻忌避などが多少触れられることはあったものの、民間伝承の持つ意味をハンセン病差別と関連させて考えようとする動きは見られなかった。また、民俗学の世界でもハンセン病問題に寄与しようという動きは見られず、民俗調査を通じて多少なりとも蓄積していたハンセン病に関する民間伝承も、活用されることのないままであった。しかしながら、人びとの生活と密接に関係していたそのような民間伝承は、実際に人びとがハンセン病をどのように認識していたのか、そしてどのように対応していたのかを示す格好の資料である。筆者は以上のような認識からハンセン病に関する民間伝承に重要性を認め、国家の政策および医師の言説と、その民間伝承の分析を通して近現代のハンセン病差別問題に切り込むことがじゅうぶん可能であると確信するに至ったのである。

本章の論点は大きく分類すると、次の五点に要約することができよう。第一は、ハンセン病に関する民間伝承研究の基礎的作業としての、方言への言及。これにより、ハンセン病を示す方言が特徴的な分布を示していただけでなく、それらは患者の放浪性および行乞性を描写したものであったことが明らかになった。第二は、『癩患者の告白』を基礎的資料にしての、患者の放浪生活の実態であった。ハンセン病患者の多くが発症とともに家族や故郷を捨てざるをえない境遇に陥ったが、彼らの多くが四国遍路へと旅立っていた。お接待の慣行があった四国は、生活の糧を失ったハンセン病患者が生活するのに比較的恵まれた土地であり、そのために国家によるハンセン病対策がスタートしてからも、四国を目指す患者は後を絶えなかった。しかしながら四国遍路は必ずしもハンセン病の快癒とは直結せず、多くの患者が途中で諦めて帰郷したり、療養所へと隔離されたり、あるいは四国の地で客死してしまった。四国は決してハンセン病患者の安住の地ではなく、治療法の確立していない時代にあって、患者の採りうる選択肢のひとつにすぎなかったのである。そこには、信仰とお接待にすがらざるをえない患者をじゅうぶんに救うことのできなかった、国家のハンセン病政策の不備が如実に表れているのである。

第三は、都市での集住および草津湯ノ沢と熊本本妙寺における、ハンセン病患者の集住生活の実態であった。彼らは家族や故郷と離れながらも、各地で集住することによって命をつないでいた。その実態はきわめて貧しい場合もあったが、行政区域の構成員として職業を持っていた場合もあれば、相当な資力によって集住地を経営するような場合すらあった。しかしながらハンセン病政策の進展は、療養のための資力の有無にかかわらず、すべてのハンセン病患者を療養所へと隔離する方針を不動のものにした。ハンセン病政策の強化は資力や症状の軽重にかかわらず、患者を一元的に把握しようとするものであった。さらに、強制隔離政策は患者とそうでない人という二元論的把握だけでなく、隔離されるべきものとそうではないものという二元論をも強化することになり、患者の存在はまさに「國辱病」を患ったものとみなされてしまったのである。

第四は、ハンセン病を出した家や、そうであるとみなされた家や集落との婚姻忌避である。政府や癩予防協会によって遺伝説の誤謬が幾度も指摘されてきたのにかかわらず、戦前戦後を通じてこのような婚姻忌避は根強く残った。それはハンセン病の専門家に限らず一般の人びともまた、遺伝説と伝染説との間の揺らぎを抱えていたことを意味する。それだけでなく、婚姻忌避、つまり差別・偏見の表出が患者個人のみならず、家族や親族、果てはその集落一帯にまで拡大したという事実を我々に突きつけた。ハンセン病が遺伝するという考えは個人以外の家族などもが婚姻忌避の対象となる事態を生み、伝染するという考えは病気に対する怖れから婚姻忌避を生じさせた。伝染説が唱えられたことで差別・偏見の念が減退したどころか、遺伝説と伝染説との間の揺らぎによって、ハンセン病に対する差別・偏見はさらに確固たるものとなってしまったのである。

第五は、ハンセン病に関する伝説と鍋被り葬を中心とした特殊葬法への言及であった。遺伝説と伝染説との間の揺らぎは、「どのようにして」ハンセン病に罹患するのかという、"how"にかかわる問題であった一方、病気の原因を語る伝説や特殊葬法は、「なぜ」ハンセン病に罹患するのかという、"why"に対する答えであり、なおかつハンセン病が超世代間に継承されるものであると認識されていたことを示す民間伝承であった。『最終報告書』はハンセン病に対する差別・偏見の再発防止を目指しての提言において、次のように述べた。

政策議論において科学の手段としての役割が大きくなると、科学的言説は科学以外の理由で採られた選択肢を正当化するための議論に用いられ、また予め選択されたものが科学的合意と相容れない場合は科学が無視されるか、科学的不確実性が強調されるという事態を招き、科学的論争と社会的論争の境界は時に不明瞭となる。▼191

この文章の意味するところは、ハンセン病がおそろしい伝染病であるという誤謬は政策立案側にとっては好都合な誤謬であった、ということである。翻って民間伝承について考えてみても、発症の原因が特定できない病気は、家筋や業罰という誤謬でもない限りは理解しえないものであった。疱瘡や麻疹、梅毒に比べると感染力や発症率も低めであったため、それだけにハンセン病は「なぜ罹患してしまったのか」という疑問、つまり〝why〟を人びとに抱かせたであろう。らい菌による伝染という現象が解明されていない、あるいは知らない、理解できないという段階では、むしろ家筋や業罰であると誤認していたほうが「スッキリ」したかもしれない。また、伝染という不可視の現象は、たとえ伝染説が盛んに宣伝されようとも、理解と実感との間には大きな懸隔が存在する。ハンセン病が伝染病であるということを、頭ではわかっていても、という事態は当然多くの人びとに起こりうるものであった。いかに政府や専門家の間に伝染説が広まろうとも、遺伝説と伝染説との間の揺らぎは簡単に解消しうるものではなかったのである。むしろ、いまだに完全に解消されていないという可能性は、熊本での宿泊拒否問題をはじめ、回復者たちの被る差別的待遇が示しているといえよう。

以上の五点が我々に提示したものは、決して小さくない。ハンセン病には様々な呼称が存在し、それらが人びとの持つハンセン病認識を表現したものであったということもさることながら、療養所以外におけるハンセン病患者の生活の実態、そして患者の周辺にいる人びとがハンセン病にどのような対応をしたのかということは、ハンセン病政策への着目のみでは明らかにすることの難しい類のものであろう。また、ハンセン病に関する民間伝承に着目することによって、我々が「国と〝専門家〟の誤った宣伝」のみによってハンセン病患者やその家族を差別・偏見の被害者にしたわけではないということが明らかとなる。人びとは、ハンセン病政策の意図するところとは異なる病気認識を持っていたが、それは政策によって消滅することはなく、国家の政策や医師の言説をも組み込みながら複雑に重層化していった。遺伝説と伝染説との間の揺らぎ、そしてハンセン病の超世代間継承という病気観は、ハンセン病患者やその家族に対する差別・偏見を複雑で解消しがたいものにしたのである。患者やその家族は遺伝病であるという誤謬によって苦しめられただけでなく、時代が進むにしたがってハンセン病がおそろしい伝染病であるという誤謬によっても苦しめられることになった。

また、ハンセン病が超世代的に受け継がれるという病気観は、たとえ現時点で患者を抱えていなかったとして、過去に存在した、あるいはまったくしていないにもかかわらず、「ドスマキ」や「ナリゾン」というレッテルを貼られ、婚姻忌避という差別を表出させたのである。そのような実態は、強制隔離政策や「無癩県運動」の存在からだけでは、容易には明るみに出得ないものであろう。第四章および第五章で論じたハンセン病政策や医師の言説は政治的・科学的説得力によって、人びとが抱いていたハンセン病に関する観念を絶対的な差別・偏見の方向へと後押ししたのである。

ハンセン病に関する民間伝承は決して多く報告されているわけではなく、ハンセン病患者に対する鍋被り葬などの事例ももはや実社会で採集できる可能性はほとんどない。しかしながら、これまでの民俗学の成果の中にも、ハンセン病問題解決に寄与しうるような資料は残されているのである。これまでの民俗学がハンセン病問題に積極的な発言をしてこなかったとはいえ、それは民俗学がハンセン病問題を論じ得ない学問であるということを意味してはいない。繰り返すが、筆者は国家や専門家がハンセン病差別に負う責任を軽視しているわけでは決してない。それらへの着目なくして日本のハンセン病問題を論じることは不可能であることを認識しているが、それだけで語り終えることもまたできないのである。国家の政策や医師の言説だけでなく、もうひとつ、人びとをハンセン病に対する差別・偏見へと駆動させた力を、民間伝承から見出すことは不可能事ではない。民俗学にもまた、ハンセン病問題解決に寄与しうる地平は残されているのである。

注

▼1 ハンセン病問題に関する検証会議編『ハンセン病問題に関する検証会議最終報告書』二〇〇五年、七七八頁

▼2 ここではあくまで「病気」に限定しておく。

▼3 「民間療法特集号」『旅と伝説』第八巻第一二号、一九三五年

▼4 比較的新しい研究としては、東資子「病の治癒と物語の生起、―宮古諸島　伊良部島A村落の民俗医療の事例から―」（『日本民俗学』第二四八号、二〇〇六年）など。

▼5 橘正一「乞食の方言」『旅と伝説』第八巻第二号、一九三五年

▼6 藤野豊『「いのち」の近代史「民族浄化」の名のもとに迫害されたハンセン病患者』かもがわ出版、二〇〇一年

▼7 藤野豊編『歴史のなかの「癩者」』ゆみる出版、一九九六年

▼8 二〇〇四年一月には南野千恵子法相（当時）が島根県議の集会において「癩」との表現を三回繰り返し、回復者の団体から批判を受けた。南野法相が「癩」は看護職にあった期間に使われていた呼称であったと釈明したように、「ハンセン病」よりも「癩」の方が身近な世代もまだ多い。

▼9 菊花堂戯書『仙臺方言以呂波寄』（一七二〇年）、鈴木省三編集『仙臺叢書第八巻』仙臺叢書刊行會、一九二五年

▼10 贇庵『方言達用抄』（一八二七年）、鈴木省三編集『仙臺叢書第八巻』仙臺叢書刊行會、一九二五年

▼11 岡野久胤『伊豫松山方言集』（一九三八年）、国書刊行会、一九七五年、一九三頁

▼12 小松代融一『岩手方言集』国書刊行会、一九七五年、二八八頁

▼13 上原邦一『東信濃方言集』国書刊行会、一九七六年、一八九頁

▼14 佐伯安一『砺波民俗語彙集―富山県砺波方言集―』（一九六一年）、国書刊行会、一九七六年、二五四頁

▼15 福井縣福井師範學校編『福井縣方言集』（一九三一年）、国書刊行会、一九七五年、一一八頁

▼16 松本修『全国アホ・バカ分布考』太田出版、一九九三年

▼17 喜多村信節『嬉遊笑覧』（文政年間）、日本随筆大成編輯部『日本随筆大成　別巻10』吉川弘文館、一九七九年、二二五頁

▼18 喜田川守貞『守貞謾稿』（嘉永年間）、喜田川季荘『類聚近世風俗志（上巻）』、日本図書センター、一九七七年、一九九頁

▼19 喜多村信節、前掲注17、二二四頁

▼20 本居内遠『賤者考』（一八四七年）、原田伴彦他編『日本庶民生活史料集成　第一四巻』三一書房、一九七一年、五一四頁

▼21 千本英史「「かたゐ」考―説話における癩者の問題―」『大阪教育大学紀要』第三六巻第一号、一九八七年
▼22 柳田國男「モノモラヒの話」(一九三五年)、『定本柳田國男集　第一四巻』筑摩書房、一九六二年、一八九頁
▼23 児玉卯一郎『福島県方言辞典』国書刊行会、一九七四年、八四頁
▼24 小松代融一、前掲注12、四四頁
▼25 斎藤秀一編『東京方言集』(一九三五年)、国書刊行会、一九七六年、一八二頁
▼26 橋本亀一『阿波の國言葉』(一九三九年)、国書刊行会、一九七五年、二八頁
▼27 橘正一、前掲注5、一〇一頁
▼28 杉村楚人冠『和歌山方言集』(一九三六年)、国書刊行会、一九七五年、一五五頁
▼29 島村知章「岡山方言」(一九三五年)、桂又三郎『岡山県方言集』国書刊行会、一九七六年、三三頁
▼30 『病論病名集』文史哲出版社、一九七二年、八二頁
▼31 恵原義盛『奄美生活誌』木耳社、一九七三年、二六四頁
▼32 原田禹雄『天刑病考』言叢社、一九八三年、一三五頁
▼33 堀井度「病名知見」『民間伝承』第一五巻第三号、一九五一年、一九頁
▼34 中山太郎「悪口祭」『民俗藝術』第一巻第一〇号、一九二八年
▼35 山本幸司『〈悪口〉という文化』平凡社、二〇〇六年
▼36 光田健輔、「上州草津及甲州身延に於ける癩患者の現況」『東京養育院月報』(一九〇二年)、藤楓協会『光田健輔と日本のらい予防事業―らい予防法五十周年記念―』藤楓協会、一九五八年
▼37 内務省衛生局調査課『各地方ニ於ケル癩部落、癩集合地ニ関スル概況』(一九二〇年)、『近現代日本ハンセン病問題資料集成〈戦前編〉第二巻』不二出版、二〇〇二年
▼38 光田健輔「東京に浮浪する癩患者」内務省衛生局『癩予防に関する意見』(一九二一年)、『近現代日本ハンセン病問題資料集成〈戦前編〉第二巻』不二出版、二〇〇二年
▼39 内務省衛生局『癩患者の告白』三秀舎、一九二三年、六五～六八頁
▼40 西原柳雨「川柳温泉覗き」『旅と伝説』第一巻第一号、一九二八年、六八頁
▼41 新城常三『新稿　社寺参詣の社会経済史的研究』塙書房、一九八二年、一〇二〇～一〇二八頁

▼42 喜田川守貞、前掲注18、一九九頁
▼43 新城常三、前掲注41、一〇五八～一〇五九頁
▼44 前田卓『巡礼の社会学』関西大学経済・政治研究所、一九七〇年、二五四頁
▼45 真念『四国順礼功徳記』（一六九〇年）、伊予史談会『四国遍路記集』愛媛県教科図書、一九八一年、二二三頁
▼46 因果道士『都繁昌記』（一八三七年）、『新撰京都叢書　第一〇巻』臨川書店、一九八五年、三一〇頁
▼47 山本成之助『川柳医療風俗史』牧野出版、一九七二年、一五八頁
▼48 愛媛県史編さん委員会『愛媛県史　民俗　下』愛媛県、一九八四年、八二頁
▼49 『癩患者の告白』三一七～三一八頁
▼50 香川県教育委員会『香川叢書　民俗篇』第一法規、一九八二年、五一八頁
▼51 愛媛県史編さん委員会、前掲注48、五一頁
▼52 『癩患者の告白』一九七頁
▼53 前田卓、前掲注44、二三二頁
▼54 前田卓、前掲注44、二六五頁
▼55 高知県『高知県史　民俗資料編』高知県、一九七七年、九八三～九八四頁
▼56 新城常三、前掲注41、一〇六五頁
▼57 『癩患者の告白』三一八頁
▼58 新城常三、前掲注41、一〇六七頁
▼59 徳島県の方言で、「をげ」は浮浪者や悪党を意味する（橋本亀一『阿波の國言葉』（一九三九年）、国書刊行会、一九七五年、一〇一頁）。
▼60 愛媛県史編さん委員会、前掲注48、五一頁
▼61 浅川泰宏「語りわけられる巡礼者―四国遍路のターミノロジー」『徳島地域文化研究』第三号、二〇〇五年
▼62 森正史「愛媛県の民間療法」『中国・四国の民間療法』明玄書房、一九七七年、三〇三頁
▼63 ここでいう集住とは、不特定多数のハンセン病患者が寄り集まって生活することにより、あたかも一集落のようになった場合のことをいう。ハンセン病患者が多いとみなされる「癩部落」と異なることに注意していただきたい。
▼64 内務省衛生局『癩患者概数表』（一九〇五年）、『近現代日本ハンセン病問題資料集成　補巻九』不二出版、二〇〇五年

▼65 光田健輔・渋沢栄一『癩病予防に就て』（一九一五年）、『近現代日本ハンセン病問題資料集成（戦前編）第一巻』不二出版、二〇〇二年

▼66 毛涯鴻『癩患者ノ浮浪状態』（一九三一年）、『近現代日本ハンセン病問題資料集成（戦前編）第二巻』不二出版、二〇〇二年

▼67 同文書には細かな町名や住所まで残されている箇所が多いが、本書ではそれらの地域に対する差別を喚起することを防ぐため、細かな住所などまでは掲載しない。

▼68 畑谷史代『差別とハンセン病「柊の垣根」は今も』平凡社新書、二〇〇六年、五四～五六頁

▼69 湯ノ沢部落については本章執筆後に出版された廣川和花の研究（『近代日本のハンセン病問題と地域社会』大阪大学出版会、二〇一一年）でさらに詳細に分析されている。廣川は湯ノ沢部落の成立から解散の経緯のみならず、湯ノ沢部落に対してバルナバ・ミッションが担っていた患者の受け皿的機能・医療機関としての機能や、部落における生活実態などを詳細に明らかにした。そして自由療養地構想が湯ノ沢部落の持っていた上記のような複雑な成立条件を内包しえず頓挫し、最終的には「『自由療養地区』を内包する療養所という、それまでと本質的には代わり映えしない療養形態」（一三一頁）に帰着し、ハンセン病患者への忌避・排除を行ないながらも湯ノ沢部落を内包していた草津町の持つ「地域の経験」（一三二頁）がハンセン病政策に活かされることはなかったと述べている。廣川の研究は『癩予防法』下における強制隔離政策との対比としてそれの非人道性を強調するアクセントとして言及されがちだった自由療養地構想を、療養所への収容という療養形態に対するオルタナティヴのひとつとして位置付けるものとして極めて意義深い仕事である。

▼70 『草津温泉奇効記』群馬県史編さん委員会『群馬県史　資料編一一　近世三』群馬県、一九八〇年、八九四頁

▼71 森修一「湯の沢部落と日本のハンセン病政策」『現代思想』第三一巻第一三号、二〇〇三年

▼72 大樋文彦『上毛温泉遊記』（一八七九年）、群馬県教育委員会編『六合村の民俗』群馬県教育委員会、一九六三年、二三八頁

▼73 光田健輔「上州草津及甲州身延に於ける癩患者の現況」『東京養育院月報』（一九〇二年）、藤楓協会『光田健輔と日本のらい予防事業　―らい予防法五十周年記念―』藤楓協会、一九五八年、九頁

▼74 栗生楽泉園『草津町湯之澤に於ける癩の統計的考察』（一九三七年）、『近現代日本ハンセン病問題資料集成（戦前編）第六巻』不二出版、二〇〇二年、一九七頁

▼75 光田健輔「草津温泉視察報告」（一九二〇年）、藤楓協会『光田健輔と日本のらい予防事業―らい予防法五十周年記念―』藤楓協会、一九五八年

▼76　光田健輔・渋沢栄一『癩病予防に就て』（一九一五年）、『近現代日本ハンセン病問題資料集成（戦前編）第一巻』不二出版、二〇〇二年

▼77　『癩患者の告白』一五八〜一六〇頁

▼78　『癩患者の告白』一八四〜一八六頁

▼79　『癩患者の告白』二五八頁

▼80　『癩患者の告白』三二三頁

▼81　コーンウォール・リーと湯ノ沢部落については、前掲の廣川和花の研究や、森修一「草津湯の沢ハンセン病自由療養地の研究（一、二）」（『生物学史研究』第七一・七二号、二〇〇三年）に詳しい。

▼82　湯ノ沢部落と自由療養地構想については、森修一、前掲注71を参照されたい。

▼83　光田健輔「草津に於ける癩患者の状態及将来の施設」（一九二〇年）、藤楓協会『光田健輔と日本のらい予防事業―らい予防法五十周年記念―』藤楓協会、一九五八年

▼84　光田健輔、前掲注83、四九頁

▼85　光田健輔「癩患者男女共同収容を可とする意見」（一九二〇年）、藤楓協会『光田健輔と日本のらい予防事業―らい予防法五十周年記念―』藤楓協会、一九五八年

▼86　『癩患者の告白』の手記には、病勢の悪化や附近住民との距離の近さなど五公立療養所への不満を表し、資産の有無や身分の上下にかかわらず全患者を離島などに完全隔離して自給自足的生活を行なうことのできるような国立療養所の設置を求める声がよく見られる。

▼87　村田正太『日本に於ける癩病問題に関する私見』（一九二七年）『近現代日本ハンセン病問題資料集成（戦前編）第二巻』不二出版、二〇〇二年

▼88　森修一、前掲注71、一五九頁

▼89　森修一、前掲注71、一六四頁

▼90　癩自由療養村建設期成會『癩自由療養村趣意書』（一九三六年）、『近現代日本ハンセン病問題資料集成（戦前編）第五巻』不二出版、二〇〇二年

▼91　『癩自由療養村趣意書』ではこの揺らぎについて「近來衛生思想の發達に伴ひ癩は傳染病なりとの宣傳により昔は遺傳病である

との烙印が押されて縁組等に支障を來たしたる程度なりしが、今は遺傳と傳染の二重の苛酷なる制裁を受け家族中假に、一人本病に罹りたりとせんか、其土地に於て草わけを誇る舊家も又郷土のために功勞ある家柄も忽ち四面楚歌の冷罵を浴せられ泣く泣く墳墓の土地を逃れ他國へ移住し遂には一家離散の憂き目に逢着したる慘憺たる事實枚擧に遑あらざるなり」と述べている。

▼92 癩自由療養村建設期成會、前掲注90、二〇四頁

▼93 圭室諦成「清正公さん信仰」『日本歴史』第一八六号、一九六四年

▼94 福西大輔「清正公信仰の流布とその要因について」日本民俗学会第六〇回年会発表、二〇〇八年

▼95 熊本市役所社会課『本妙寺附近ノ癩部落ニ関スル調査』（一九三二）年、『近現代日本ハンセン病問題資料集成　補巻三』不二出版、二〇〇四年、三頁

▼96 増田勇『癩病と社会問題』（一九〇七年）『近現代日本ハンセン病問題資料集成（戦前編）第一巻』不二出版、二〇〇二年

▼97 明治三八（一九〇五）年に内務省衛生局が作成した『癩患者概数表』によると、熊本県内で寺社などに集住する患者は一五九人にとどまっている。しかし一定の居所を持つものの資力のない患者は七一四人にものぼる。後者では熊本県が全国最多である。

▼98 『大阪朝日新聞』一九〇八年一〇月四日付

▼99 天野誠齋編『體力衛生無病生活法』広文堂書店、一九一六年、一九三頁

▼100 熊本市役所社会課、前掲注95、二頁

▼101 相沢富志『本妙寺ト癩患トノ親密不離ノ關係ニ就テ論説』（一九三五年）、『近現代日本ハンセン病問題資料集成　補巻三』不二出版、二〇〇四年

▼102 同書が収録された『近現代日本ハンセン病問題資料集成　補巻三』の解説では、その分量にもかかわらず一言も触れられていない。それは編者の藤野豊ら従来のハンセン病問題研究者の関心が、国家による本妙寺集落の強制解体に集中していたからであろう。

▼103 財団法人癩予防協会『本妙寺の癩部落解消の詳報』（一九四一年）、『近現代日本ハンセン病問題資料集成（戦前編）第七巻』不二出版、二〇〇二年、一五一頁

▼104 このような姿から、彼らは托鉢をしていたことが推測できる。

▼105 福西大輔は、このようなハンセン病患者の全国的な移動は、清正公信仰を各地に広げる要因の一つにもなったと述べている（福西大輔「加藤清正虎退治伝承の広がりと、その背景について」『日本民俗学』第二七二号、二〇一二年）。

▼106 財団法人癩予防協会、前掲注103、一五一頁

▼107 財団法人癩予防協会『最近癩豫防事業の二、三に就て』（一九四〇年）、『近現代日本ハンセン病問題資料集成（戦前編）第七巻』不二出版、二〇〇二年、一四二頁

▼108 内田守「本妙寺附近ノ癩部落ノ調査成績」（一九三五年）、『近現代日本ハンセン病問題資料集成　補巻三』不二出版、二〇〇四年、一一頁

▼109 熊本市役所社会課、前掲注95

▼110 十時英三郎『熊本市花園町本妙寺附近ノ調査報告』（一九三四年）、『近現代日本ハンセン病問題資料集成　補巻三』不二出版、二〇〇四年

▼111 十時英三郎、前掲注110、七頁

▼112 十時英三郎「熊本市花園町不浄地區浄化計劃（私案）」（一九三六年）、『近現代日本ハンセン病問題資料集成　補巻三』不二出版、二〇〇四年、五〇頁

▼113 十時英三郎、前掲注110、八頁

▼114 九州療養所「中尾丸浄化ニ関スル十時方面委員ノ意見」（一九三六年）、『近現代日本ハンセン病問題資料集成　補巻三』不二出版、二〇〇四年、四二頁

▼115 九州療養所、前掲注114、四三頁

▼116 藤野豊、前掲注6、三三〇頁

▼117 原田久作『救癩』財団法人癩予防協会（一九三五年）『近現代日本ハンセン病問題資料集成（戦前編）第四巻』不二出版、二〇〇二年

▼118 ただし益軒の主張は、悪疾は個人の力の及ばないことであり女子の咎ではないため、離縁の条件としてはふさわしくないというものだった。

▼119 小林美代『南部盛岡町方ぐらし』（一九八一年）、『日本民俗誌集成　第二巻』三一書房、一九九七年、四二九頁

▼120 三島町史編纂委員会『三島町史』一九六八年、一〇三五頁

▼121 和歌森太郎編『陸前北部の民俗』吉川弘文館、一九六九年、四一頁

▼122 江田忠他「米沢市塩井地区の民俗」『置賜の民俗　第七・八合併号』一九七六年、二六頁

▼123 福島県教育委員会「勿来地方の民俗」（一九六六年）、『日本民俗調査報告書集成　北海道・東北の民俗　福島県編』三一書房、

一九九五年、四四頁
▼124 山都町史編さん委員会『山都町史　第三巻　民俗編』山都町、一九八六年、一二二頁
▼125 和歌森太郎編『美作の民俗』吉川弘文館、一九六三年
▼126 岡山県教育委員会「阿波・梶並の民俗」（一九七一年）、『日本民俗調査報告書集成　中国の民俗　岡山県編』三一書房、一九九七年、八六頁
▼127 福島県教育委員会「いわき鹿島地方の民俗」（一九六八年）、『日本民俗調査報告書集成　北海道・東北の民俗　福島県編』三一書房、一九九五年、五八頁
▼128 佐野市史編さん委員会『佐野市史　民俗編』佐野市、一九七五年、五七六頁
▼129 東京女子大学民俗調査団「冨士東麓の民俗」（一九七五年）、『日本民俗調査報告書集成　東海の民俗　静岡県編』三一書房、一九九六年、二八頁
▼130 栃尾市史編集委員会『栃尾市史　別巻Ⅰ』栃尾市役所、一九七八年、五一八頁
▼131 岐阜県教育委員会「岐阜県輪中地区民俗資料報告書」（一九六八年）、『日本民俗調査報告書集成　東海の民俗　岐阜県編』三一書房、一九九六年、七〇頁
▼132 東京女子大学史学科民俗調査団『奥但馬の民俗』東京女子大学、一九七二年、一一三頁
▼133 江原義盛、前掲注31、三〇八頁
▼134 佐野久丈「鹿谷民俗史談」（一九八五年）『日本民俗誌集成　第一二巻』三一書房、一九九七年、六〇二頁
▼135 内田邦彦「津軽口碑集」（一九二九年）、『日本民俗誌大系　第九巻　東北』角川書店、一九七四年、四五六頁
▼136 三崎一夫「宮城県の民間療法」『北海道・東北の民間療法』明玄書房、一九七七年、一七〇頁
▼137 石塚尊俊「憑きものと社会」（一九七九年）、谷川健一編『日本民俗文化資料集成　第七巻　憑きもの』三一書房、一九九〇年
▼138 波平恵美子『病気と治療の文化人類学』海鳴社、一九八四年
▼139 拙稿「「癩病」を取り巻く視線―ハンセン病の民俗学的研究の可能性―」『常民文化』第二九号、二〇〇六年
▼140 東京女子大学民俗調査団「雄勝役内の民俗」（一九七七年）、『日本民俗調査報告書集成　北海道・東北の民俗　秋田県編』三一書房、一九九五年、一八頁
▼141 戸田史編さん室編『新曽・上戸田の民俗』埼玉県戸田市、一九八七年、四〇頁

▼142 『癩患者の告白』六四頁

▼143 和歌森太郎編、前掲注121、四一頁

▼144 幕内美紀子「相馬地方の婚姻習俗」『東北民俗資料集（九）』萬葉堂書店、一九八〇年、一二四頁

▼145 栃尾市史編集委員会、前掲注130、五一八頁

▼146 波平恵美子、前掲注138、一〇八～一〇九頁

▼147 日本における結核の新規発症者は、二〇〇七年では二万五三一一人であり、計算上では人口一〇万人あたり一九・八人となる。これはカナダの四・四人、アメリカの四・五人と比べるとかなり高い数値である。（「結核　今も侮れない病気」『読売新聞』二〇〇九年四月八日付朝刊）

▼148 久保井規夫『図説　病の文化史』つげ書房新社、二〇〇六年、九八頁

▼149 ソンタグ、スーザン『隠喩としての病い』みすず書房、一九八二年

▼150 波多郁太郎・戸坂康二「たたりもっけ」『日本民俗誌大系　第一二巻　未刊資料Ⅲ』角川書店一九七六年、四七七頁

▼151 戸川安章「羽黒山夜話」（一九四三年）、『日本民俗誌大系　第一二巻　未刊資料Ⅲ』角川書店、一九七六年、一八八頁

▼152 波多郁太郎・戸坂康二、前掲注150、四七七頁

▼153 中山太郎『補遺　日本民俗学辞典』梧桐書院、一九三五年、三七四頁

▼154 中山太郎、前掲注153、三七四頁

▼155 中山太郎、前掲注153、三七四頁

▼156 中山太郎、前掲注153、三七四頁

▼157 三浦魯一「頓兵衛地蔵」『郷土研究』第一巻第六号、一九一三年

▼158 拙稿「ハンセン病差別の民俗学的研究に向けて」『日本民俗学』第二五六号、二〇〇八年

▼159 すでに述べたように、ハンセン病は直接的に人を死に至らしめる病気ではなく、患者が死亡する場合は合併症などが原因である。

▼160 波平恵美子「異常死者の葬法と習俗」藤井正雄編『仏教民俗学大系四　祖先祭祀と葬墓』名著出版、一九八八年

▼161 史籍研究会『内閣文庫所蔵史籍叢刊　第七巻　祠曹雑識（一）』汲古書院、一九八一年、六四～六五頁

▼162 橘正一「かったい塚」『民俗学』第二巻第五号、一九三〇年、三二七頁

▼163 前田正名「和歌山県西牟婁郡東富田村朝来帰の両墓制」『日本民俗学』第二号、一九五三年、九〇頁

▼164 琉球大学民俗研究クラブ「座間味島調査報告」『沖縄民俗』第一〇号、一九六五年、一三九頁
▼165 琉球大学民俗研究クラブ「宮城部落調査報告」『沖縄民俗』第一七号、一九六九年、三七頁
▼166 琉球大学民俗研究クラブ「与那部落調査報告」『沖縄民俗』第一七号、一九六九年、八八頁
▼167 山口宏「特殊葬法に関する考察―宮城県本吉郡・桃生郡・牡鹿郡」『東北民俗資料集（八）』萬葉堂書店、一九七九年、一六一頁
▼168 三崎一夫、前掲注136、一七〇頁
▼169 西郊民俗談話会『大栗・狸森の民俗―福島県須賀川市大栗・狸森―』西郊民俗談話会、一九七六年、七七頁
▼170 南陽市史編さん委員会『南陽市史　民俗編』南陽市、一九八七年、六七八頁
▼171 山梨日日新聞社『鳴沢村誌（第二巻）』鳴沢村誌編纂委員会、一九八八年、五四一頁
▼172 神田孝平「内耳鍋の話」『東京人類学会報告』第二巻第一四号、一八八七年
▼173 上田英吉「内耳鍋の事に付きて」『東京人類学会雑誌』第三巻第二二号、一八八七年
▼174 平瀬擴英「盆の先祖祭とナマボトケの問題」『仏教と民俗』第二号、一九五八年
▼175 桐原健「鍋を被せる葬風」『信濃』第二六巻第八号、一九七四年
▼176 桜井準也「近世の鍋被り人骨について」『墓と埋葬の江戸時代』吉川弘文館、二〇〇四年
▼177 西木浩一「都市民衆史研究と江戸の墓制」『考古学ジャーナル』第四四七号、二〇〇一年
▼178 関根達人「鍋被り葬考―その系譜と葬法上の意味合い」『人文社会論叢　人文科学篇』第九号、二〇〇三年
▼179 長沢利明「鍋かぶりの死者」『西郊民俗』第一九四号、二〇〇六年
▼180 夏堀勤二郎「鍋を冠せる習俗」『民間伝承』第二巻第五号一九三七年、五頁
▼181 庄内民俗学会「荒沢の民俗」（一九五六年）、『日本民俗誌集成　第三巻』三一書房、一九九八年、六〇二頁
▼182 福島県教育委員会「西会津地方の民俗」（一九六九年）、『日本民俗調査報告書集成　北海道・東北の民俗　福島県編』三一書房、一九九五年、五一頁
▼183 和田文夫「擂鉢を冠る習俗」『民間伝承』第三巻第二号、一九三七年、七頁
▼184 天野武「白山山麓の墓制―石川県白峰村・尾口村を中心に」『日本民俗学』第九二号、一九七四年、七頁
▼185 高木誠一『磐城北神谷の話』岡書院一九五五年、三八頁
▼186 南陽市史編さん委員会、前掲注170、六七八頁

▼187 山梨日日新聞社、前掲注171、五四一頁

▼188 『三河吉田領風俗問状答』(竹内利美他編『日本庶民生活資料集成　第九巻　風俗』三一書房一九六九年)には「盆前に死にたるものには炮六を冠らせて葬る也」とあり、郷村だけではなく市中でもそのような習俗があると伝えている。

▼189 山古志村史編集委員会『山古志村史　民俗』山古志村役場一九八三年、九〇頁

▼190 蘭由岐子「ハンセン病療養所と死者祭祀」『家庭科教育』第七七巻(一一)、二〇〇三年

▼191 『最終報告書』、七七一頁

第八章　今後の問題解決に向けて

はじめに

日本においてハンセン病はすでに制圧が完了し、もはや罹患を恐れる必要のない病気となった。世界的な視点に立っても効果的な治療法がすでに確立しており、一ヶ国を除いてすでに制圧を完了している（二〇一二年時点）。しかしながら、ハンセン病には長く厳しい差別・偏見の歴史が刻まれており、ハンセン病差別は患者の減少とともに消滅するほど生易しいものではなかった。日本においても回復者やその関係者へ向けられる視線の中には、依然として強烈な差別・偏見が時としてみられる。平成二〇（二〇〇八）年に成立し、翌年四月に施行された「ハンセン病問題基本法」▼1は、日本のハンセン病問題の新たな転換点になったとはいえ、第六章で言及したように、それでもまだ多くの問題が残されているといわざるをえない。

そのような状況にあって、ハンセン病差別問題について民俗学的視座から従来とは異なったアプローチを試みることにより、問題解決へのひとつの可能性を提示しようとしたものが本書である。研究に際して筆者は、強制隔離政策や人権侵害的な「無癩県運動」を推進した国家や、それに加担した一部の専門家をハンセン病差別の主謀者とするような議論には与しなかった。というのも、この種の議論では、国家の抱いていたハンセン病認識と専門家の抱いていたハンセン病認識が、いかにして差別・偏見という形をとって表出するにいたったのかという疑問にそもそも答えられないと考えたからである。また、ハンセン病患者ではない人びとが、国家や専門家のハンセン病認識を鵜呑みにしたからという理由で、ハンセン病患者および回復者やその家族に対して差別・偏見の視線を向けたとは思えない。筆者は、ハンセン病差別の要因は、国家や医療従事者だけでなく我々自身の中にも存在したと考える。したがって、ハンセン病差別問題の真の解決を望むのであれば、なぜ我々は彼らハンセン病患者を差別するにいたったのかという、そのプロセスを分析することを怠ってはならない。そのような問題意識から本書において筆者は、国家の政策、医師の言説、民間伝承という三柱からハンセン病差別の問題構成に迫ることを目指したのである。本章ではまず各章の論点を再確認し、その上で、本書全体の結論を提示する。そして、本研究の持つ意義と今後の展望を述べて本書を締めくくりたい。

第一節　全体を振り返って

序章、第二章および第六章では、主に平成八（一九九六）年に「らい予防法」が廃止されて以降の日本におけるハンセン病問題を振り返り、今世紀の日本社会が依然としてハンセン病問題を抱えている現状を明らかにした。「らい予防法」の廃止によって戦前から続いた強制隔離政策は法的根拠を失ったものの、回復者やその家族に対する差別・偏見の念はいまだに消えたとはいえない状態であり、熊本のホテルでの宿泊拒否問題など、ハンセン病に対する差別の存在を社会に印象付けるような事件も発生している。また、国立療養所の開放を目指した「ハンセン病問題基本法」も、その実効性は今のところ未知数であり、回復者やその家族に対する差別・偏見を即座に解消することができるとは思えない。回復者や療養所入所者の高齢化も進み、隔離政策の後遺症ともいえる「レプラ・コンプレックス」もまた、彼らに大きな影を落としている。ハンセン病問題は、日本においてもきわめて現在的な差別問題であることは間違いないのである。

第一章では本書の前提として、従来の民俗学における差別問題研究の動向とその傾向を分析した。ケガレをめぐる議論の高まりは差別問題研究との接続を期待させたが、その議論が深化することはなかった。被差別部落の民俗調査をはじめとした近年の被差別部落研究は差別問題に消極的であった今までの民俗学からの脱却ともいえる成果を残した。今後はハンセン病問題のように、多様な差別問題への分析が求められている。

第二章ではアンケート結果を引用しつつ、全世代的にハンセン病に対する正しい知識が広まりつつあるものの、若年層を中心にして関心が低いことを明らかにした。ハンセン病が制圧された日本において、若年層の関心の低さを非難することは適当でないが、無関心は無理解に直結しうるものであり、そこからいわれのない差別・偏見の視点が生じないとも限らない。ハンセン病問題が現在的問題である限り、このような関心の低さは潜在的な脅威であるといえるだろう。前述したように、我々はなにも、国家・専門家の誤った宣伝によってのみ、差別・偏見の念を抱くのではない。そのような誤った宣伝を鵜呑みにすることのないような、正しい知識の獲得こそが、ハンセン病問題の解消へとつながる一歩となることは疑いない。

第三章では、ハンセン病に関する歴史学の先行研究を振り返るとともに、近代以前の日本においてハンセン病（らい）がどのように認識されていたのかを古代に遡及する形で分析を加えた。古代社会では漠然とした「罪」のような捉えられ方をしていたらいは、中世仏教の影響を受けて、神仏に対する罪による現世における最悪の罰であると説明されるようになる。「業病」というレッテルを貼られたらい者は、中世仏教者による救済活動により皮肉にも彼らに対する恐怖感を増大されてしまう。その結果としてらいに対する差別・偏見が強化されるとともに、なぜらいに罹患するのかという“why”に対して、「罰」という説明が起請文や仏教説話などによって一般化したのである。

さらに時代を経るにしたがって、この“why”が「胎毒」や家筋と関連するものであるかのような説明をされるような変遷をとげる。それは主に漢方医学を取り上げた近世の医師たちによって説かれ、そのような認識が当時の知識人たちにも広がっていたことは、第三章で取り上げた種々の随筆などによって明らかである。ただし、当時のらい認識は医師や知識人の間で一貫性を有していたものだったとは必ずしもいえず、個人によってどのような認識を採用するかはまちまちであった。また、「業病」のような近世以前のらい認識は完全に払拭されたわけではなく、近世でも肉食や姦通などの罪に対する「罰」をらいと結びつけるような語り方は根強く残っていたのである。

第三章は近代以前のらい者の多様な生活状況を示す基礎的資料としての性格が強かったが、第四章以降は本書の眼目である、国家の政策、医師の言説、民間伝承の三柱によるハンセン病問題の読解であった。

第四章は明治時代初頭の急性伝染病対策にまでさかのぼって、日本におけるハンセン病政策の展開を追うとともに、患者に対する不当な扱いや差別が強化されていくプロセスをみた。近現代のハンセン病政策の特徴は、患者とそうでない人びとを二元論的に分断したことであった。

そもそも、コレラなどの急性伝染病対策に端を発する日本の公衆衛生行政は、健康とその対極にある病気とを二元論的に対置する結果を招いた。それにより、近代国家を支えるために人びとは健康であることが当然と目され、病気を抱えることは国民としての罪であるかのような風潮を生んだ。ハンセン病政策の特徴もこの延長線上にあることは間違いない。近代以前は多様な生活を営んでいたらい者は卑賤視の対象ではあったが、絶対的権力によって彼らライ者のすべてが根絶の対象となったことはない。しかしながら、近現代のハンセン病政策は、第一に患者とそうでない人びととを分けることに始まった。患者は「癩患者」として一元的にまとめられてしまい、彼らはさらに「癩患者」ではない人びとと二元論的に対置されるようになった。そして内務省衛生局や癩予防協会の強力な後押しにより、「人道上」あるいは「公衆衛生上」の措置として「癩患者」を療養所に隔離することの必要性が訴えられる。そこにみられる論理は患者でない人びとを「正当な」国民とみなし、そこから外れる形になる「癩患者」を排除しようとするものであった。排除は当初、ハンセン病を「治すための隔離」であったが、次第に「うつさないための隔離」へと変わり、さらには国土をハンセン病でない人びとで純化しようとするかのように「癩患者」を「根絶させるための隔離」へと変貌していったのである。このような変遷を経た隔離政策は、もはや当初の目的であったハンセン病患者の治療ではなく、いかにして彼らの代でハンセン病の蔓延を終わらせるかという方向へとシフトしていき、国立療養所における患者の非人道的扱いを生じさせる要因となったのである。

第五章では、ハンセン病治療や隔離に関係した医師たちの言説から、彼らのハンセン病認識を論じた。ハンセン病政策推進にあたっては、専門の医師たちの研究成果や言説が陰に陽に作用した。第一に明らかとなったのは、明治初期の医師たちはハンセン病の原因に対して遺伝説と伝染説との間の揺らぎを抱えていたものの、あくまでそれを治療可能な病気であると確信し、予防と治療に関心を寄せていたことである。彼らの予防法や治療法は近世養生論の域を出ないものも多かったが、彼らの治療努力を後のハンセン病政策と比較するならば、常に患者主体の立場に立ったものであった。

第二には、医師たちの抱いていた遺伝説と伝染説との間の揺らぎが一般の人びとに対して、二重のハンセン病認識を抱かせるに至ってしまったということが挙げられる。遺伝説が社会から完全に払拭されない内に伝染説が盛んに説かれるようになり、人びとの間にも遺伝説と伝染説との間の揺らぎが残ってしまったのであった。

第三の点は、このような遺伝説と伝染説との間の揺らぎに関係している。時代を経るにしたがって、専門の医師たちは揺らぎを次第に克服し、伝染説に依っていった。そして、伝染説の優位は隔離政策の強化を惹起したのである。伝染病の語のもとに、感染力の微弱なハンセン病はコレラなどの急性伝染病と同一視され、患者の隔離を必要とするようなおそろしい病気であるかのように宣伝されるようになった。伝染説は病理学的には正しかったが、ハンセン病政策と密接にかかわった医師たちの言説は、「治すための隔離」から「うつさないための隔離」へ、そして「根絶させるための隔離」へという隔離政策の変遷に科学的根拠を与える結果となったのである。そしてそのような科学的根拠を与えられたハンセン病政策は、二〇世紀の終わりになるまで継続されたのであった。

第四章および第五章は筆者の設定した三柱の内の、国家の政策と医師の言説にあたる部分であった。もうひとつの柱こそが、筆者が本書において最も重要視するものであり、なおかつ従来のハンセン病問題研究では対象とされることのなかった、ハンセン病に関する民間伝承である。第一章において筆者は、ハンセン病差別問題に民俗学がどのように取り組みうるかを論じた。従来の民俗学では、ケガレ論や被差別部落の民俗調査といった視点から、差別問題についてアプローチしてきた。しかしながら、これらの研究は必ずしも「なぜ人は差別をするのか」といった問いに答えうるものではなかった。筆者は、民俗学が差別問題を積極的に扱ってこなかった理由を、柳田國男が消極的になったからであるというような漠然とした責任転嫁や、地域研究法に傾斜した戦後民俗学のあり方に求めた。

しかしながら、民俗学の世界でも近年、差別問題を積極的に研究対象としようという機運が高まりつつある。

日本民俗学会の学会誌『日本民俗学』では、差別が「どのような歴史的な民俗的な生活から胚胎するのかを、いわゆる普通の人びとの生活と文化・歴史をもっとも研究し理解している民俗学こそがその根拠や実証を提示できる」▼2との宣言もなされており、筆者は、差別問題もまた、当初「経世済民」を目指した民俗学が今後、その解決に向けて一翼を担いうるテーマであると考えている。本書において筆者が、政策、医師の言説、民間伝承の三柱から近現代日本におけるハンセン病差別の変遷を読み解こうとした根底には、このような考えが存在したのである。

以上のような研究史をふまえて第七章では、ハンセン病に関する民間伝承の分析を行なった。具体的には、ハンセン病に関する方言、患者の放浪生活の実態、都市部および草津湯ノ沢と熊本本妙寺における患者の集住生活のあり方、ハンセン病患者を出した、あるいは出したとみなされた家族や集落との婚姻忌避、そして「なぜ」人はハンセン病にかかるのかという"why"にかかわる伝説と特殊葬法という五点から、人びとの抱いていたハンセン病認識に分析を加えた。これにより、まずハンセン病には様々な方言が存在したことが明らかになったが、それらは人びとが抱くハンセン病認識を表現したものであり、なおかつ療養所以外における患者の生活のあり方を示している。近代に入ってもなお四国遍路として放浪していた患者の存在はハンセン病政策の不備を露呈したものであり、集住生活とその解散の顛末は、病状の軽重や資産の有無にかかわらずハンセン病患者を一元的に把握するようになったという病気観の変化と、患者でない者に「うつさないための隔離」から患者全体を「根絶させるための隔離」へという隔離政策の変化という、ふたつの大きな変化をも物語っているのである。

また、婚姻忌避や伝説および特殊葬法の分析では、人びとの抱くハンセン病認識に、超世代間継承という遺伝説に近いような認識とともに、「おそろしい」伝染病であるというように、伝染説が過剰に加味されたことが明らかとなった。人びともまた遺伝説と伝染説との間の揺らぎを抱えており、それが婚姻忌避などの深刻な差別として表出したのである。

ハンセン病に関する民間伝承をみる場合、注意しなければならないのは、そのような民間伝承を単体で理解しようとすることである。民俗の起源の追究が民俗学の第一目的ではないように、我々はハンセン病に関する民間伝承がその他の事象とどのような関係性を有しており、なおかつどのように変遷したのかに注目する必要がある。本書の場合は、前出の政策および医師の言説と、民間伝承との関係性に注目した。この三柱がどのような関係性をもって、近現代日本のハンセン病差別に作用したのかという全体的な問いについて、次節で最終的な結論を提示したい。

第二節　重層複合的ハンセン病差別

本書の目指すところは、従来は国家のハンセン病政策とそれによる患者の人権被害という観点から論じられてきたハンセン病問題に対し、新たなる視点を提示することにより、ハンセン病差別問題を読み解こうとすることであった。国家に対する責任追及の論調は、なぜハンセン病は差別・偏見の対象となるのかという根本的な疑問を捨象し、国家の政策がどれほど個人に苦痛を与えてきたかという点に全力を傾注する結果を生んだ。近現代のハンセン病政策が患者に対して深い苦しみを与えたことは間違いない。しかし、ハンセン病問題のすべての責任を、強制隔離政策という国家施策を推進した国家にばかり押し付けてしまうと、議論はなぜ人はハンセン病を差別するのかではなく、どのようにして国家の責任を追及するかに向かってしまうのである。このような傾向は差別の主体＝国家という認識を定着化させてしまう危険性を孕んでおり、我々に内在する差別意識は重視されない。『最終報告書』における次の文章はそれをよく示しているといえよう。

かつて私たちは、ハンセン病に関する国と〝専門家〟の誤った宣伝に惑わされて、強制隔離政策や無らい県運動を進めて未曽有の被害・悲劇を患者・家族らに惹起した。この取り返しのつかない痛恨の過ちを二度と繰り返してはならない。この教訓を無駄にしないことは、国と専門家のみならず、私たち一人一人も負っている患者・家族らに対する重大な責務である。▼3

『最終報告書』を作成した「ハンセン病問題に関する検証会議」は近現代日本におけるハンセン病問題の重要な要素として、国家以外の「専門家」の責任をも追及した。しかしながら、右に引用した文章によると、ハンセン病問題の責任の所在が強制隔離政策および「無癩県運動」とその背後に存在する国家・専門家へと収斂していく様がわかる。「私たち」は国家や専門家の「誤った宣伝」に「惑わされた」結果として患者や家族を他律的に差別したという認識がそこに存在するように思えてしまう。また、「私たち」が負っている「患者・家族らに対する重大な責務」も「この教訓を無駄にしないこと」であり、それはつまり「惑わされない」ことであり、その責務も国家によるハンセン病対策以降に限定されるであろう。ここでは絶対差別者としての国家が巨大な敵として存在し、民衆はそれに煽られて患者・家族を差別したとの構図も見受けられるのである。

このような、単純な構図がはたして本当に成り立つのであろうか、という疑問が本書の出発点であった。そして筆者は、国家の政策、医師の言説、民間伝承の三柱という三つの主体を想定し、それぞれに分析を加えた。政策および医師の言説に民間伝承を加えたのは、従来のハンセン病問題研究では捨象されてきた領域であっただけでなく、我々自身もハンセン病差別の一翼を担っていたからである。「私たち」が負っている「患者・家族らに対する責務」は、「教訓を無駄にしないこと」ではない。「私たち」自身もまた、ハンセン病差別を支える柱のひとつであったことを自覚することである。以下では国家の政策、医師の言説、民間伝承の三柱から導き出されたハンセン病差別の要素について、それら三柱の重層性と複合性というふたつの視点から検討を加える。

第一項　重層性について

本書は近現代ハンセン病差別をテーマとしているが、筆者の研究方針は日本におけるハンセン病差別を近現代に限定せず、通史的にみることであった。なぜなら、ハンセン病に対する差別・偏見が強化されたのは確かに近代以降であるが、日本国内にはそれ以前からハンセン病（らい）は存在しており、無視できない病気でもあったのであった。そのため、近代以前であっても、人びとがハンセン病をどのように認識していたのかという問題は、近代以降のハンセン病差別をみるにあたって、蔑ろにはできないのである。

筆者は律令や説話および随筆等の分析を通して、近代以前のらい認識が漠然とした罪から神仏による罰（業病）、さらには「胎毒」や家筋に伝わる病気へと移り変わっていったことを明らかにした。そしてそのような変遷には、らい者の救済を行なった中世仏教者のらい観や、近世医学のらい理解が密接に関与していたことも述べた。

しかし、重要なことは、らいに対する認識（らい観）は、漠然とした罪から神仏による罰、神仏による罰から「胎毒」や家筋に伝わる病気へと、時代を経るごとに次から次へと入れ替わっていったわけではないということである。近世においても、例えば本書で紹介した『江戸愚俗徒然噺』のように、らいを仏法誹謗の罪の結果と捉える認識は存在した。また、第七章で紹介したハンセン病の原因伝説は、貴人の殺害などの罪を犯した結果としてハンセン病が語られている。「胎毒」という認識についても、近代初期の医師の中にはハンセン病の説明として持ち出すものもいた。「癩部落」の由来を語る場合にいたっては、貴人に対する裏切りという罪によって過去に一村すべて「癩部落」となり、内務省衛生局の調査時点でも周囲との関係を限定されているなど、罪であるとともに、血筋や家筋としてハンセン病を理解している例も存在した。

日本におけるハンセン病認識は、むしろ前代の病気観を内包する形で新たな病気観が加わるとでもいうような、重層的な変遷を見せていたのである。このようなハンセン病認識の変遷、つまりらい観の重層性は、たとえハンセン病問題が現在的な問題であるとしても、欠かすことのできない認識である。らい菌の発見という医学の進歩によって、どのようにしてハンセン病に罹患するのかという“how”は明らかになった。しかしながら、特定個人がなぜハンセン病に罹患するのかという“why”は現代医学の知見を以てしても明確な回答を提示することは困難である。この“why”に答えるものとして、すでに過去のものとされる罪や罰が引き合いに出される可能性を秘めている。最近でも隆盛を極めるスピリチュアリズムや占いなどは、前世における罪や罰を現世での苦悩の要因として依頼者に提示することが多い。現代科学では実証不可能な前世の罪業が、現代でも苦悩を抱える人びとに対する回答となりうることは明白である。重層的ならい観は、人びとがそのような“why”に対していかなる答えを出していたのかということを示すものとして、近代以前から歴史的深度を持つものだったのである。

第二項　複合性について

前項ではハンセン病認識の時代的重層性をみたが、本項ではその重層性からくる差別の複合性について述べたい。従来のハンセン病差別問題研究では、複合的ではなく、むしろ単一的な視点から問題の所在がとらえられがちであった。つまり、強制隔離政策や「無癩県運動」というハンセン病政策を推進した国家に問題の所在を求め、人びとに差別・偏見を生じさせた責任を追及するという視点であった。

しかしながらすでに論じたように、ハンセン病問題は当初から国家という敵の存在する問題であった。いうなれば、論じるまでもないほどに責任の所在が明らかだったのである。だが、このような単一的な視点は、一方で大きな問題を捨象してしまう。つまり、はたして本当に人びとは国家の影響でハンセン病患者や患者の家族を差別するにいたったのか、という問題である。ハンセン病差別は病気に対する差別のひとつであるが、他にも差別・偏見の対象となっている病気は多く存在する。水俣病について考えてみよう。水俣病はハンセン病とは異なり、伝染病ではなく環境汚染による公害病であったが、水俣病患者を強制的に隔離するという法律は存在しなかった。それにもかかわらず、患者や家族に対する差別は生じた。▼4また、エイズは伝染病であるが、患者に対する差別・偏見は根強い。この二種の病気について考えるだけでも、国家の政策ばかりが病気の差別に関係しているわけではないことは明白であろう。筆者は決して国家の負うべき責任を過小評価しているわけではないし、その責任追及を非難しているわけでもない。ただ、特定の病気の患者を差別・偏見の対象としてしまった原因は、国家やその政策にだけあるのではないという視点を持つべきだと主張したいのである。ハンセン病問題に関していえば、強制隔離政策や「無癩県運動」ばかりが差別・偏見の原因ではないと考えている。

筆者がこのように単一的視点からではなく、複合的にハンセン病差別を読み解くために設定したのが、国家の政策、医師の言説、民間伝承という三柱の視点である。そしてこの三柱の複合的関係が、近現代日本におけるハンセン病差別に作用した、というのが筆者の持論である。それでは、それら三柱の関係性はどのようになっているのか。

まず筆者が主張したいことは隔離政策の理論的変遷である。つまり､当初は治療のための資力を持たない放浪・貧困患者の隔離がハンセン病政策の主眼であり、ハンセン病を「治すための隔離」であった。だが、ハンセン病が伝染病であるとの認識が専門家の間で主流となってくると、明治初期の急性伝染病対策と同じように、いかにして感染の拡大を防ぐかが最優先となり、隔離の対象も放浪・貧困患者から全患者へと拡大した。それは患者を「治すための隔離」から、患者でない人びとに「うつさないための隔離」であった。そして、さらには国土からハンセン病患者の存在をなくすという国家的目標が設定されることにより、ハンセン病を「根絶させるための隔離」へと変遷していったのである。

そしてこの「治すための隔離」から「うつさないための隔離」への変遷には、ハンセン病患者とそうでない人びととの二元論的分断が関与している。これは「健康」と「病気」を二元論的にわけ、前者を是とするような近代公衆衛生政策に淵源を持つものであった。つまり国民は健康であることが当然であるとされ、病気はそれから外れるものとされたわけである。このような健康論は、各自で多様な生活を送っており、症状の軽重もさまざまであったハンセン病患者を「癩患者」として一元的に統合する結果につながった。ハンセン病患者は一元的にまとめられるとともに、さらには患者でない人びと、つまりは健康な人と二元論的に対置されることになる。そして内務省衛生局や癩予防協会など国家と密接な関係を持つ機関が、患者でない人びとに対して、人道上あるいは公衆衛生上の措置として患者を療養所に隔離することの必要性を繰り返し訴えたのである。そこに存在する論理は患者でない人びとこそを正当な国民とみなし、その範疇から外れるようなハンセン病患者を排除しようとするものであった。

患者の一元的統合と健康者との二元論的分断は、自宅療養や放浪および集住といった多様な生活を送っていたハンセン病患者をすべて、隔離されるべき者と社会的に設定することになった。それにより、自治的経営がなされていた草津湯ノ沢部落や、熊本本妙寺の集住地は解散に追い込まれ、一方は穏やかに、もう一方は強制的にという差異はあれど、いずれも住んでいた患者は療養所に送致されることを余儀なくされた。ハンセン病患者の生活は「うつさないための隔離」への変遷によって、療養所への生活という形態に一元化されたといっても過言ではないだろう。

このような隔離政策の変遷にあたって、専門家である医師たちの言説の与えた影響を無視することはできない。本書では従来の研究でとかく重視されがちであった光田健輔以外の医師の言説にも着目することにより、戦前の医師の中に遺伝説と伝染説の間の揺らぎという、ハンセン病の原因をめぐる葛藤のようなものの存在が明らかになった。後に伝染説が優位となってそれがハンセン病政策の強化に影響を与えたのであるが、医師たちの抱えた遺伝説と伝染説との間の揺らぎは、一般の人びとにも影響を与えずにはいなかった。戦前の一般向けの刊行物などを見ると遺伝説と伝染説のいずれもが正しいものとして説明されており、そのような揺らぎが人びとに影響を与えたことは疑いない。遺伝説と伝染説との間の揺らぎは人びとに決定的な説明とならなかったのに加えて、どちらの可能性をも残すことになったのである。つまり、ハンセン病が伝染病であるとの概念をもたらすとともに、遺伝病であるという誤解は払拭されなかったのである。近世以降の「胎毒」や家筋といった説明の存在から、人びとがハンセン病を遺伝病であるととらえていたことは間違いない。それは、鍋被り葬のように死者の復活を防ぐような葬法が患者に施されていたという事実によって補強されうるものである。医師の言説は国家のハンセン病政策に科学的根拠を与えるとともに、人びとには遺伝説と伝染説との間の揺らぎによって、遺伝説にしても伝染説にしても、ある程度の科学的根拠を与えてしまったのである。彼ら医師たちはハンセン病患者への差別を意図して、種々の原因を説いたわけではない。彼らはハンセン病の治療や予防に精力を傾けた。しかし皮肉なことに、医師たちの説明は遺伝説と伝染説との間の揺らぎを人びとに植えつけてしまうというマイナスの結果を招いたのであった。それは、らい者の救済に尽力した中世仏教者の説明が、かえってらい者の悲劇性を強調してしまったことと同様である。

日本のハンセン病政策は癩予防協会などを通して伝染説を普及させようと努めたものの、遺伝説は容易に払拭されなかった。人びとの抱いていた、ハンセン病を遺伝病とみなす認識は政策によって消滅することはなく、むしろ政策や医師の言説を組み込むことによってさらに複雑に、重層的なものへと変遷していった。遺伝説と伝染説との間の揺らぎは、ハンセン病患者を深く苦しめることになった。その苦しみは、当事者である患者の言葉を借りることによって、さらに明らかになる。

保守的に捕はれ勝の地方の癖として、舊き慣はせを信じて、癩は血統であるとのみ考へて居る。そして之を嫌悪する事も非常なものであつた。科學發達の今日、癩は傳染病であると宣傳されても、遺傳病であると云ふ先入心は、中々地方民の頭より抹殺する事は困難であつた。寧ろ患者は之れが爲に、二重の負擔税を加へ

られたやうになつてしまつた。▼5

近來衛生思想の發達に伴ひ癩は傳染病なりとの宣傳により昔は遺傳病であるとの烙印が押されて縁組等に支障を來たしたる程度なりしが、今は遺傳と傳染の二重の苛酷なる制裁を受け家族中假に、一人本病に罹りたりとせんか、其土地に於て草わけを誇る舊家も又郷土のために功勞ある家柄も忽ち四面楚歌の冷罵を浴せられ泣く泣く墳墓の土地を逃れ他國へ移住し遂には一家離散の憂き目に逢着したる慘憺たる事實枚擧に遑あらざるなり、病人及其家族の苦衷は癩病に冒されたる者、以外には到底窺知する能はざるものなり。▼6

両者とも戦前の患者の言葉であるが、いずれも遺伝説と伝染説との間の揺らぎによって生じた差別・偏見に苦しむ患者の心境が吐露されている。この揺らぎは病因が明確ではないという単純なものにとどまらない。ハンセン病が遺伝するという考えは、患者だけでなくその家族や親族、果ては同じ集落に住む人びとまでもがハンセン病のレッテルを貼られ、婚姻や就職などの際に差別的待遇に直面するという事態を招いた。その一方でハンセン病が伝染するという考えは病気に対する恐怖から、婚姻忌避や就職差別を生じさせた。▼7いずれの場合であっても、実際にハンセン病であるか否かにかかわらず、ハンセン病であるとのレッテルを貼られるか、その家族および親族であるとのレッテルを貼られることにより、差別・偏見の対象とされてしまう。つまり、病気の有無ではなく、ハンセン病やらいと名指されることによって一元化されてしまうのである。国内での制圧が完了したとはいえ、いまだにハンセン病差別が深刻な現在的問題である理由は、このように患者および回復者個人だけでなく、さらにその周辺の人びとにまで差別・偏見の視線が拡大してしまうという点なのである。

しかしながらこの揺らぎは、決して近現代ハンセン病政策によってのみ創出されたのではなく、人びとの間にもその素地となるような認識が存在していたことを、本書で紹介したハンセン病に関する民間伝承は我々に示しているのである。強制隔離政策や医師の言説は政治的・科学的説得力を持ち、人びとが抱いていたハンセン病に対する認識を、絶対的な差別・偏見の方向へと後押ししたのである。つまり近現代日本におけるハンセン病差別問題は、歴史的深度を持つ重層的なハンセン病認識とともに、国家の政策、医師の言説、民間伝承の複合性によって形成されている、重層複合的なものなのである。

近年、関根康正は南インドにおけるカースト社会の調査を通じて、その社会には「ケガレ」と「不浄」がふたつの別概念として存在することを明らかにした。さらに関根は佐藤裕の論から差別者と被差別者のほかに、第三者としての共犯者という概念を設定し、その三者関係から差別とケガレのあり方を説明した。それは差別する側とされる側という一般的な二項対立ではなく、そこに第三者を設定したことにより、差別の生産・再生産を明確化するものであった。関根の研究では「差別者」としての高位カースト、「共犯者」としての低位カースト、「被差別者」としてのハリジャン（不可触民）の三者が設定され、当該社会の空間内部を構成する「差別者」と「共犯者」の共謀により、「被差別者」が脱出不可能な差別的待遇を余儀なくされると説明された。▼8

日本におけるハンセン病差別問題も、このような三者関係に似た構図を見せているといえないだろうか。本書において筆者は、近現代ハンセン病政策が多様な生活を営んでいたハンセン病患者を「癩患者」として一元化するとともに、近代公衆衛生政策によって健康と病気が二元論的に把握されたことにより、ハンセン病患者とそうでない人びともまた二元論的に分断されたと論じた。まずそこからみえてくるのは、国民の義務であり当然とされた健康の対極に位置する病気に含まれたハンセン病という構図である。しかし、これでは二者関係による二元的把握にすぎない。しかしながら、筆者はここで、結核が「亡国病」や「国民病」と呼ばれたのに対して、ハンセン病が「國辱病」との汚名を着せられていたことを思い出す。結核は大量の感染者を出すことにより、国家の経営基盤を揺るがしかねないという恐怖のために「亡国病」であった。そこには結核の蔓延を放置すれば、国家機能を保持しえないという危機感が存在する。

一方、ハンセン病は近代国家に存在してはならない病気であった。明治時代、いわゆる文明国ではハンセン病患者は多くなく、放浪するハンセン病患者をいたるところで見ることができた日本は、文明国を目指す立場としては恥以外のなにものでもなかった。つまり、ハンセン病は国家のメンツのために「國辱病」とされたのである。本書で繰り返し述べたように、ハンセン病政策が強化されるにしたがって、ハンセン病の根絶は官民一体となっての義務であるかのように喧伝されていた。国家のメンツにかけて、「國辱病」は根絶されるべき対象だったのである。国家にとって結核がおそろしい病気であったのに対して、ハンセン病は恥ずべき病気だったのである。ハンセン病は健康と対極に位置される病気に含まれるものであった。さらに、同じ病気の中でも、最大級の侮蔑を含意する、国家にとって恥ずべき対象である「國辱病」だったのである。これを関根の三者関係にあてはめれば、「差別者」にあたるのは、国民として当然とされた「健康者」である。一方、その「健康者」とは対極に位置することになる「病人」は「共犯者」にあたる。そして、健康に対する病気でもあり、その中でも国家にとっての国辱でもあったハンセン病患者、つまり「癩患者」が、脱出不可能な差別的状況に置かれる「被差別者」にあたるのである。彼らは健康者に対置する病人であるという二元論的な理由で差別・偏見の視線にさらされただけでなく、近代国家においては根絶されてしかるべき「国辱」として、幾重にもなる差別・偏見の対象となってしまったのである。関根の論はケガレを念頭に置いたものであり、これをハンセン病問題に応用することには異論もあるだろう。さらに議論を深める必要性は筆者も自覚している。しかし差別するものとされるものという二者関係ではなく、三者という複合的な視点から差別をみようという関根の論は、筆者の問題とするハンセン病問題とも通ずるものではないだろうか。

国家のハンセン病政策は差別的な法律ではあったが、ハンセン病患者およびその家族への差別を奨励したものではなかった。また、医師たちの言説も医療の限界性と深く関係していたため、彼らは患者への差別を意図して遺伝説と伝染説との間の揺らぎを人びとに植えつけたのではない。また、民間伝承から看取できる人びとが抱いていたハンセン病認識もまた、必ずしも政策のみによって形成されたわけでもない。しかしながら、それらの三者は皮肉にも相互に影響しあい、複合的なものとなって患者やその家族を差別・偏見の視線にさらす結果となったのである。国家や一部の専門家の責任だけではない。我々自身もまた、ハンセン病問題においては責任を負っているのである。

そして、このような悲劇の再発を防止するためにはまず、ハンセン病に関する正しい知識を得ることとともに、なぜハンセン病患者が差別されてしまうにいたったのかというプロセスを、冷静に分析していかなければならない。その際、国家の責任という単一的な視点からのみでは読み解くことは困難である。国家の負う責任の追及は、なぜ差別されてしまうに至ったかというプロセスを捨象しかねない。筆者は国家の政策、医師の言説とともに民間伝承を分析することによって導き出された、日本におけるハンセン病問題の重層複合的な問題構成を本書全体の結論としてここに提示したい。

第三節　本書の意義と今後の展望

医学の進歩は目覚しいものであるが、それと病気に対する差別の解消とは必ずしも歩調を同じくするものでないことは、二一世紀を迎えた現在でも我々のたびたび実感するところであろう。二一世紀初頭には新型肺炎（SARS）がアジア域を中心に流行し、大きな脅威となったことは記憶に新しいし、国内に限っても平成二〇（二〇〇八）年には若年層を中心にした麻疹、翌平成二一（二〇〇九）年には新型インフルエンザの世界的流行に日本も巻き込まれ、蔓延防止体勢やワクチン接種に関する不備などが露呈して大きな混乱を招いた。また、もはや過去の病気となったかに見えた肺結核も再流行の兆しを見せている。ハンセン病を除いても、特定の病気に対する差別・偏見の念は現在でも深刻である。「幼稚園入園や就労が拒否され、医師ですら診療を拒んだ」[9]というエイズや、精神病患者に対する差別・偏見の視線は依然として根強い。以前と比べれば治療技術などは格段の進歩を見せているが、人びとがその病気をどのように認識し、理解するかという点は一足飛びの進歩を見せえないものであるということを、以上の病気をめぐる社会問題は我々に突きつける。

社会に数多く存在する病気に対する差別問題の中で、ハンセン病問題はその一部にすぎない問題かもしれない。また、人種差別や性差別のような様々な世界的差別問題の中にあってはさらに小規模な問題であるかもしれない。日本国内を見た場合も、そこには被差別部落問題などのように早期の解決をより必要としている問題も存在する。しかしながら、差別の問題は規模の大小によって判断されるべきではない。人が何らかの理由で差別・偏見を一身に受けているのであれば、たとえそれが小規模であろうとも、重大な差別問題として真摯に向き合わねばならない。第六章で述べたように、日本国内において国立療養所入所者は約二〇〇〇人となり、平均年齢も八〇歳を超えている。だが、療養所入所者の減少はハンセン病問題が終結に向かっているということを必ずしも意味していない。「ハンセン病問題基本法」成立後の国立療養所のあり方や、療養所入所者の社会復帰問題、あるいは療養所内で最期を迎えた人びとの魂のゆくえはどこにあると考えられるのか、なども現在的であり将来的な課題でもある。また、ハンセン病市民学会が結成されるなど、日本においてハンセン病問題は二一世紀になった今でも深刻な社会問題の一つなのである。

本書において筆者は、従来の観点では民俗学的ではないハンセン病問題もまた、社会から解決を強く要請されている問題であるととらえ、民俗学の立場からこの問題の解明および解決に貢献することができるかを念頭に置きながら論じた。国家の政策および医師の言説とともに民間伝承を主要な分析対象に加えたことは、民間伝承が人びとのハンセン病に対する認識を示しているとの理由だけでなく、このような考えもまた根底にあったからであった。

前述したような三柱からハンセン病問題を読み解くという分析視角を提示し、近代以降の健康と病気の二元論的把握の中で一元化されたハンセン病が健康者と二元論的に分断されるとともに、「國辱病」という認識から病気の中でも低位に位置されたこと、そしてそのような認識が「治すための隔離」から「うつさないための隔離」へ、そして最終的に「根絶させるための隔離」へというハンセン病政策の変遷に影響を与えたこと、そして行政当局や医師たちだけでなく、人びともまた、遺伝説と伝染説との間の揺らぎを抱えていて、それによってハンセン病患者や家族・親族および集落が差別・偏見の視線を浴びせ続けられたという、ハンセン病差別問題の持つ複合性を人びとの視線からも提示しえたこと、それが本書の意義であろう。さらに、民間伝承を用いてハンセン病問題を読み解くという作業は、ハンセン病問題研究と民俗学との懸隔を埋めえるものであったと確信している。

筆者は、「民俗学こそがハンセン病問題を解決しうる唯一の学問領域である」ということを主張したいわけでは、決してない。ハンセン病問題に関しては他学問によるすぐれた業績がすでに存在しているし、当事者や支援者の惜しみない努力が、ハンセン病に対する差別を解消するための大きな原動力となっていることは明らかである。そのような努力が無意味であったはずがない。ただ、民俗学もまた、その資料や方法論からハンセン病問題解決に貢献しうるということを主張したいのである。ハンセン病問題は、一つの学問領域がすべてを解決することなど到底できないほど根深いものである。その解明および解決には、当事者である回復者やその家族および支援者、そして様々な学問領域が協業するような形での参与を必要としている。差別という深刻な社会問題に対しては、本来的には関係者だけでなくすべてが関心を持ち、解決へ向けて努力するべきなのである。

本書では国家の政策、医師の言説、民間伝承の三柱からハンセン病差別の問題構成を読み解こうとしたが、民俗学がハンセン病問題解決に貢献しうる方法は、このような分析視角の提示にとどまらない。ハンセン病に関する民間伝承は本書で取り上げたものにとどまるはずはない。また、筆者とは異なる視角からハンセン病問題を民俗学的に取り組もうという作業もすでに現れ始めている。[10]ハンセン病問題に関する民俗学的研究はその緒についたばかりであるが、その可能性は必ずしも小さいものではなさそうである。民俗学もまた、ハンセン病問題解決に貢献できる力をじゅうぶんに有している。

ただし、筆者は本書の方法および分析視角が、すべての差別問題を民俗学が取り組む際に援用できると楽観視してはいない。病気に対する差別でも様々な事情を抱えたものがある。水俣病に対する差別・偏見を例に挙げれば、それには公害や高度経済成長期という時代的特性などの観点から把捉する必要があるだろうし、そもそもそこには強制隔離政策という大きな影響は存在しない。本書はハンセン病差別の原因を強制隔離政策や「無癩県運動」のみに求めることはしないが、決してそれらの影響を過小評価しているわけではないのである。むしろ、強制隔離という過去を背負ったハンセン病問題が特殊だったのかもしれない。ハンセン病問題には強制隔離政策など国家の政策の影響が存在していたため、それらが敵として追及される傾向があったことはすでに述べた。しかしながら、その他の病気に対する差別は、必ずしも隔離などの国家政策の影響を受けているとは言い切れない。そもそも、政策が人を差別するのではない。人が人を差別するのである。そしてなぜ人が病気に対して差別・偏見の念を抱くのかというのは、病気によって様々であろう。

そのような意味で、ハンセン病差別に関する民俗学的研究を、その他の差別問題にまで安易に敷衍することはできない。差別という言葉は共通していても、被差別部落に対する差別、人種差別、性差別、病気に対する差別などはそれぞれ異なる背景を持ったものであるため、単純に差別問題として一括することはできないのである。しかしそれは、差別問題を取り扱ううえでの民俗学の限界を意味しているわけではない。民俗学は差別問題研究に不向きな学問ではない。それ以上に、不向きであるとして素知らぬ顔をしていてはいけない。差別の問題はつねに我々を取り巻いており、それによって多くの人が深刻な苦しみを味わっている。差別をいかにして解消するかは学問領域を超えた全世界的な課題であり、時代の痛切な要請である。民俗学はまさにこのような時代の要請に答える学問として出発・発展してきたはずである。差別という全世界的な問題を見過ごすことはできないはずである。

幸い、民俗学の世界でも近年、『日本民俗学』第二五二号の「差別と民俗」特集号により差別問題へのかかわりが提案された。遅すぎるとはいえないが、かといって早いともいえない。「差別と民俗」特集号が提示した、「認識や行動基準の転化・変質」という差別の変遷のあり方を、多くの資料を用いて再構成すること。それが、民俗学がいかにして差別問題に取り組むべきかの方法であり、それによって民俗学の果たすことの役割も明確になってくるのではなかろうか。戦前戦後を通じて強制隔離政策を継続した国家という敵の責任を追及し続けるだけでなく、差別を通史的に追い、かつ、民間伝承の分析によって差別観や差別の実態を明らかにしうる民俗学の方法が、差別解消へ向けてのひとつの突破口となりうるかもしれないのである。民俗学はよき社会を作る手助けとなるべくして進んできた学問である。したがって、いかに大きな問題であっても、差別問題のような深刻な社会問題から顔をそむけてはならない。ハンセン病問題に限らず、その他の差別問題に対しても民俗学が何らかの貢献をすることは不可能ではない。

注

▼1　正式には「ハンセン病問題の解決の促進に関する法律」であり、二〇〇八年六月一一日に国会を通過し、成立した。
▼2　篠原徹「特集にあたって」『日本民俗学』第二五二号、二〇〇七年、二頁
▼3　ハンセン病問題に関する検証会議編『ハンセン病問題に関する検証会議最終報告書』二〇〇五年、七七八頁
▼4　「水俣病五〇年 続く苦闘」『読売新聞』二〇〇六年四月二九日付夕刊
▼5　内務省衛生局『癩患者の告白』三秀舎、一九二三年、六四頁
▼6　癩自由療養村建設期成會『癩自由療養村趣意書』（一九三六年）、『近現代日本ハンセン病問題資料集成〈戦前編〉第五巻』不二出版、二〇〇二年、二〇四頁
▼7　受験や就職などの際にハンセン病患者を持つ家族が被った差別的待遇の実態については、「検証会議」による『ハンセン病問題

に関する被害実態調査報告書』（二〇〇五年）などに詳しい。

▼8　関根康正「なぜ現代社会でケガレ観念を問うのか―現代社会における伝統文化の再文脈化―」関根康正・新谷尚紀編『排除する社会・受容する社会　現代ケガレ論』吉川弘文館、二〇〇七年

▼9　「薬害エイズ和解一〇年．心の傷今も」『読売新聞』二〇〇六年三月二七日付朝刊

▼10　井手恵理子「ハンセン病療養所に付置する資料館に関する研究」（日本民俗学会第六一回年会発表　二〇〇九年）や、原田寿真によるハンセン病療養所の道具研究など。

あとがき

近年、ヘイトスピーチの存在が社会的な問題となっている。Jリーグのとあるクラブのサポーターがスタジアム内に「Japanese Only」の垂れ幕を掲げた結果、クラブとサポーターグループに対して処分が下された事件は記憶に新しい。欧州サッカーの現場ではしばしば、サポーターによる黒人選手などへの差別的な挑発が問題となることがあるが、日本ではあまり聞いたことのない事例であった分、よけい印象に残る。垂れ幕を掲げた人の真意を筆者は知らない。だが、この事件のしばらく前から耳にするようになっていたヘイトスピーチなるものが、社会的制裁を下されうる表現行為であることを実感させられたように思う。また本件は、ヘイトスピーチとはいうものの、それが単に発話行為に止まらず表現行為全般をも含むことを社会に印象づけたといってよいだろう。さらにその行為者の表現が違法行為へとエスカレートした場合、その行為は時にヘイトクライムへと姿を変える。

このようなヘイトスピーチと聞いて筆者が思い出すのは、かつて熊本の菊池恵楓園を訪れた際、歴史資料館で目にした手紙の束である。本書の冒頭でも紹介した、宿泊拒否事件の後に療養所へ寄せられた数々の投書の束である。筆者はそのすべてに目を通したわけではないが、入所者への心ない言葉が書き連ねられていたことは鮮明に覚えている。今であれば、まさにヘイトスピーチと呼ばれても仕方のないものであったろう。

筆者がハンセン病問題に興味を抱いたきっかけも、実はこの宿泊拒否事件であった。大学の三年次のことである。折しも卒業論文のテーマを見つけるべしと言われていた時期である。学科旅行の帰途、新幹線内の電光掲示板のニュースで宿泊拒否事件の存在を知った。ハンセン病という疾病があり、その患者に対する差別があったことは知っていたが、筆者は二一世紀になってもなおその差別問題が存在しているなどとは考えたこともなかったのである。民俗学とハンセン病問題という、接続点の見出せないようなものを卒業論文のテーマとして選択したのには、このようなきっかけがあったのである。

しかしながら、既述したように民俗学とハンセン病に関する研究の蓄積はほとんど存在せず、筆者は研究法の構築から手を着けねばならなかった。大学図書館には関連文献も多くはない中、指導教授の田中宣一先生からは、民俗調査報告書などの文献資料から、どんなに小さなものでもいいのでハンセン病に関する資料を片っ端から収集してそれらの比較を行なうのがよいだろう、とのご指導をいただき、それが本書を著すにあたっての基礎的資料となったのである。この収集作業は後に近世の随筆などにも及び、数多くの資料を比較するという民俗学の方法論が、ハンセン病差別の民俗学的研究にも十分応用しうることをお教えいただいたように感じる。

筆者とハンセン病問題研究のつながりは博士課程修了まで続いた。どこかで区切りをつけて、新しいテーマを見つけてはどうかとのアドバイスも幾度となくいただいたが、結果的に学位論文まで同一テーマを追い続けたのには、次のお二方の言葉が筆者の胸の中にとどまっていたからである。多磨全生園の旧ハンセン病図書館へ資料の閲覧で訪問した際、筆者が自身の卒論のテーマを同館スタッフの山下道輔さんにお話ししたところ、山下さんは「とにかくデータをたくさん集めることでしょう」とおっしゃった。奇しくも田中先生にご教示いただいた方法と同じものであり、山下さんはさらに「それはライフワークになるでしょう」と続けられた。ただ、その時点ではライフワークという語の重みに実感は持てなかった。

その後何とか卒業論文を書き上げ、筆者は日本民俗学会の卒業論文発表会で自身の研究を発表する機会に恵まれた。お世辞にも多いとはいえない聴衆の中にひとり、矢のような視線をもって筆者の発表を見ている女性の姿が目に入った。それが、長年にわたって柳田國男の秘書をつとめた故・鎌田久子先生であるとは、田中先生に紹介していただくまでは知る由もなかった。発表後、鎌田先生は「あなた、この研究は一生やりなさい」と直接筆者に強い口調でおっしゃったのである。先生ご自身も原田禹雄の著書を講義で用いたこともあるらしく、ハンセン病問題にも関心を抱いておられたようである。偶然にも山下さんと鎌田先生のお二方から「ライフワーク」「一生」という言葉をいただいたことで、筆者はハンセン病問題と、その研究の持つ責任の重みを痛感することになったのである。

本書は二〇〇九年度成城大学大学院文学研究科に提出した学位論文「新「癩病」考――ハンセン病差別の民俗学的研究――」に加筆・訂正したものである。学位取得は二〇一〇年になるが、それにしてもずいぶんと前のことになってしまった。ハンセン病問題は現在進行形であるから可能な限り修了後の展開も紹介したい、もう少し訂正をしたいなどと言っている間にどんどん時間は過ぎていってしまった。「どんな人でも一〇〇パーセントのものはつくれない」という田中先生のアドバイスがなければ、きっと学位論文の加筆訂正がライフワークになっていたことだろう。

ハンセン病差別の民俗学的研究はまだその緒についたばかりである。本書において筆者が行なったアプローチが唯一の方法というわけではもちろんないだろう。近年は民俗学を専攻する学生の中にも、療養所をフィールドとして選択する人も少しずつ見られるようになってきており、筆者とは異なるアプローチが今後続出することが期待される。筆者としても本研究をライフワークとして継続するとともに、「民俗学と差別」というテーマの追究もしていきたい。

差別とはどこから生じるのであろうか。先述したヘイトスピーチが他者に対する嫌悪感に発するとしたら、差別と嫌悪は密接に結び付くことがわかる。では、その嫌悪は何に基づくのだろうか。それは他者に対する潜在的な恐怖かもしれない。人は何を恐れ、何を嫌悪し、そしてなぜ差別するのか。雲をつかむような話に聞こえるが、民俗学の営みにもそれらをつかむ糸口はあるように思うのである。

学位論文の執筆にあたっては、成城大学文芸学部時代からの指導教授である田中宣一先生には方法論の指導から文献資料の取得まで、常にお世話になってきた。田中先生のご理解がなければ、民俗学専攻の学生としてハンセン病問題をテーマとして貫くことなどできなかったであろう。本書刊行にあたっても、先生のお力添えがあったことはいうまでもなく、感謝の念は尽きない。

また同学部文化史学科の松崎憲三先生、小島孝夫先生にも学部時代からずっとお世話になった。本書の中核をなす三柱による問題構成は松崎先生からのコメントにインスパイアされたものであり、小島先生には筆者の苦手とするフィールドでの経験を積む機会を豊富に与えていただいた。同じく文芸学部の有田英也、上杉富之両先生は学位論文の副査として、他分野の視点から筆者の研究への批判をしてくださった。近代以降のハンセン病政策を「善意と強制」と評した有田先生の言葉は今後の研究上でも意識していきたい。上杉先生との真剣な議論はタフであっただけでなく、探究心を刺激する楽しいものでもあった。両先生をはじめ、成城での九年間を通じてご指導いただいた多くの先生方にもこの場を借りて感謝申し上げたい。また、茂木明子、林洋平両氏をはじめ成城大学民俗学研究所のみなさまには、常々快適な研究環境を用意していただいており、日ごろから感謝している。

他大学では特に、國學院大學の新谷尚紀先生には、民俗学における差別問題研究の歴史をご教示いただいたのみならず、「対象を独占できる学問はない」と、常に勇気づけてくださった。この言葉は筆者の研究に向けてのものではなかったにしろ、今でも背中を押してくれるものである。

由井久志さん、佐藤健太さんをはじめハンセン病市民学会青年部のみなさまには情報交換の場に温かく迎えていただき、様々な分野から同じハンセン病問題に臨んでいる同世代の方々と意見を交わす機会を与えていただいた。出不精な筆者は年に一度ほどしかみなさまとお会いする機会がないが、今後も折を見て意見を交換できたらと思っている。

そして、陰に陽に筆者を支え見守り続けてくれていた妻、両親、妹そして友人たちへの感謝は一日たりとも忘れたことはない。彼らが普段と変わらぬ態度で接してくれたおかげで、筆者はこれといったストレスを感じることもなく、約一年にわたる学位論文執筆を乗り切ることができたのである。本書の完成が、ひとつの恩返しになればと思う。他にもお世話になった方々のお名前を挙げればきりがないので、お会いした際に直接お礼を申し上げたい。

ところで、本書の出版が決まった前後は、ちょうどとある事件をきっかけに、学位論文に対する世の中の目が厳しくなっていた頃であった。この風潮や出版不況のなか、本書刊行を引き受けてくださった皓星社のみなさまには心から感謝している。

最後に、筆者が民俗学へ進むきっかけを提供してくれた恩師であり長年の友人でもあるMs. Barbara.K.Turoffと、志半ばで昨年逝去された学兄、故田中斉氏に心からの感謝とともに本書をささげたい。

今野　大輔

二〇一四年八月

主要項目索引

【そ】

【た】

【ち】

【つ】

【て】

【と】

【な】

【に】

【ね】

【の】

【は】

【ひ】

【ふ】

【へ】

【ほ】

【ま】

【み】

【む】

【も】

【や】

【ゆ】

【よ】

【ら】

【り】

【れ】

今野大輔（こんの・だいすけ）

1982 年　東京都新宿区生まれ。
2005 年　成城大学文芸学部文化史学科卒業。
2010 年　成城大学大学院文学研究科日本常民文化専攻博士課程後期修了。博士（文学）。
現在、成城大学民俗学研究所研究員、淑徳大学兼任講師。

主な研究業績
2008 年　「ハンセン病差別の民俗学的研究に向けて」『日本民俗学』第 256 号（第 29 回日本民俗学会研究奨励賞受賞論文）
2009 年　「風水害からみた半島の変化」小島孝夫・田中宣一編『半島のくらし―広域民俗誌の試み―』慶友社
2010 年　「民俗学が差別の問題に取り組むために」田中宣一先生古稀記念論集編纂委員会編『田中宣一先生古稀記念論集 神・人・自然―民俗的世界の相貌―』慶友社

ハンセン病と民俗学　内在する差別論理を読み解くために

発行　2014 年 10 月 30 日　初版発行
定価　6,500 円＋税

著　者　今野大輔
発行者　藤巻修一
発行所　株式会社 **皓星社**
〒 166-0004　東京都杉並区阿佐谷南 1-14-5
電話：03-5306-2088　FAX：03-5306-4125
URL http://www.libro-koseisha.co.jp/
E-mail：　info@libro-koseisha.co.jp
郵便振替　00130-6-24639

装幀　藤巻亮一
印刷・製本　精文堂印刷株式会社

ISBN978-4-7744-0493-6　C3036